U0229525

人类复杂疾病遗传学实验指南

Genetics of Complex Human Diseases:
A Laboratory Manual

〔英〕 阿玛尔·阿尔沙拉比
〔美〕 劳拉·艾玛西 编著

许雪青 白 云 主译

科学出版社
北 京

图字: 01-2013-1881 号

内 容 简 介

本书的主要内容来自冷泉港实验室举办的人类复杂疾病遗传学课程,内容汇集了当前国际上遗传学工作者寻找致病基因的最新研究方法和这些方法背后的遗传学概念与统计学理论。既有后基因组时代以 GWAS 等为代表的热点研究领域的新方法,同时又以发展的观点介绍了连锁分析等经典的研究手段。具体内容包括基本遗传学与孟德尔遗传、统计方法、遗传流行病学、连锁研究、传递不平衡检验分析、变量成分分析、全基因组关联研究、拷贝数变异、高通量基因分型技术、RNA 编辑复杂性,以及遗传学计算机程序。

本书适合生物、医学等相关专业院校的师生阅读参考。

Originally published in English as Genetics of Complex Human Diseases: A Laboratory Manual, edited by Ammar Al-Chalabi, Laura Almasy© 2009 Cold Spring Harbor Laboratory Press, Cold Spring Harbor, New York, USA © 2015 Science Press. Printed in China.
Authorized Simplified Chinese translation of the English edition © 2009 Cold Spring Harbor Laboratory Press. This translation is published and sold by permission of Cold Spring Harbor Laboratory Press, the owner of all rights to publish and sell the same.

图书在版编目(CIP)数据

人类复杂疾病遗传学实验指南/(英)阿尔沙拉比(Al-Chalabi, A.),(美)艾玛西(Almasy, L.)编著;许雪青等译. —北京:科学出版社,2015.6
 ISBN 978-7-03-044600-8

Ⅰ.①人… Ⅱ.①阿… ②艾… ③许… Ⅲ.①医学遗传学-实验-指南 Ⅳ.①R394-33

中国版本图书馆 CIP 数据核字(2015)第 126191 号

责任编辑:李 悦 孙 青/责任校对:郑金红
责任印制:徐晓晨/封面设计:北京铭轩堂设计公司

斜 学 出 版 社 出版
北京东黄城根北街 16 号
邮政编码:100717
http://www.sciencep.com

北京京华虎彩印刷有限公司 印刷
科学出版社发行 各地新华书店经销
*
2015 年 6 月第 一 版   开本:720×1000 1/16
2015 年 6 月第一次印刷   印张:16 1/4
字数:330 000
定价:98.00 元
(如有印装质量问题,我社负责调换)

《人类复杂疾病遗传学实验指南》译校人员名单

（按姓氏音序排列）

白　云　　陈雪丹　　戴礼猛　　符胜煜

郭　洪　　黄　钢　　雷佳凡　　李发科

李俊霞　　刘　丹　　刘　波　　涛孟慧

宋　敏　　王　丰　　王　凯　　王　燕

王艳艳　　徐小峰　　许雪青　　章　波

张　坤　　张明杰

译　者　序

该书原著是冷泉港实验室出版社 *A Laboratory Manual* 系列丛书中的一部，其主要内容也被编入 *Cold Spring Harbor Protocols* 系列丛书。能同时被冷泉港出版社纳入其久负盛名的两大研究方法系统丛书，足以表明本书在复杂疾病遗传学研究中的权威性和重要性。

研究人类疾病是医学遗传乃至整个生命科学研究的重要内容。人类常见疾病，如高血压、糖尿病、肿瘤、阿尔茨海默病等都因为太复杂而缺乏有效的分析手段。对这类复杂疾病的研究一直是遗传学和临床医学关注的重点和难点。

复杂疾病的传统经典研究方法是连锁分析和关联分析。在人类基因组计划之后，后基因组时代主要侧重从基因组的角度来研究生命现象，由此产生了以全基因组关联分析（genome-wide association studies，GWAS）为代表的一些新的研究方法。正是由于这些方法的出现，使得对复杂疾病的遗传分析已成为当前的研究热点。短短几年内，利用这些思路手段，人类已经在阿尔茨海默病、乳腺癌、糖尿病、冠心病、肺癌等一系列复杂疾病中找到疾病相关的易感基因。可以预见，对更多种类的复杂疾病，以及对复杂疾病在不同人群（尤其是人类世界最大的群体——汉族）中的遗传学分析将在相当长一段时间内都是医学遗传学和相关临床研究的重要内容。这些研究将为全面系统研究复杂疾病的遗传因素提供新的动力，也将为我们了解这些常见疾病的发病机制、早期诊断、开发有效防治措施等研究提供更多的线索。

该书汇集了当前国际上遗传学工作者寻找致病基因的最新研究方法以及这些方法背后的遗传学概念与统计学理论。既有后基因组时代以 GWAS 等为代表的热点研究领域的新方法，同时又以发展的观点介绍了连锁分析等经典的研究手段。具体内容包括基本遗传学与孟德尔遗传、统计方法、遗传流行病学、连锁研究、传递不平衡检验分析、变量成分分析、全基因组关联研究、拷贝数变异、高通量基因分型技术、RNA 编辑复杂性，以及遗传学计算机程序。书中各章节均由各领域著名研究者撰写，每个主题均包括实践信息及相关分析评述，力图阐明如何进行复杂疾病分析，以及具体进行分析的原因。

我们相信该书的翻译出版将有助于传播复杂疾病这一研究领域的新知识、新方法，提高相关科研工作者及广大研究生的研究分析能力，进一步促进我国复杂疾病遗传学的研究水平。此外，对提升相关研究生教学水平，更新研究生教学内容都会有很好的帮助。

　　目前在我国还没有相关专著，即便该书原著也是在冷泉港学习班讲义基础上精选而来。翻译这本圭臬之作对译者而言是一个巨大的挑战，需要学习理解大量的前沿知识，众多新名词需要反复斟酌。好在参译人员都是学习工作在本领域第一线的青年科技工作者，其中多名具有海外学习经历，其科学研究方向与该书很多内容直接相关。最终在大家共同努力之下该书的翻译工作得以完成。但即便这样，不免有一些理解和翻译不尽如人意之处，还望读者不吝指出。

译　者

2015 年 3 月

前　　言

　　这本书的主要内容来自冷泉港实验室举办的人类复杂疾病遗传学课程。该课程自 2004 年来每两年在冷泉港举办一次。聆听统计学和复杂疾病遗传学国际前沿大专家的授课，见证随着研究进展而完善的课程是一件让人感觉奇妙的事情。本书试图反映该课程的精华，而不仅仅是课程材料一模一样的拷贝。本书所包含的章节由分工良好的具有清晰教学风格的作者所写，我们期望它们同样具有冷泉港教程的特色：既为想知道结论后面的因果缘由的研究者提供细节，同时也为初入该领域的新人提供概况。

　　毫无疑问，如果没有众多人的鼎力相助，这本书是不可能完成的。感谢本书的作者们，他们将复杂的内容讲述得深入浅出，做得非常出色。也要感谢课程的演讲者，他们每两年奉献自己的时间将知识传授给他人。我们还要感谢在本书出版过程中给予指导的所有冷泉港实验室出版社员工：出版人 John Inglis，编辑主任 Alex Gann，项目协调人 Mary Cozza 和发展编辑 Judy Cuddihy，以及出版职员 Kathy Bubbeo、Rena Steuer、Susan Schaefer 和 Lauren Heller，没有他们的努力，这本书不可能面世。

Ammar Al-Chalabi

Laura Almasy

2009

目　　录

1 绪 言

Ammar Al-Chalabi[1] and Laura Almasy[2]

[1] *MRC Centre for Neurodegeneration Research*, *King's College London*, *London SE5 8AF*, *United Kingdom*; [2] *Southwest Foundation for Biomedical Research*, *San Antonio*, *Texas 78227*

1.1 为什么遗传学重要

现代遗传学研究的核心在于:通过了解何种遗传变异导致疾病表型,我们能搞清楚疾病发病机制并因此可能干预或预防疾病。我们距离全面理解人类基因组以及其与疾病或其他表型的关系这一努力目标还非常遥远,但我们已经取得了显著进步,某些疾病已经开始向我们暴露它们的秘密了。

在本书中,我们着眼于将遗传学家用来鉴定疾病基因的工具和概念以及支撑这些遗传学概念的统计学理论结合起来。对人类遗传学感兴趣的或者在研究中需要用到遗传学技术的研究者会发现这些内容很有用,尤其对那些研究复杂遗传疾病的研究者而言。本书涉及一些统计学和数学知识,但通过一个章节对统计学进行简要介绍以及每个特定章节进行详细的用法解释,理解这些内容并不需要特别的统计学能力。书中覆盖的主题内容广泛,但主要强调关联研究,这是由于关联研究是目前众多复杂疾病研究设计的基础。另外,本书也涵盖了经典的方法,如连锁分析,这是由于这些方法对研究各种表型非常有用,也是后续很多方法的基础,研究者需要理解这些方法才能合理评价已有的研究结果。这些章节对从事遗传研究的人来说既是一个操作指南合集,也是各个领域的内容综述,这使得其成为那些既想知道如何做又想知道为什么的研究人员的非常宝贵的资源。

1.2 现代遗传学简明史

1.2.1 紧跟遗传学思想

遗传学正以非常快的速度发展,一个很好的体现是里程碑式的重要进展被飞速超越。尽管遗传学发展到当前认识水平的过程经历了很多重要的阶段,但知识的主要跨越性发展要么取决于新的方法(数学、概念或技术),要么来自现有的观念被推翻或者融合。

1.2.2　孟德尔、达尔文以及遗传的波-粒辩论

1859 年达尔文发表了他的依赖于遗传观点的进化理论(Darwin 1859)。之后的 1865 年出现了第一个真正的针对遗传现象的现代科学分析:奥地利布隆城圣汤姆斯修道院的牧师格列高尔·孟德尔实施了他精细的豌豆杂交与计数实验(Mendel 1866)。1905 年,William Bateson 提出了遗传学(genetics)这个词,成为第一个遗传学教授,那是在英国剑桥大学。在当时,遗传机制到底是基于粒子还是基于波存在很大的争议。Bateson 认为基因是波或者是震动,而 Karl Pearson(卡方检验、回归和相关等概念的提出者)认为基因是一个个的颗粒(历史上对光的本质也有类似的甚至更长时间的争论)。孟德尔定律只能用遗传的粒子理论来解释,而似乎带有渐变过程的进化理论则难以用粒子理论来解释,相反用波-动理论就能很好地解释(可以容许亲本性状混合)。另外,波-动理论则无法解释进化理论中的多样性问题:任何混合方式最终都会随着时间带来多样性的丢失。这个矛盾在 1918 年被 Ronald Fisher(他提出了"统计变量"这一概念)解决了,他和 J. B. S. Haldane 以及 Sewell Wright 一起证实了基于粒子的遗传多基因学说可以同时符合孟德尔定律以及进化理论(Fisher 1918)。1903~1910 年,Walter Sutton 和 Thomas Hunt Morgan 发现位于染色体上的基因是遗传单元。因此,19 世纪末和 20 世纪初产生了现代遗传学和统计学的基础理论,这也是本书各种概念的直接源头。

1.2.3　分子生物学的中心法则

20 世纪 30 年代至 40 年代产生了遗传学的中心法则(1941 年提出,1958 年正式形成),该法则认为遗传信息从 DNA(1933 年发现位于染色体内)到 RNA,再到蛋白质,而不是相反方向(Crick 1970)。由于逆转录病毒和朊病毒的发现,中心法则在 1964 年和 1982 年两次被修订。

1.2.4　DNA 和遗传密码

1953 年,James D. Watson 和 Francis H. C. Crick 利用 Rosalind Franklin(Maurice Wilkins 实验室的工作人员)的晶体数据确定了 DNA 的碱基配对双螺旋结构。然后在 1967 年,我们现在称为遗传密码的碱基-蛋白质对应关系被众多科学家一一破解。现在,我们知道只有不到 2% 的人类基因组 DNA 是编码蛋白质的,显然遗传密码远没有被彻底破解,我们仍然未完全理解基因组内剩余的 98% 的信息。

1.2.5　基因组学时代的来临

20 世纪 70 年代见证了基因组学时代的到来。1972 年 Walter Fiers 小组发表

了第一个基因序列：噬菌体 MS2 衣壳蛋白的基因序列；1976 年第一个完整的
RNA 基因组也问世，也是 MS2 的；随后在 1977 年，Fred Sanger 发表第一个完整
的 DNA 基因组（噬菌体 ΦX174）（Min Jou et al. 1972；Fiers et al. 1976；Sanger
et al. 1977）。

　　1983 年，Kary Mullis 发明了聚合酶链反应技术（PCR 技术），该技术将分子生
物学真正带入基因组时代。1990 年人类基因组计划正式启动，2001 年宣布完成，
到 2003 年 4 月 14 日完成度达到 99％，精确度达到 99.99％（Lander et al. 2001；
Venter et al. 2001）。

1.2.6　后基因组时代

　　我们现在处于后基因组时代。这个时代具有以下特点（也是当前研究的热
点）：通过广泛的国际合作来获得足够的统计学力量以发现常见疾病的常见变异；
通过深度测序来研究罕见序列变异；生物样本库和流行病调查研究的协同；基因组
的结构变异研究；内含子和基因间 DNA（曾被称为垃圾 DNA）的重要性；表观遗传
学；RNA 的新功能；统计理论和计算能力的发展以及 1000 美元基因组测序。

1.3　复杂疾病研究如何融入遗传学

　　复杂疾病的遗传学起源于这样一种认识："一个基因，一种疾病"的模型过于简
单，不能解释非孟德尔遗传性疾病的家族聚集倾向，也不能接受正常人和患者表现
出来的复杂表型。本书选择的主题不可能包括所有的内容，但确实构成一个连贯
符合逻辑的整体。本书一开始简要介绍遗传学家用到的基本统计学知识，接着是
关于流行病学重要性的一个综述。之后本书介绍了变量构成和连锁分析以及基于
家系的关联测试。然后几章是关于基因组关联研究、其中遇到的问题、如何成功克
服这些问题的内容。本书还包括了荟萃分析和归因、基因和环境的相互作用、拷贝
数变异以及通路分析、肿瘤遗传学、RNA 剪切与复杂疾病等领域的最新思想。最
后汇集了一些最新的实验技术。

1.4　最　后　感　想

　　毫无疑问，我们目前对基因组的认识会在几年之后发生巨大的变化。当我们
破解非编码 DNA 的功能、理解微小 RNA（miRNA）、表观遗传学信号以及基因之
间的复杂交互作用，并且理解了蛋白质翻译之后的修饰控制后，我们才能真正理解
基因组的复杂性：这种隐藏在貌似简单的遗传序列后的复杂性。

参 考 文 献

Bateson, W. 1907. *The Progress of Genetic Research*. *In Report of the Third* 1906 *International Confer-ence on Genetics*: *Hybridization*(*the cross-breeding of genera or species*), *the cross-breeding of varieties*, *and general plant breeding* (ed. W. Wilks). Royal Horti-cultural Society, London.

Crick, F. 1970. Central dogma of molecular biology. *Nature* 227: 561-563.

Darwin, C. 1859. *On the origin of species by means of natural selection*, *or the preservation of favoured races in the struggle for life*.

Fiers, W. , Contreras, R. , Duerinck, F. , Haegeman, G. , Iserentant, D. ,Merregaert, J. , Min Jou, W. , Molemans, F. , Raeymaekers, A. , Van den Berghe, A. , et al. 1976. Complete nucleotide-sequence of bacteriophage MS2-RNA—Primary and secondary structure of replicase gene. Nature 260: 500-507.

Fisher, R. A. 1918. The correlation between relatives on the supposition of Mendelian inheritance. *Trans. R. Soc. Edinb.* **52**: 399-433.

Lander, E. S. , Linton, L. M. , Birren, B. , Nusbaum, C. , Zody, M. C. , Baldwin, J. , Devon, K. , Dewar, K. , Doyle, M. , FitzHugh, W. , et al. 2001. Initial sequencing and analysis of the human genome. *Nature* **409**:860-921.

Mendel, G. 1866. Versuche über Pflanzen-Hybriden. *Verh. Naturforsch. Ver. Brünn* **4**: 3-47.

Min Jou, W. , Haegeman, G. , Ysebaert, M. , and Fiers, W. 1972. Nucleotide sequence of the gene coding for the bacteriophage MS2 coat protein. *Nature* 237: 82-88.

Mullis, K. B. and Faloona, F. A. 1987. Specific synthesis of DNA in vitro via a polymerase-catalyzed chain reaction. *Methods Enzymol.* **155**: 335-350.

Sanger, F. , Air, G. M. , Barrell, B. G. , Brown, N. L. , Coulson, A. R. , Fiddes, C. A. , Hutchison, C. A. , Slocombe, P. M. , and Smith, M. 1977. Nucleotide sequence of bacteriophage phi X174 DNA. *Nature* **265**: 687-695.

Venter, J. C. , Adams, M. D. , Myers, E. W. , Li, P. W. , Mural, R. J. , Sutton, G. G. , Smith, H. O. , Yandell, M. , Evans, C. A. , Holt, R. A. , et al. 2001. The sequence of the human genome. *Science* **291**: 1304-1351.

Watson, J. D. and Crick, F. H. 1953. Molecular structure of nucleic acids;a structure for deoxyribose nucle-ic acid. *Nature* **171**: 737-738.

2 "统计学101"——人类复杂疾病遗传学的初级指南

Janet Sinsheimer

Departments of Human Genetics, Biomathematics, David Geffen School of Medicine at UCLA, and Biostatistics, UCLA School of Public Health, Los Angeles, California 90095

引　言

本章回顾了用于人类复杂疾病遗传学分析的概率论与数理统计基础并在一些简单例子中阐明了其作用。这里所给出的很多资料都是统计学中常识性的重要基础知识,其原始出处也就不一一引用(如高斯 Gauss)。当然,其中一些引用的统计学文章附在章末供读者作深入了解:包括 Brase 和 Brase(2007)、Gonick 和 Smith (1993)、Lange(2002,2003)、Milton(1999)、Mood 等(1974)、Sham(1998)以及 Young(1995)。

2.1　数集理论基础

首先,我们需要简单回顾一下用于遗传分析的数集理论基础。整个事件空间被指定为 Ω,零空间(或空集)被指定为 $\varnothing$。A 和 B 指定为 Ω 的两个事件元素。$\bigcap$ 表示"和"或者"相交"(图 2.1),$\in$ 表示一个事件是一个集合的组成部分或元素。$A\bigcap B=\varnothing$ 时表示 A 和 B 相互排斥。如果 $A\in\Omega$,则 A 的补集(非 A)表示为 $\overline{A}$,也是 Ω 的元素。$\bigcup$ 表示"或"或者"合并"。最终的规则是如果 $A\in\Omega$ 并且 $B\in\Omega$,则 $A\bigcup B\in\Omega$。

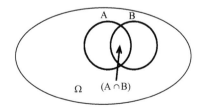

图 2.1　表示两结果相交的维恩图(Venn diagram)

2.2 遗传学分析中的概率理论

现在我们可以继续学习事件的概率。$P(A)$表示结局 A 发生的概率,其中 A 可以是一个事件或事件的集合。同样 $P(B)$表示结局 B 发生的概率。结局 A 和 B 同时发生的概率为 $P(A \cap B)$或 $P(A, B)$。结局 A 或 B 发生的概率为 $P(A \cup B)$。概率论的基础来源于以下 4 个规则:① $P(\Omega)=1$;② $P(\emptyset)=0$;③ $0 \leqslant P(A) \leqslant 1$;④ 如果 $A \cap B=\emptyset$,则 $P(A \cup B)=P(A)+P(B)$。这 4 个规则可以合并用于概率论的更多方面。例如,$\bar{B}$的概率可以由以下方法得到:$P(\Omega)=1$,因此 $P(B \cup \bar{B})=1$,两事件相互排斥,因此 $P(B)+P(\bar{B})=1$,最终 $P(\bar{B})=1-P(B)$。

2.2.1 条件概率

条件概率的概念在遗传学分析中很重要。事件 B 发生的条件下,事件 A 发生的概率为 $P(A|B)=\dfrac{P(A \cap B)}{P(B)}$。当 $P(A)$不能直接算出时,条件概率就会非常有用。据此,我们可以用条件概率表示 A 的概率 $P(A)=P(A \cap B)+P(A \cap \bar{B})=P(A|B)P(B)+P(A|\bar{B})P(\bar{B})$。这样结局 A 就被结局 B 和 $\bar{B}$分成了两部分。我们还可以将此分割成任意数量的结局。

Bayes 定理也应用了条件概率。假设 $P(B|A)$很难算出;然而,$P(B)$、$P(\bar{B})$、$P(A|B)$ 和 $P(A|\bar{B})$ 可以得出。则通过 Bayes 定理,$P(B|A)=\dfrac{P(A|B)P(B)}{P(A|B)P(B)+P(A|\bar{B})P(\bar{B})}$。同样,Bayes 定理可以延伸到超过两个结局 B 和 $\bar{B}$。

2.2.2 独立性

另一个重要的概念就是独立性。如果 A 和 B 相互独立,那么 $P(A \cap B)=P(A)P(B)$。如果 $P(B)>0$,那么,利用条件概率,独立性可以表示为 $P(A|B)=P(A)$。直观地,事件 A 和 B 相互独立表示 B 的发生不会改变 A 发生的可能性。

举例:连锁平衡

单体型是指基因上的一套等位基因遗传于同一父母。如果单体型频率和与组成单体型一部分的两个位点 C 和 D 出现的频率乘积一致,则表示这两个等位基因是连锁平衡。也就是 $P(c_i, d_j)=P(c_i)P(d_j)$,其中 c_i 表示任何位于 C 位点的等位基因,d_j 表示任何位于 D 位点的等位基因。因此连锁平衡是独立性的范例。单体型频率不等于相应等位基因频率乘积时,这些位点就是连锁不平衡(linkage disequilibrium,LD;参见第 8 章)。

举例：Hardy-Weinberg 平衡

对于特定的位点，Hardy-Weinberg 定律（$p^2+2pq+q^2=1$）可以利用等位基因频率计算基因型频率（Hardy 1908；Weinberg 1908）。如果样本量足够大，没有突变，没有选择，随机婚配，则 Hardy-Weinberg 定律表示人群中的基因型频率保持代代一致，而且期望基因型频率可以由期望等位基因频率得出（即 Hardy-Weinberg 平衡，HWE）。以血型 MN 为例。如果等位基因 M 的频率为 p，N 的频率为 q，通过 HWE 则可以计算出基因型频率。基因型 M/N 是有序基因型 M|N 和 N|M（等位基因的来源已知）的无序集合，也就是 M/N 基因型表示 M 来源于母亲，N 来源于父亲，或者 N 来源于母亲，M 来源于父亲。两种有序基因型是相互排斥的，因此应用概率论规则，$P(\mathrm{M/N})=P$（M 来源于母亲，N 来源于父亲）$+P$（N 来源于母亲，M 来源于父亲）。配子的随机组合意味着相互独立，因此 $P(\mathrm{M/N})=pq+qp=2pq$。同样地，通过 HWE 也可以得出 $P(\mathrm{M/M})=p^2$，$P(\mathrm{N/N})=q^2$。

举例：感染状态决定 ABO 血型频率

Clarke 和 Coworkers（1959）提供了 521 名十二指肠溃疡患者和 680 名无感染对照的血型。Lange（2002）从这些溃疡患者的血型资料总结出 186 人为 A 型，38 人为 B 型，13 人为 AB 型，284 人为 O 型；而对照中，279 人为 A 型，69 人为 B 型，17 人为 AB 型，315 人为 O 型。这些溃疡患者的血型中 O 为条件概率 $P(\mathrm{O} \cap \mathrm{Ulcer})/P(\mathrm{Ulcer})=\dfrac{284/1201}{521/1201}=\dfrac{284}{521}=P(\mathrm{O}\mid\mathrm{Ulcer})=0.545$。同时，无感染人群的血型 O 的概率为 $P(\mathrm{O}\mid\mathrm{Unaffected})=315/680=0.465$。注意，这些概率值与血型为 O 的人群中患有溃疡的概率 $P(\mathrm{Ulcer}\mid\mathrm{O})=0.474$，或者血型为 O 的人群中不患溃疡的概率 $P(\mathrm{Unaffected}\mid\mathrm{O})=0.526$ 不一致。假设 HWE 以及利用最大期望算法（expectation-maximization，E-M）的一种迭代基因计数算法，得出溃疡患者和无感染对照的等位基因的频率 $P(\mathrm{O}\mid\mathrm{Ulcer})=0.7363$，$P(\mathrm{A}\mid\mathrm{Ulcer})=0.2136$，$P(\mathrm{B}\mid\mathrm{Ulcer})=0.0501$，$P(\mathrm{O}\mid\mathrm{Unaffected})=0.6853$，$P(\mathrm{A}\mid\mathrm{Unaffected})=0.2492$，$P(\mathrm{B}\mid\mathrm{Unaffected})=0.0655$。

2.3 遗传学分析中的变量、参数和分布

首先学习一些概念。随机变量在研究中是可以测量、控制或者操纵的，包括像高密度脂蛋白水平这样的连续值或者疾病状态这种离散值。参数用来描述总体的特征，统计量用来描述样本的特征。连续型随机变量 X 的常用参数包括总体均数 μ_x、总体方差 σ_x^2、总体标准差 σ_x。两个连续型随机变量 X 和 Y 的关系可以用总体协方差 σ_{xy} 表示。二分类性状常用值为比例和方差。数据产生于潜在概率模型。该模型定义了可能值的范围及可能性，被称作理论分布。对于一个随机变量 X，所有可取值 x 的概率密度为 $f(x)=P(X=x)$，累计概率分布为 $F(x)=P(X\leqslant x)$。

通常我们不能直接观察参数，因此我们利用样本的统计量来评估总体的参数。样本中可以观测到的数据组成了可观测分布。参数 μ、σ_x^2、σ_x、σ_{xy} 用样本的均值

$$\bar{x} = \frac{\sum\limits_{i=1}^{n} x_i}{n}、样本方差 v_x = \frac{\sum\limits_{i=1}^{n}(x_i - \bar{x})^2}{n-1}、样本标准差 \mathrm{sd}_x = \sqrt{\frac{\sum\limits_{i=1}^{n}(x_i - \bar{x})^2}{n-1}}、样$$

本协方差 $\mathrm{cov}_{xy} = \dfrac{\sum\limits_{i=1}^{n}(x_i - \bar{x})(y_i - \bar{y})}{n-1}$ 所替代，其中 n 为样本量。另一个重要的总体参数是相关系数 $\rho = \sigma_{xy}/\sigma_x\sigma_y$，其是两个连续变量的标准协方差。总体相关性被样本的相关系数 r 所替代，$r = \mathrm{cov}_{xy}/\mathrm{sd}_x\,\mathrm{sd}_y$。

我们通常感兴趣的是可观测的分布能否由假定的理论分布得出。我们可以通过样本的统计量与由假定的理论分布得出的参数值是否一致来决定假设的真假。

理论概率分布取决于变量是连续的还是离散的。有许多理论分布频繁地出现在遗传学分析中，包括均匀分布、二项分布、正态分布和卡方分布。除了重点介绍公式，我们还要直观地检验这些分布，同时指出其显著的特点。

2.3.1　离散均匀分布

假如可能的结局存在有限种 W，每种可能性相同（每种结局出现的可能性为 $1/W$）。如果均匀分布中有 n 种观察值，那么这些观察值出现的概率为 n/W，方差为 $(n/W)(1-1/W)$。这种离散均匀分布在遗传学分析中缺乏或没有足够的证据支持更好的假设时使用。举个例子，假如基因图显示与疾病有关的突变局限在某个包含 20 个基因的染色体上，没有多余的生物信息，那么一开始最好先认为每个基因包含这种突变的可能性都是 1/20，即假设是离散均匀分布。

2.3.2　正态分布

正态分布适用于连续数据（值可任意选取）。概率密度呈钟形对称实线分布（图 2.2）。由于密度曲线呈单峰对称，其均值、50 分位数（中值）和众数（峰值）是一样的。σ_x 越大，密度分布越广。正态密度分布在 $\mu_x - \sigma_x$ 和 $\mu_x + \sigma_x$ 处有拐点（拐点处二阶导数为零）。大于或等于 x 的概率总为正（累积分布），同样大于 x 的概率也总为正。许多定位性状于基因位点的方法[如用于基因定位的变异数成分分析法（参见 Amos 1994；Almasy et al. 1998；Bauman et al. 2005）]所用的模型就暗示性状或性状的转换服从正态分布或几个正态分布的混合。

正态分布在统计学中非常重要，根据中心极限定理，正态分布是样本均值为 $\bar{x}$ 的理论分布。更准确地说，随着计算 $\bar{x}$ 的样本量的增加，样本分布的形状就会趋近于均值为 μ_x、标准差为 $\sigma_x/\sqrt{n}$ 的正态分布。

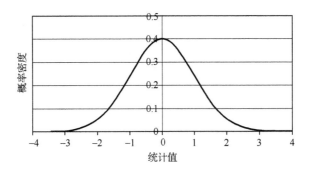

图 2.2 $\mu=0,\sigma=1$ 的标准正态分布密度曲线

2.3.3 卡方分布

另一种用于遗传学分析的重要分布函数是卡方分布。卡方分布适用于连续数据。如果 Y 是 N 个独立变量 $X_i(i=1,\cdots,N)$ 的平方和,其中 X_i 满足 $\mu=0,\sigma=1$ 的标准正态密度,那么 Y 就是卡方分布。密度曲线取决于 N(图 2.3)。因为 Y 是平方和,所以 Y 恒大于 0,Y 可以任意大。我们通常假设用于比较观察值和期望值的适合度检验满足卡方分布,即使统计量是离散数据。如果我们有足够的数据,这种近似是很合理的。卡方近似在列联表分析中可检验基因型频率是否与疾病状态相关联。

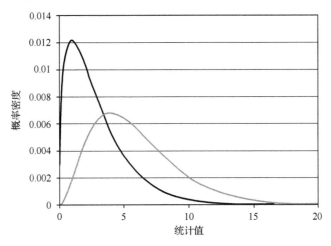

图 2.3 卡方分布的密度函数曲线形状取决于自由度
黑线是自由度为 3 的卡方分布曲线,灰线是自由度为 6 的卡方分布曲线

2.3.4 二项分布

二项分布适用于离散数据。假设有 n 次独立试验,两种可能的结果:成功或失

败。那么，s 次成功的概率是 $\dfrac{n!}{(n-s)!s!}p^s(1-p)^{n-s}$，其中 p 是一次成功的概率。
$p^s(1-p)^{n-s}$ 是指 s 次成功和 $n-s$ 次失败是独立的，因此概率乘积 $(n-s)!s!$ 是指 s 次成功和 $n-s$ 次失败试验组合数。密度曲线是单峰，但通常不对称。当 $p=1/2$ 时，密度曲线是对称的（图 2.4），当 $p<1/2$ 时，密度众数趋向低 s 值，当 $p>1/2$ 时，密度众数趋向高 s 值。至少 s 次成功（累计分布）的概率是 $0\sim s$ 次成功概率的总和 $\displaystyle\sum_{i=0}^{s}\dfrac{n!}{(n-i)!i!}p^i(1-p)^{n-i}$。二项分布和其用于多种可能结果的衍生出来的多项式分布是多种统计遗传检验的基础。n 个独立的患病-不患病婚配中的一个随机样本产生不患病后代的概率就是分离分析的典型例子。

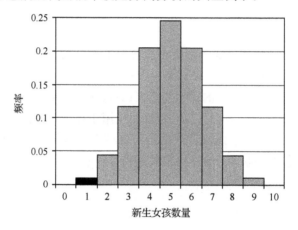

图 2.4　二项分布的范例和描述单侧 p 值和双侧 p 值的图示

二项分布的 p 值为 1/2。x 轴表示出生人数，可取 $0\sim10$。尽管很难看到 0 和 10 的图示，11 个可能的取值都有非零的概率，如直方图所示。0 和 1 处的黑色面积代表单侧 p 值，0 和 1 处的黑色面积以及 9 和 10 处的白色面积代表双侧 p 值

2.4　最大似然估计

似然函数 L_{H} 与假设 H 中的数据的概率成比例，其中比例常数可以是任意的。似然函数随参数值而变但原始数据保持稳定。因此，最大似然估计就是寻找适合观察值的参数值。这些值称为参数值的最大似然估计（MLE）。因为对数是单调变换[如果 $y_1<y_2$，则 $\ln(y_1)<\ln(y_2)$]，似然函数常取自然对数。MLE 有一些令人满意的性质。MLE 通查不难计算（至少在数值上），而且是一致性估计（样本量越大估计越好），渐进无偏（样本量无穷大时期望值与真实值一样）。

对数似然函数可以很容易也更稳定地最大化。当参数小以及对数似然函数适用时，我们可以最大化似然函数。然而，大多数时间我们只能在数值上最大化对数

似然函数。当对数似然函数有多重极大点和许多参数时,找到总体最大点稍显麻烦。为了找到总体最大点,估计最大化时要多试几组初始值。

举例:最大似然估计在估计新生女孩数量时的应用

假如我们要估计 n 个独立新生儿中女孩的数量。假设 n 次试验中有 s 次成功符合二项分布,而且每个新生儿是女孩的概率为 p。则似然函数是 $L(p|s, n) = kp^s(1-p)^{n-s}$,其中 k 是不依赖于 p 的任意正常数。似然函数最大表示在这点处有零斜率和负曲率。这样,最大值可以通过对数似然函数的一阶导数为零代入 p 值求得。MLE 中 $\hat{p}=s/n$,其是观察到的出生女孩比例。其他任意的 $\tilde{p}$ 都会使似然函数值减小。举个例子,假如 $s=3, n=10$,则 $\hat{p}=0.3, L(\hat{p}=0.3|3, 10) = 0.002\ 224k$。当 $\tilde{p}=0.2$ 时,$L(\tilde{p}=0.2|3, 10)=0.001\ 678k$;当 $\tilde{p}=0.4$ 时,$L(\tilde{p}=0.4|3, 10)=0.001\ 792k$。

2.5 假设检验为结果提供置信水平

估计后,我们希望能为结果提供可计算的置信水平,假设检验就是通常的做法。假设检验一开始对研究进行假设和对立假设。对立假设是零假设 H_0,研究假设(通常我们相信的假设)是备择假设 H_a。假设检验的目的就是接受或拒绝 H_0,拒绝或不拒绝 H_0 取决于检验统计量的值。如果检验统计量与做出的假设 H_0 不符,则拒绝。对 H_0 拒绝与否的决定分为 4 种可能,其中有两种可能正确的决定:① 没有拒绝 H_0,而且 H_0 是正确的;②拒绝 H_0,而且 H_a 是正确的。有两种是不正确的决定:① Ⅰ 型错误(假阳性),拒绝 H_0,但 H_0 是正确的;② Ⅱ 型错误(假阴性),接受 H_0,但 H_a 是正确的。尽管数据的随机性质表明不总是做出正确的决定,但是令人满意的假设检验可减小 Ⅰ 型错误和 Ⅱ 型错误率。

2.5.1　p 值

作为假设检验的一部分,我们还要确定 H_0 正确得有多离谱,p 值就是用来描述观察检验统计量与实际值之间的差距的。检验之前,先确定置信水平(α)。置信水平是一个截止点,小于 α 则要拒绝 H_0。换句话说,当 p 值很小,以至于在 H_0 的假设下没有机会发生时拒绝 H_0,其中"很小"代表小于预先选择的 α。置信水平取决于Ⅰ型错误的发生率,尽管有许多常用取值,α 值还是任意选取的。参见第 6 章了解更多关于Ⅰ型、Ⅱ型错误率,以及在已知统计效力和多重检验下的置信阈值的信息。

举例之前,关于 p 值还需要再说明一下。首先,p 值并不等同于零假设正确的概率,即 $P(H_0|\text{data})$。其次,单因为 p 值小不足以说明零假设不可能发生。举个例子,p 值等于 0.05,表示如果我们做了 100 次试验而且零假设应验了,我们就得期待 100 次试验能有 5 次成功的偏激事件。最后要说明的,进行多次试验后,如果

整体试验的 α 满足,则不会频繁地拒绝任何单个检验。也就是说,在做决定的阶段要综合考虑多重检验。一些研究者提倡监控所有拒绝中错误拒绝 H_0 的期望比例,即错误发现率(Benjamini and Hochberg 1995)。

举例: 新生女婴

假设我们想确认人群中男婴是否比女婴更可能出生。我们的零假设(H_0)是 $p=1/2$,备择假设(H_a) $p<1/2$(单侧检验)。我们收集 10 个新生儿数据(实际上样本很小,但是在此说明还是有用的)。零假设满足二项分布,10 次试验 $p=1/2$。令 $\alpha=0.05$。检验数据量是新生女婴的数量(s),我们发现 10 个婴儿中只有 1 个女婴($s=1$)。此次单侧检验的检验统计量有些偏激,$s=1$,甚至 $s=0$。p 值为 0.010 74(图 2.4)。

我们选择性地做一下双侧检验。研究的问题是出生女婴的概率和出生男婴的概率是否有区别。H_0 仍保留 $p=1/2$,但现在 H_a $p \neq 1/2$,因此出生很多女婴或很少女婴都会拒绝零假设。观察值也仍为 10 个出生婴儿中为 1 个女婴。二项分布,10 次试验,$p=1/2$,但是现在检验统计量出现偏激的时候为观察到检验统计量为 0、1、9 和 10,p 值为 0.021 48(图 2.4)。

举例: ABO 血型与溃疡易感性的关系

我们回到 Clarke 等(1995)的数据。零假设为 ABO 血型与十二指肠溃疡没有关系,这等于是独立性的假设——ABO 血型和溃疡程度的联合概率可由 ABO 血型的边缘概率和溃疡程度的边缘概率乘积而得。备择假设是 ABO 血型与十二指肠溃疡有关。令 $\alpha=0.05$。我们现在需要在零假设条件下指定检验统计量和分布类型。令 N_{ij} 为血型为 i 影响程度为 j 的个体数,$N_{.j}$ 为受影响程度为 j 的个体数,$N_{i.}$ 为血型为 i 的个体数,$N_{..}$ 为研究中总人数。那么在零假设无关的条件下,血型为 i 受影响程度为 j 的个体期望数是 $E(N_{ij}) = \dfrac{N_{.j}N_{i.}}{N_{..}}$。例如,A 型血的溃疡患者的期望值是 $E(N_{ij}) = \dfrac{N_{.j}N_{i.}}{N_{..}} = \dfrac{521 \times 465}{1201} = 201.72$,此值不同于观察值(186)。但是产生这种不同是基于偶然还是恰好证明有关呢? 相关血型和受影响程度的个体数的观察值和期望值的相对差异为 $t = \sum\limits_{j=1}^{2} \sum\limits_{i=1}^{4} \dfrac{(N_{ij} - N_{.j}N_{i.}/N_{..})^2}{N_{.j}N_{i.}/N_{..}}$。当没有关系时(零假设),$t$ 渐进服从自由度为 3 的卡方分布。利用 Clarke 等(1995)的数据,$t=8.824$。零假设即无关的条件下,t 值大于等于 8.824 的概率(p 值)为 0.0317。这样我们就拒绝零假设,得出 ABO 血型与溃疡易感性有关的结论。

2.5.2　似然比、似然比检验统计量,以及优势对数计分法

通常假设检验会运用似然比(LR)。比较不同的模型或假设时可以用到似然

比,LR＝L_{H1}/L_{H2},其中 L_{H1} 是假设 1 的似然分数,L_{H2} 是假设 2 的似然分数。当 LR＞1 时,数据更倾向于假设 1;当 LR＜1 时,数据更倾向于假设 2。通常情况下,就像在新生女婴的例子中,我们没有一个简单的备择假设。我们可以做零假设的似然比,其中零假设的空间嵌套在更大的假设空间里。令 θ 表示参数,Ω_0 表示零假设的空间,Ω_A 表示备择空间,令两空间互斥($\Omega_0 \bigcap \Omega_A = \varnothing$)。那么,似然比则是表示属于两个空间合并空间的参数的最大似然值与只属于零假设空间的参数的最大似然值的两者比值,$LR = \dfrac{\max_{\theta \in \Omega_0 \cup \Omega_A} L(\theta)}{\max_{\theta \in \Omega_0} L(\theta)}$,注意此时 LR≥1。

似然比的两次自然对数为似然比检验统计量(LRT)。自由度取决于 H_a 与 H_0 比值最大化的附加参数的个数。零假设时,LRT 的分布通常(但不总是)渐进趋向相应自由度的卡方分布(Self and Liang 1987)。除了优势对数计分法(LOD)是以 10 为底的 LR 的对数外,LOD 与 LRT 相似。

举例:用 LRT 假设检验新生女孩

除了利用二项分布,我们还可以用 LRT 进行假设检验,在零假设时,自由度为 1,LRT 趋近卡方分布。和以前一样,令 α＝0.05,双侧检验。H_0 为 $p = 1/2$,H_a 为 $p \neq 1/2$。H_0 的似然函数为 $\max_{p \in \Omega_0} L(p) = K\left(\dfrac{1}{2}\right)^{10} = K \times 0.000\,977$。$H_a$ 的最大似然函数为 $\max_{p \in \Omega_0 \cup \Omega_A} L(p) = K\left(\dfrac{1}{10}\right)\left(\dfrac{9}{10}\right)^{9} = K \times 0.003\,874$。LR＝39.682,LRT＝7.3613,$p$ 值＝0.006 66。注意此处的 p 值服从大样本近似的分布,与我们假设服从二项分布的 p 值(0.021 48)不同。当样本量小的时候,我们更倾向于利用来源于二项分布的 p 值,而不依赖于渐进逼近。

2.5.3 效能

检验效能是接受备择假设拒绝零假设的概率。效能与 Ⅱ 型错误率(β)的和为 1。效能取决于样本量和备择假设的质量指标,也取决于最大可以容忍的 Ⅰ 型错误率,即置信水平。其他条件不变,α 越小,则效能越小,相应的 Ⅱ 型错误率越大(图 2.5)。

只要有可能,效能估计都要在开始遗传学分析前进行,因为这样会提供相应研究设计的信息。举个例子,各种各样的基因组关联研究(GWAS)设计相应的效能可以相互比较和权衡 Ⅰ 型错误率。降低置信水平会降低 GWAS 的效能,这种情况下,一个可能的方法是修改检验的整体性质,接受那些如果找到"真实"的结果但假阳性依然存在的,然后寻找回复来区分真假结果。如何优化 GWAS 设计是研究的热点(参见 Dudbridge et al. 2006;Elston et al. 2007;Kraft and Cox 2008;Moskvina and Schmidt 2008)。

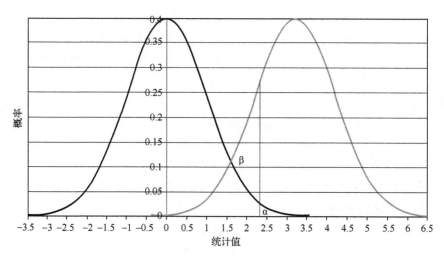

图 2.5　图示零假设和备择假设的密度

黑线表示零假设的密度,灰线表示备择假设的密度。在 2.32 处的垂直线表示单侧置信水平($α＝0.01$,
分界线右边的黑线下的面积)和 Ⅱ 型错误($β＝0.19$,分界线左边的灰线下的面积)的分界线。

本示意图中统计效能为 0.81

2.6 　总　　结

统计遗传学是广阔的学科,我们只涉及了这门学科中概率论与数理统计的梗概。除了这里给出的参考文献外,本书每一章都引用了背景文献提供更多的数学和统计基础知识。

参 考 文 献

Almasy, L. and Blangero, J. 1998. Multipoint quantitative-trait linkage analysis in general pedigrees *Am. J. Hum. Genet.* **62**; 1198-1211.

Amos, C. I. 1994. Robust variance-components approach for assessing genetic linkage in pedigrees. *Am. J. Hum. Genet.* **54**; 535-543.

Bauman, L. E. , Almasy, L. , Blangero, J. , Duggirala, R. , Sinsheimer, J. S. , and Lange, K. 2005. Fishing for pleiotropic QTLs in a polygenic sea. *Ann. Hum. Genet.* **69**; 590-611.

Benjamini, Y. and Hochberg, Y. 1995. Controlling the false discovery rate—A practical and powerful approach to multiple testing. *J. Roy. Stat. Soc.* B **57**; 289-300.

Brase, C. H. and Brase, C. P. 2007. Understanding basic statistics, 4thed. Houghton Mifflin, New York.

Clarke, C. A. , Price-Evans, D. A. , McConnell, R. B. , and Sheppard, P. M. 1959. Secretion of blood group antigens and peptic ulcers. *Brit. Med. J.* **1**; 603-607.

Dudbridge, F. , Gusnanto, A. , and Koeleman, B. P. 2006. Detecting multiple associations in genome-wide studies. *Hum. Genomics* **2**; 310-317.

Elston, R. C. , Lin, D. , and Zheng, G. 2007. Multistage sampling for genetic studies. *Annu. Rev. Genom-*

ics Hum. Genet. **8**: 327-342.

Gonick, L. and Smith, W. 1993. *The cartoon guide to statistics*. Harper Perennial, New York.

Hardy, G. H. 1908. Mendelian proportions in a mixed population. *Science* **28**: 49-50.

Kraft, P. and Cox, D. G. 2008. Study designs for genome-wide association studies. *Adv. Genet.* **60**: 465-504.

Lange, K. 2002. *Mathematical and statistical methods for genetic analysis*, 2nd ed. Springer, New York.

Lange, K. 2003. *Applied probability*. Springer, New York.

Milton, J. S. 1999. *Statistical methods in the biological and health sciences*. McGraw-Hill, New York.

Mood, A. M., Graybill, F. A., and Boes, D. C. 1974. *Introduction to the theory of statistics*, 3rd ed. McGraw-Hill, New York.

Moskvina, V. and Schmidt, K. M. 2008. On multiple testing correction in genome wide association studies. *Genet. Epidemiol.* **32**: 567-573.

Self, S. G. and Liang, K. -Y. 1987. Asymptotic properties of maximum likelihood estimators and likelihood ratio tests under nonstandard conditions. *J. Am. Stat. Assoc.* **82**: 605-610.

Sham, P. 1998. *Statistics in human genetics*. Arnold Publishing, London.

Weinberg, W. 1908. Uber den Nachweis der Verrebung bein Menschem. *Jahreshefte Verein* **64**: 368-382.

Young, A. 1995. *Course manual for the Wellcome Trust Summer School: Genetic analysis of multifactorial disease*. Wellcome Trust, London.

3 分离性状的连锁分析

Ingrid B. Borecki[1] and John P. Rice[2]

[1]*Division of Statistical Genomics, Department of Genetics, Washington University School of Medicine, St. Louis, Missouri 63110;* [2]*Department of Psychiatry, Washington University School of Medicine, St. Louis, Missouri 63110*

引　言

　　连锁分析是基于家系研究遗传性疾病的一种重要方法,是单基因遗传病定位克隆方法的核心。借助此方法,人们发现了导致囊性纤维化、杜兴氏肌营养不良、Huntington 舞蹈病以及各种代谢紊乱性疾病等单基因遗传性疾病的致病基因。连锁分析利用连锁遗传的原理研究致病基因与参考位点(遗传标记)的关系。例如,某一肯定的疾病性状与已知遗传标记紧密连锁,随后基于连锁分析及连锁不平衡检验,最终确定导致该疾病性状的基因在遗传图谱中的位置。连锁分析研究方法已被成功地大量应用于孟德尔遗传方式的单基因病及有主效基因作用的多基因病的基因定位克隆中(如乳腺癌、阿尔茨海默病等的基因定位)。而如哮喘、精神分裂症这样的复杂疾病,它们的发生除了涉及多个致病基因的遗传因素外,还存在环境因素的共同作用,故在定位复杂疾病相关基因位点时需要根据实际情况采用额外的策略。

3.1　连　锁

　　连锁所表示的是两个位点在 DNA 链上的物理距离的位置关系,而多个位点的关系与两个位点的关系类似。孟德尔第二定律——遗传分离律:描述在配子形成过程中,决定两个性状的两个位点在传递过程中是相互独立的,提示这两个独立传递的编码两个性状的两个位点一定不在同一染色体上,或者即使在同一染色体上,两者间的物理距离也相当远,只有这样才能独立传递。然而,在减数分裂形成四分体时,位于同源染色体上的等位基因有时会随着非姐妹染色单体的交换而发生交换,因而产生了基因的重组。如果两个位点的等位基因位于同一对同源染色体上,它们的位置比较近,则这两个位点上的两个基因传递给下一代是不独立的,这一现象在遗传学中称为连锁(linkage)。

　　如图 3.1 所示,假定两个位点在同一染色体上,这两个位点,一个称为 A 位点,一个称为 B 位点,各自具有两个等位基因 A,a 和 B,b。双亲在 A 位点的基因型为 Aa,在 B 位点的基因型为 Bb,均为双杂合子(Aa/Bb),如图 3.1A 所示。如果 A 和 B 两个位点的等位基因在传递过程中没有发生重组,下一代的基因型与双亲一样,为双杂合子(Aa/Bb)。如果 A 位点和 B 位点在减数分裂过程中发生了一次交换,导致基因重组,其下一代的基因型将为(Ab/aB),如图 3.1B 所示。如果 A 位点和 B 位点在减数分裂过程中发生了两次交换,显示出的个体基因型与双亲相同,为双杂合子(Aa/Bb),如图 3.1C 所示。如果 A 位点和 B 位点在减数分裂过程中发生了三次交换,又形成如一次交换的基因型(Ab/aB),如图 3.1D 所示。从图 3.1 可以得出,两个位点因交换导致基因重组,产生与双亲不同的基因型,其交换次数必须为奇数才能被观察到。

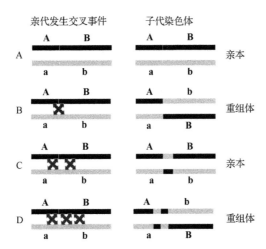

图 3.1 来自双杂合子双亲 AB/ab 重组产生的配子

左侧为亲本基因型在配子形成时 A 位点与 B 位点重组交换次数,右侧为子代基因型

　　我们假设 θ 为重组的奇数频率。当两点在不同的染色体或同一染色体上较远的距离时,可为相互独立,其 $\theta = 1/2$。在连锁分析中,我们希望两点的 $\theta < 1/2$。这个重组率相当于两点间的遗传距离,以厘摩(cM)为单位。厘摩遗传距离和碱基物理距离大概的换算可粗略计算为 1cM 相当于 1Mb(Kong et al. 2002)。

　　连锁分析的目的是评估两个位点间发生重组的概率,最简单的方法是在总的配子中计数重组配子数目的频率。然而,我们需要知道双亲为双杂合子,并且清楚杂合体的两个染色体相。如图 3.1 所示,双亲所携带的等位基因均为相同的杂合体,均为 AB/ab 顺相。其基因型可描述为 AaBb,而另类 Ab/aB 反相所产生的基因型与前者相同,两个位点发生了交换而导致两者间是连锁平衡。连锁分析的条件是需要确定重组体及双亲均为杂合体,并且清楚双亲染色体相。

　　基于家系估计重组分数 θ，常用最大似然率参数分析方法计算可能发生重组的概率。在已知婚配类型中，可用或然率表示配子中所发生重组与非重组的概率，R 表示配子发生重组的或然率，NR 表示配子非重组的或然率。如图 3.2 所示，我们假设双亲的染色体相已从上代资料分析中确定。在下一代中 6 个个体基因型及染色体相被标记，从图 3.2 中可以看到子代中最后一个为重组体 R。重组体 R 的或然率为 θ，然么非重组体 NR 的或然率为(1−θ)。在连锁假设存在的情况下，其同胞同时发生的或然率为(1−θ)5×θ，因为在 6 个同胞中 NR 为 5 个，R 为 1 个，然而，作为相互独立的个体，其或然率是(1/2)⁶。用对数(以 10 为底的对数)计算或然率检测连锁存在和不存在的方法称为优势对数记分法，以 LOD(logarithm of the odds)记分(Morton 1955)。在图 3.2 家系中是 $\log_{10}[(1-\theta)^5 \times \theta/(1/2)^6]$。

　　通常 LOD 用以下公式表示：

$$Z(\theta) = \log_{10}[L(pedigree \mid \theta \text{ 重组体的或然率})/L(pedigree \mid \theta = (1/2))]$$

$$(3.1)$$

　　如果不知道染色体相，两种染色体相的可能均需要考虑，各为 1/2：

$$Z(\theta) = \log_{10}[(1/2)(LR \text{ A 相}) + (1/2)(LR \text{ B 相})] \quad (3.2)$$

　　LR 为似然性比率。因为 LOD 使用对数记分，收集家系的共同发生的或然率可以是每个个体的 LOD 值相加的总和。

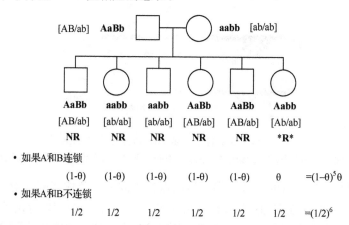

图 3.2　图示已知双亲的染色体相，分析 A 和 B 连锁和不连锁的或然率，
每个个体的染色体相在括号里显示

　　如果 A 和 B 连锁，5 个非重组体和 1 个非重组体的总似然性为(1−θ)⁵×θ

　　如果 A 和 B 不连锁，其似然性为(1/2)⁶。值得注意的是，我们常将重组值从 0 至 1 进行各种假设，如将其分成 0、0.05、0.1、0.2、0.3、0.4 重组率计算其 LOD 值，LOD 值最高的最有可能是连锁。常采用的最大似然率估计 θ 值是最符合实际的统计方法，详见第 2 章或然率和最大似然率的介绍。

3.2　疾病表型的连锁分析

　　前面我们讨论了基因型与表型完全对应标记的连锁分析。然而,研究者关心的是某一特定的疾病,我们能观察到的是疾病的性状,即表型。导致这一特定性状的遗传标记的区域应该能够被定位和分离,这一条件是疾病连锁分析所必需的附加条件。这就依赖于某一疾病性状的遗传模式。

　　首先,我们假设某一疾病或性状是被单一主效基因(single major locus,SML)控制的遗传模式。控制这一疾病表型的一对等位基因分别以 D 和 d 表示,D 的频率为 p,d 的频率 $q=1-p$。假设所观察的群体符合哈-温平衡(Hardy-Weinberg equilibrium,HWE),DD、Dd、dd 三种基因型的频率分别是 p^2、$2pq$、q^2。疾病性状的外显率(f_{DD}、f_{Dd}、f_{dd})能够从每个观察个体的基因型(DD、Dd、dd)频率被确定,同时也受基因型频率的影响。常被用于描述主效基因遗传模式的参数有 4 种,即 p、f_{DD}、f_{Dd}、f_{dd}。我们通过具有类似疾病性状所有遗传家系这些参数可以预测出导致这一疾病性状的大概位置。因此,每个个体的表型依赖于其基因型。如果在一个有 m 个成员的家系中,个体的表型记为(X_1,…,X_m),基因型记为(g_1,…,g_m),那么,$P(X_i|g_1,…,g_m)=P(X_i|g_i)$,$P(X_i,X_j|g,g_j)=(X_i|g_i)P(X_j|g_j)$,在此处,$i$,$j$ 为每个个体,$P()$括号内表示每种基因型的概率。θ 代表决定疾病性状的遗传位点 D 与遗传标记 M 间的重组值,那么在一个家系中的似然率依赖于 5 个参数值,即 p、f_{DD}、f_{Dd}、f_{dd} 和 θ。在有主效基因遗传模式的复杂疾病中,大家系的似然率常采用爱尔斯顿-斯图雅特算法(Elston and Stewart 1971)。随后有多种较快速、有效的连锁分析的方法被用于似然率的计算,如 Lathrop 等(1984)、Cottington(1993)等方法。其他基于计算机的软件包也用于连锁分析,包括 MENDL(Lange et al. 1988)、LODLINK、VITESSE(O'Connell and Weeks 1995)。

　　LOD 值函数 $Z(\theta)$ 通过以下公式可获得:

$$Z(\theta)=\log_{10}\frac{L(\text{data}|\theta,f_{DD},f_{Dd},f_{dd})}{L(\text{data}|\theta,1/2,f_{DD},f_{Dd},f_{dd})} \tag{3.3}$$

　　LOD 值 $Z(\theta)$ 是参与被调查核心家系的 θ 的总和,条件是双亲之一必须是一个能够提供连锁分析信息的双杂合子。如图 3.2 所示,两个基因型遗传标记中,来自双杂合子的父亲,能够提供连锁分析的计算信息,而双纯合子的母亲不能提供连锁分析时所需的遗传信息。例如,某一疾病的致病基因位置的等位基因是 D 和 d,遗传标记位置为 A 和 a,假设双亲的基因型为 Dd/aa,两对等位基因在传递过程中总是 Dd/aa 基因型,不能提供两者发生重组的信息。当父亲为双杂合子 Dd/Aa,母亲为纯合子 dd/aa 时,其子代均为 Dd/Aa,因此,在不清楚父亲双杂合子的染色体相的情况下,也难以获取到连锁分析所需的信息。如果知道父亲单倍体是

DA/Aa,我们可以直接计数重组体(R)与非重组体(NR)。如果在 n 个婚配中有 k 重组值,作为似然率的 LOD 值是:

$$\text{LR} = \frac{L(k/n\,|\,\theta=\theta_0)}{L(k/n\,|\,\theta=1/2)} = \frac{\theta_0^k (1-\theta_0)^{(n-k)}}{(1/2)^n} \tag{3.4}$$

当 k 为零时,最大似然率 $\theta_0=0$,$\text{LR}=2^n$,因此 LOD 是 $\log_{10}(\text{LR})=n\log_{10}(2)$,将 n 个研究个体的 $0.3(\log_{10}2)$ 相加得到 LOD 值。

外显率分为显性、隐性及介乎于显性与隐性之间的遗传模式。显性遗传模式 $f_i=(0,1,1)$,i 表示基因型,代表 DD、Dd、dd,隐性遗传模式 $f_i=(0,0,1)$,介于显性和隐性之间的杂合子表型 $f_i=(0,0.5,1)$。孟德尔遗传模式中的不完全显性 $f_i<1$,散发性及拟表型遗传模式的 $f_i>0$。带有致病基因的不完全显性个体可以表型正常,而无致病基因的拟表型个体因为环境或其他上位基因等遗传因素表现出遗传性疾病的表型,在计算 LOD 值时应加以区别。

在计算家系资料的或然率和 LOD 值时,精确的假设是首先要考虑的重要问题。如图 3.3 所示,一个三代家系中,患病个体的致病基因在一个假设的遗传标记 A 座位连锁。A 为显性遗传标记。此家系为显性遗传模式,在每一代中均有发病的个体。因此,在患病个体中至少带有一个致病的等位基因 D。如果我们进一步假设致病基因在群体中非常罕见,那么患病个体很可能是杂合子的概率大于纯合子($p=1-q,2pq\gg q^2$)。在完全显性及无拟表型的情况下,每个患病个体的基因型与表型是一致的。在图 3.3 中,假设三代父母的染色体相是已知的,父亲为患病个体,其基因型及染色体相分别为 Aa 和 DA/da,母亲正常,基因型及染色体相分别为 aa 和 da/da。遗传标记 A 和致病基因 D 通过患病个体父亲向下传递,遗传标记 A 和致病基因 D 在向下传递过程中可能出现重组(R)或非重组(NR)的子代,所有带有致病基因的个体通过外显率(P)判断,可允许包含不完全外显的患病个

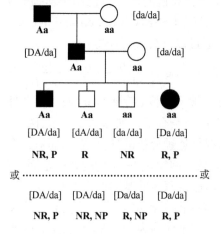

图 3.3　在基于家系常染色体显性遗传模式易感性复杂的重组和外显率示意图

体(如图 3.3 点状虚线所示)。在这个家系中存在两种可能,带有致病基因的患病个体、带有致病基因不外显的而表现正常的个体及无致病基因的正常个体。在这种情况下考虑子代的重组概率时,必须对外显率在 0 和 1 进行加权的精确计算,基于家系的遗传模式所要用的连锁分析方法常称为参数连锁分析。

在基于遗传模式进行连锁分析时,各种遗传性疾病遗传方式、发病年龄等各种变化均应考虑。例如,并不是所有遗传性疾病在出生时就表现出异常的表型,带有致病基因的个体在一定的年龄才表现出症状,如 Huntington 舞蹈病需要到中年以后才发病,因此,老年个体观察到发病个体的机会较多。因而在不同的年龄有着不同的外显率。另外,自发突变也同样影响各种遗传方式。以上的各种变化均可以影响连锁分析结果的可靠性。因此,这种理论与实际观察到的信息及各种变化给连锁分析带来的困难对分析者来说无疑是一种挑战。建立一套基于群体流行病学、对照群体等参数分析的方法(包括致病基因频率、外显率)可规避各种变化导致连锁分析的误差,使参数连锁分析用于基因定位成为可能。

3.3 多位点连锁分析

不同的遗传标记,正如在人类基因组序列中每 5～10cM 出现一次的 300～400bp 长度的微卫星序列及可变串联重复(variable number of tandern repeat, VNTR)被用于遗传图标记。它们的优势在于在杂合子中,存在高度的多态性、大量等位基因频率等可用的连锁分析的信息。但是,在基因组中鉴定基因的拷贝数(等位基因重复次数)还存在技术上的困难,限制了微卫星序列用于精确的遗传图的制作。随着单核苷酸多态性(single-nucleotide polymorphisms,SNP)的问世,SNP 被用于连锁图(遗传图)的遗传标记。SNP 与基于微卫星序列作为遗传标记能够提供的遗传信息比较,前者较后者简单及量大。通常 3000 个 SNP 就能涵盖传统微卫星序列标记的遗传图所提供可供连锁分析用的遗传信息。为了避免 LOD 值过于增大和 I 类错误增加(连锁分析的假阳性结果),选择一系列 SNP 遗传标记非常重要。

可采用 LOD 值分析遗传标记的位点顺序与重组值(θ)。θ 是概率,代表与此相关的遗传距离。三个遗传标记中,侧翼的遗传标记间的 θ 值一定小于邻近的遗传标记 θ 之和。如果两个遗传标记的重组值是 0.01,那么,两个遗传标记间的距离记为 1cM。整个基因组相当于 3300cM 长度。假设在不同间距发生交叉是独立事件(没有干扰),高尔登(Haldane 1919)用厘摩、x 表示遗传距离,$x=-(1/2)\ln(1-2\theta)$,$0 \leqslant \theta < 1/2$。相反假设,$\theta=(1/2)[1-\exp(-2|x|)]$。当在做多点连锁分析时,$\theta$ 值被转换为遗传距离。所以 N 个遗传标记时需要 $N-1$ 个遗传标记区间,其他用高尔登(Haldane)公式计算分析遗传标记与所关注的致病基因是否存在连

锁。还可参考其他的如 Ott 连锁分析的方法（cf. Ott 1999）。以上的分析方法，当 θ 值很小时，$x \approx \theta$。

多点连锁分析方法通常显示致病基因与遗传标记两点间发生交换的遗传距离，也就是前面我们讨论的重组值 θ，通过家系单倍体遗传标记的信息计算 LOD 值。LOD 值最高记分的位点最有可能是与致病基因连锁的位点。单倍体的信息增加可以提高多点连锁分析的准确性，正确的排除或肯定遗传标记与致病基因是否连锁。这样大量信息的连锁分析就要求一次能够分析具有成百个家庭成员的大家系计算机处理程序的出现，对这样足够大的家系一次用上百个遗传标记进行连锁分析显然是不实际的。目前，GENEHNTER（Kruglyak and Lander 1995）或 MERLIN（Abecasis et al. 2002）能够一次完成上百个遗传标记的连锁分析，但限于仅有 20 个以下的家系。相关的较为接近的连锁分析方法还有 Markov、Monte 等。主要用于大家系、大量遗传标记的连锁分析软件有 Sim Walk 和 LOKI。

3.4　遗传模式判断错误的后果？

徐等在 1998 年曾经总结了因遗传模式判断错误，导致得到错误的 LOD 值进行的错误的连锁分析结论。在此之前，1986 年，Clerget-Darpoux 等就发现在显性遗传模式中，得到的大多参数不仅导致Ⅰ类错误率（假阳性结果），而且还严重减小基因连锁的证据。相反，错误外显率或错误的等位基因频率都可能导致获得错误的 LOD 值，严重影响进一步的关联分析，难以得到真实的关联结果，与获得致病基因擦肩而过，尤其是在一些单基因病连锁分析中较为多见。

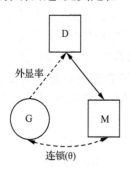

图 3.4　连锁模式图
D 疾病表型；M 遗传标记；
G 致病基因；θ 重组值

另外，在连锁分析时，一个值得注意的特点如图 3.4 所示。疾病表型 D 和遗传标记 M 均为可观察到的两个独立的状态（方框内），而我们希望定位及分离的致病基因 G 不能被观察到（圆圈内）。随着表现出混乱的外显率，从而导致获得的重组值 θ 错误，因而被错误的定位。在这种情况下，要么特有的外显率用于预测致病基因位置，或用致病基因位置预测特有的外显率，两者不能同时用于基因定位。因此，错误的特有的外显率除了影响正确的致病基因定位外，还进一步影响后续的连锁分析及基因的分离克隆。

3.5 血缘同一性的非参数连锁分析

以上介绍的参数连锁分析的方法多用于孟德尔遗传方式的单基因遗传病的基因定位中,在进行连锁分析前需要了解其遗传外显率及等位基因频率。尽管参数连锁分析方法有被用于复杂疾病的基因定位(Greenberg 1989),但很少有成功案例被用于主效基因模式遗传方式的复杂疾病基因定位中,目前复杂疾病基因定位采取的策略是基于血缘同一性的患者同胞对分析法(sib-pair, cf. Kruglyak and Lander 1995)。

血缘同一性的患者同胞对分析法(affected sib-pair, ASP)常被描述为非参数连锁分析方法,因为此方法不依赖于参数连锁分析所需要的确定的遗传模式。目前非参数连锁分析与参数连锁分析两种分析方法均用于复杂疾病基因定位(Knapp et al. 1994;Whittemore 1996)。

ASP 分析用患者同胞对血缘同一性(identity by descent, IBD) 分析法。如前面所述,主效基因(SML)可有 5 个参数:

$$\{f_{DD}, f_{Dd}, f_{dd}, q, \theta\} \tag{3.5}$$

Suarez 等(1978)注释了患者同胞对血缘同一性,他们表型的条件不依赖 q 的大小。Risch(1990)用另外的参数$\{K, \lambda_s, \lambda_o, \theta\}$对非同胞亲属对进行连锁分析,$\lambda_R = K_R/K$,$K$ 为群体患病率,K_R为患病个体亲属 R 的患病风险。λ_s, λ_o分别为同胞及子代患病的风险率。因此,Risch 注释的患者同胞对血缘同态性仅需要$\{\lambda_s, \lambda_o, \theta\}$。用于多点遗传标记资料分析,在致病基因定位时仅需要三个参数,即$\{\lambda_s, \lambda_o, x\}$,x 为致病基因在染色体的位置。在无效假设条件下,最大似然率理论不适用,因而,参数连锁分析使用空间将会下降。因此,Hauser 等(1996)提供了模拟结果,当$\lambda = \lambda_o = \lambda_s$时,$\lambda$ 为特殊致病基因重现风险率。

在连锁分析方法中,统计方法选择是非常重要的。例如,MERLIN 统计软件,实际上采用最大 LOD 值取代 MOD 记分参数分析遗传标记与致病基因间是否存在连锁。同时,在双亲和患者同胞遗传标记信息不清楚的情况下,似然率 P 值及似然率数值最大化法常用来取代 LOD 值的数值最大化法进行连锁分析,如 Clerget-Darpoux(1986)分析方法。

Risch(1990)将 MOD 记分的方法用于血缘同一性的患者同胞对及双亲进行连锁分析。如果血缘同一性的患者同胞对遗传标记位置能够被注释,此时可采用不依赖于遗传标记等位基因频率的 MOD 记分方法进行连锁分析。虽然 MOD 记分法具有遗传标记等位基因频率的作用,但此方法不能推测双亲或患者同胞遗传信息。Holmans(1993)对 Risch 分析方法中的参数进行了一些限定,使得 Risch 分析方法更加完善。他进一步说明,既然遗传标记频率已知,只需用 2N 对表型正常

双亲比 N 对表型异常患病双亲进行连锁分析更加有益。Judicious 将其连锁分析方法编写成指南,用于指导基因连锁分析及定位。

3.6 LOD 值的意义

LOD 值是 Morton(1955)提出的优势对数计分法,已进行精确计算。这要收集大的家系,根据所提供的信息的遗传标记位点和致病基因间的连锁,分析在家系中可能发生的重组体,再依此信息计算两者间的距离。LOD 值是连锁证据的统计学量度。这些信息来自对一组观察数据所得的似然率,重组分值为 θ,似然率是完全不连锁的两个位点可能性比较得出的相对值;因为 LOD 值根据 $\log_{10}$,故 $Z=3$ 时,表示连锁比不连锁的概率为 1000∶1,即多发生连锁。LOD 值 $Z=-2$ 表示不连锁比连锁的可能性是 100∶1 或更多,即多不发生连锁。

$$2(\log_e 10)\times Z=4.6\times Z\approx X_1^2 \qquad (3.6)$$

Z 为在最大似然率 $Z(\theta)$ 时的 LOD 值,也就是遗传标记与致病基因两者间的距离,如表 3.1 所示。尽管在 $Z=3$ 时,表示连锁比不连锁的概率为 1000∶1,必须满足 $p<0.001$ 的检验。实际在连锁分析时,研究者不是仅采用两点进行连锁分析,多采用基因组扫描对致病基因进行连锁分析定位,自然采用多点连锁分析方法较为适宜。Lander 和 Kruglyak(1995)多点连锁分析的方法用于基于基因组扫描的连锁分析中,条件是假设基因组遗传标记密度无限大,评判连锁与否的 LOD 分值必须是 3.6。在这样严格的评判标准下,也不可避免 1/20 的错误判断。提示 LOD 值≥2 时,需要更多证据验证连锁分析。

表 3.1 **LOD 值与 p 值的关系**

LOD	p 值
0.834	0.05
2.0	0.001
2.5	0.000 7
3.0	0.000 1
3.6	0.000 06

3.7 复杂疾病连锁分析中的遗传异质性

近来,遗传连锁分析用于对复杂表型及疾病致病基因定位已成增加的趋势,单纯的孟德尔遗传模式已不能充分解释遗传性疾病的遗传模式。因个体表现的多态性可引起类似相同的临床表型,这样导致的遗传异质性是目前连锁分析面临的最重要的问题之一。这种疾病表型的多态性可受环境、基因突变等因素的影响，导致连锁分析的结果可能不真实。避免遗传异质性导致连锁分析误差的有效措施是尽量收集大家系进行连锁分析，选择遗传背景较一致的系谱可减少因基因突变导致对疾病表型判断失误。因存在不同的基因突变却表现出相同的遗传性疾病表型的遗传异质性，可引起连锁分析定位致病基因异常困难。收集不同家系，采用复合分离分析方法进行连锁分析，寻找存在遗传异质性的复杂疾病主效基因不失为一种有效的方法。尤其是对环境因素作用较小，且导致复杂疾病的寡基因为共显性进行基因定位复合分离分析成为可能。

对于不同致病基因导致相同疾病表型的遗传异质性的问题，疾病表型的判断标准及患者的确诊是非常重要的，尤其是发病年龄的确认更为关键。一般来说，发病年龄较早的病例带有易感基因的可能性比散发病例要多。因而，仔细的临床检查有助于所选病例保持遗传同质性。例如，仅有 20% 的乳腺癌具有家族性，对具有遗传异质性的复杂疾病(不同基因突变而致的相同临床表型)采用连锁分析寻找致病基因非常困难。连锁分析常用于单基因所致疾病的遗传分析，很少用于复杂疾病的连锁分析。对于复杂疾病复合分离分析方法将有助于研究某些具有遗传因素的混合模型，分析遗传因素在家族中的传递，以及检验在多基因基础上主基因的作用。尽管如此，对家族中有多个乳腺癌患者(这些患者多早发并伴有早期绝经，或常伴有卵巢癌的发生)1990 年 Hall 等用复合分离方法分离定位了乳腺癌的致病基因 *BRCA1*。在具有家族性、早发的乳腺癌患者中几乎 1/2 患者具有 *BRCA1* 而易感乳腺癌。因此，仔细地选择入选的患者，即使样本量较小，也有可能会分离到致病的易感基因。

如果在对有明显家族性同类疾病患者进行连锁分析时，LOD 值却提供了不连锁的信息，呈现出遗传异质性。对于这样的结果，需要仔细观察在这些具有明显家族性的人群中，排除外界因素导致群体分层，选择出具有遗传同质性的易感个体(Faraway 1993)。这种情况可用 Ott(1991)混合试验模型统计方法。在这个统计方法中，家系中的 α 值是 $1-\alpha$，而不是($\theta=0.5$)。这种附加参数 α 可被用于估计重组值。

3.8 连锁分析在全基因组关联研究时代的价值

连锁分析要求家系资料及能够提供定位性状的基因位置在向下传递过程中可以共分离。而这些基因位置的定位依赖于特殊位点的大小、家系中所有成员的信息、家系的大小及遗传的异质性。用全基因组关联分析(genome-wide association studies,GWAS)，经连锁不平衡图谱对致病基因位置进行定位是一个可行的方法。主要问题是如何将全基因组关联分析用于连锁分析，最为突出的问题是如何比较及解释 GWAS 所获得的结果。采取限制关注的候选基因、仅限于编码序列及与进化有关的序列等通常能够有效地减少对 GWAS 所获得数据的统计检验工作量。

连锁分析能够提供有价值的线索，用于促进定位决定性状的位点，即促进使用贝叶斯判别准则定位相关基因的准确性（Lewinger et al. 2007）。联合使用连锁分析还能够为全基因组关联研究提供更丰富的补充信息。此外，现行主流方法主要关注于鉴定在常见单倍型中能够发现的常见变异。研究人员正逐渐开始将注意力转向收集罕见或者至少不是常见（＜1％）变异导致复杂疾病的可能性，而这些变异的不同组合可导致临床上出现相似的表型。这种遗传异质性能够通过在大家系中用连锁相关研究分离少数变异而进行有效阐述。

　　综上所述，应用连锁分析能够成功鉴定诸多疾病位点，并且仔细应用适合于此疾病和手头资料的多种研究方法，对于阐释具有生物医学意义现象的遗传本质是不可或缺的。

参 考 文 献

Abecasis, G. R. , Cherny, S. S. , Cookson, W. O. , and Cardon, L. R. 2002. Merlin—Rapid analysis of dense genetic maps using sparse gene flow trees. *Nat. Genet.* **30**：97-101.

Clerget-Darpoux, F. , Bonaiti-Pellie, C. , and Hochez, J. 1986. Effects of misspecifying genetic parameters in lod score analysis. *Biometrics* **42**：393-399.

Cottingham, Jr. , R. W. , Idury, R. M. , and Schäffer, A. A. 1993. Faster sequential genetic linkage computations. *Am. J. Hum. Genet.* **53**：252-263.

Elston, R. and Stewart, J. 1971. A general model for the genetic analysis of pedigree data. *Hum. Hered.* **21**：523-542.

Faraway, J. J. 1993. Distribution of the admixture test for the detection of linkage under heterogeneity. *Genet. Epidemiol.* **10**：75-83.

Greenberg, D. A. 1989. Inferring mode of inheritance by comparison of lod scores. *Am. J. Med. Genet.* **34**：480-486.

Hall, J. M. , Lee, M. K. , Newman, B. , Morrow, J. E. , Anderson, L. A. , Huey, B. , and King, M. C. 1990. Linkage of early-onset familial breast cancer to chromosome 17q21. *Science* **250**：1684-1689.

Hauser, L. , Boehnke, M. , Guo, S. , and Risch, N. 1996. Affected-sibpair interval mapping and exclusion for complex genetic traits. *Genet. Epidemiol.* **13**：117-137.

Heath, S. C. 1977. Markov chain segregation and linkage analysis for oligogenic models. *Am. J. Hum. Genet.* **6**：748-760.

Holmans, P. 1993. Asymptotic properties of affected-sib-pair linkage analysis. *Am. J. Hum. Genet.* **52**：362-374.

Knapp, M. , Seuchter, S. A. , and Baur, M. P. 1994. Linkage analysis in nuclear families. 2：Relationship between affected sib-pair tests and lod score analysis. *Hum. Hered.* **44**：44-51.

Kong, A. , Gudbjartsson, D. F. , Sainz, J. , Jonsdottir, G. M. , Gudjonsson, S. A. , Richardsson, B. , Sigurdardottir, S. , Barnard, J. , Hallbeck, B. , Masson, G. , et al. 2002. A high-resolution recombination map of the human genome. *Nat. Genet.* **31**：241-247.

Kruglyak, L. and Lander, E. S. 1995. Complete multipoint sib-pair analysis of qualitative and quantitative traits. *Am. J. Hum. Genet.* **57**：439-454.

Lander, E. and Kruglyak, L. 1995. Genetic dissection of complex traits：Guidelines for interpreting and reporting linkage results. *Nat. Genet.* **11**: 241-247.

Lange, K., Weeks, D., and Boehnke, M. 1988. Programs for pedigree analysis: MENDEL, RISHER, and dGENE. *Genet. Epidemiol.* **51**: 235-249.

Lathrop, M., Lalouel, J. M., Julier, C., and Ott, J. 1984. Strategies for multilocus linkage analysis in humans. *Proc. Natl. Acad. Sci.* **81**: 3443-3446.

Lewinger, J. P., Conti, D. V., Baurley, J. W., Triche, T. J., and Thomas, D. C. 2007. Hierarchical Bayes prioritization of marker associations from a genome-wide association scan for further investigation. *Genet. Epidemiol.* **31**: 871-882.

Morton, N. E. 1955. Sequential tests for the detection of linkage. *Am. J. Hum. Genet.* **7**: 277-318.

O'Connell, J. R. and Weeks, D. E. 1995. The VITESSE algorithm for rapid exact multilocus linkage analysis via genotype set-recoding and fuzzy inheritance. *Nat. Genet.* **11**: 402-408.

Ott, J. 1991. *Analysis of human genetic linkage*, rev. ed. Johns Hopkins University Press, Baltimore.

Risch, N. 1990. Linkage strategies for genetically complex traits. Ⅲ. The effect of marker polymorphism on analysis of affected relative pairs. *Am. J. Hum. Genet.* **46**: 242-253.

Sobel, E. and Lange, K. 1996. Descent graphs in pedigree analysis: Applications to haplotyping, location scores, and marker sharing statistics. *Am. J. Hum. Genet.* **58**: 1323-1337.

Sobel, E., Sengul, H., and Weeks, D. E. 2001. Multipoint estimation of identity-by-descent probabilities at arbitrary positions among marker loci on general pedigrees. *Hum. Hered.* **52**: 121-131.

Sobel, E., Papp, J. C., and Lange, K. 20002. Detection and integration of genotyping errors in statistical genetics. *Am. J. Hum. Genet.* **70**: 496-508.

Suarez, B. K., Rice, J. P., and Reich, T. 1978. The generalized sib-pair IBD distribution: Its use in the detection of linkage. *Ann. Hum Genet.* **42**: 87-94.

Whittemore, A. S. 1996. Genome scanning for linkage: An overview. *Am. J. Hum. Genet.* **59**: 704-716.

Xu, J., Meyers, D. A., and Pericak-Vance, M. A. 1998. Lod score analysis. In *Approaches to gene mapping in complex human diseases* (ed. J. L. Haines and M. A. Pericak-Vance), pp. 253-272. John Wiley, New York.

互联网信息

http://www.broad.mit.edu/ftp/distribution/software/genehunter/Kruglyak and Lander 1995. GENEHUNTER.

http://www.broad.mit.edu/ftp/distribution/software/genehunter/Abecasis et al. 2002. MERLIN.

http://www.genetics.ucla.edu/software/mendel Lange et al. 1998. MENDEL.

http://www.genetics.ucla.edu/software/simwalk Sobel and Lange 1996; Sobel et al. 2001, 2002. SimWalk.

http://linkage.rockefeller.edu/soft/linkage/ Cottington et al. 1993. FASTLINK.

http://linkage.rockefeller.edu/soft/linkage/ Lathrop et al. 1984. LINKAGE.

http://www.stat.washington.edu/thompson/Genepi/Loki.shtml, http://loki.homeunix.net Heath 1997. LOKI.

http://watson.hgen.pitt.edu/register/soft_doc.html, http://watson.hgen.pitt.edu/register O'Connell and Weeks 1995. VITESSE

4 复杂疾病遗传中的流行病学因素

John Gallacher

Department of Primary Care and Public Health, Cardiff University, Cardiff CF14 4YS, United Kingdom

引　　言

目前,关联研究不仅适用于检测候选基因,也越来越多地应用于复杂疾病的全基因组定位。在本书的第7、第8和第12章将详细介绍这些研究方法的原理、各种关联分析的统计方法和研究设计,本章主要涉及一些使用流行病学样本进行大规模关联研究时的实际问题。

4.1　关联研究的实施

4.1.1　管理

尽管在群体研究中有一般性的管理问题,但在遗传的关联研究中还存在一些特殊的问题,包括知情同意、结果反馈和资料的安全性(Lowerence and Collins 2007)。

在全基因组关联研究和来源于多个研究的混合资料分析中,使用特殊的生物样本或者样品来验证具体的假设是非常困难的。一旦一个指定范围内的假设已经被检测,除非样品将会被销毁,否则需要获得参与研究者的广泛而明确的同意书,同意允许检测未指明的假设。伦理委员会目前基本不认可研究后补充的、盲从的同意书。

复杂疾病的群体关联研究很少为个体参与者们提供临床有用的反馈信息。这是因为大量可能鉴定出来的等位基因,每一个都只占有极低的发病风险。通常对于参与者和他的医生而言,提供还未知有何临床意义的反馈对他们没有什么帮助,反馈所需的费用对于研究本身也是不必要的支出。所以,在这些研究中反馈给参与者个人他们的遗传研究结果不是一种常规的惯例。

资料的安全性问题日益受到公众的重视,特别是在遗传信息的可识别性方面。采取保护措施,如将管理和研究数据库分开、对数据加密处理等在研究过程中对于保持公众的信心是必需的。

4.1.2 设计选择

关联研究本质上是观察性的流行病学研究,其中关注的独立变量(暴露)是遗传的。尽管关联研究在应用中非常灵活,但还是需要仔细设计才能得出有价值的结果。方法的选择取决于研究所要解决的问题。但是,由于关联研究中逻辑间复杂的交互作用和研究问题本身的复杂性,设计上常常有些折中处理。

可选择的流行病学设计有病例-对照研究或者队列研究(Szkol and Nieto 2007)。在病例-对照研究中,将患病的个体,如复杂疾病(病例)与无病的个体(对照)进行比较,比较他们以往的病因学因素。换句话说,参与者最初是按照疾病状态而不是暴露与否进行分类的。在队列研究中,一个已界定的组(队列)用于评估病因学因素的暴露并随访记录发病率和疾病进程,即参与者最初是按照暴露而不是疾病状态来划分的。

病例-对照研究:对于"搜寻基因研究"和机制完全是遗传学的研究问题来说,病例-对照研究非常值得推荐。因为单倍型(haplotype)在减数分裂时就确定了,它几乎不可能受环境或者所关心的结果影响,所以假关联或者颠倒因果关系的可能性很小。有充分的理由考虑单倍型的关联与复杂疾病病因学的意义。病例-对照研究在使用中也很有效。病例和对照可以选择代表风险分布最极端的尾部部分以便于确定关联。因为单倍型非常稳定,暴露资料(基因型或单倍型)和结果(复杂疾病)可以同时收集,从而尽量缩短研究时间和减少基本需求。

队列研究:队列研究适用于研究的问题不完全是遗传的,如遗传和环境暴露的共同作用。后者即广为人知的基因-环境相互作用研究(第 11 章将详细讨论),尽管在这里"相互作用"不一定代表了共同作用的本质(如遗传和环境暴露结合扩大或者掩盖了它们各自作用的程度)。在基因-环境相互作用研究中,尽管单倍型在生命中任何时候都可以检测,但对于环境暴露而言通常不适合。虽然队列研究需要更多的基本资料、研究资源和时间,但它提供了更加丰富的可能有价值的信息,因为可以同时报告出很多结果。

嵌套法:在实践中,队列研究的灵活性和病例-对照研究的有效性可以用嵌套的病例-对照分析和队列结合起来。这种设计中,因为病例产生于队列,可以用于病例-对照分析。可从队列的剩余部分(非病例)中选择对照。队列中的嵌套增加了非遗传暴露数据在病例和对照间具有可比性的可能性。

4.1.3 标记选择

高通量的全基因组扫描技术的出现和群体序列研究的前景意味着一定会有比关联研究分析中更多的标记出现。这导致了多重统计比较,增加了假阳性结果的可能。降低假阳性的方法包括:在分析中将标记按优先次序进行区分,在假设验证时提高统计显著性差异的水平,在其他研究中重复验证,考虑支持连锁发现的以往的证据(Ioannidis et al. 2001;Tabor et al. 2002;Burton et al. 2008)。本书第6章将详细讨论多重检测。

4.1.4　样本选择

在病例-对照研究中,入选的病例人群通常按照临床上对于研究的表型或者结果的定义来确定,并且符合年龄和性别的要求。因此,一个关键的问题就是对照的选择。原则上,对照和病例在遗传上除了所研究的单倍型以外,应当是可比较的。对照的选择有很多策略,可以是未受累的家庭成员,也可以是无血缘关系但和病例在关键因素上有不同程度差异的人。每种策略都有自身的优点和限制性。复杂疾病研究中,使用家庭成员可以增加遗传背景的可比性,却降低了病例和对照间的区分度(即提高了假阴性的可能,亲属会携带一些危险的等位基因却不患病,因为他们并不具有发病所需的全部等位基因或者是缺少一些环境暴露)。用无血缘关系的人群作为对照可以提供更多与疾病相关的关联,但同时也增加了假关联的可能性(即增加了假阳性结果的概率)。为了最大限度地减少这些不好的影响,对照通常会选择与病例的年龄、性别、相关的环境暴露(如抽烟)和伦理背景尽可能地一致。如果对照是从一个已知其全基因组基因型的数据库中挑选的样本,可以利用标记选择那些遗传背景匹配度高的对照,并提高普通伦理背景的匹配度,以便将群体分层的可能性降到最低。更多人群分层信息参见下文及第7章和第8章。

在队列研究中,需要优先考虑的是确定暴露的范围。尽管大小不同的群体中,大多数都满足绝大部分暴露的标准,但由于暴露的结构在群体中不同,所以在可能的情况下从一定范围的群体中取样是较为可取的做法。在遗传背景上均一的群体也是应优先考虑的对象,但除了在隔离的群体中通常很难获取。

队列研究最常用来收集有患病风险群体的样本,这使得收集公共健康问题数据(如患病风险)和发病原因数据(如相对危险度)成为可能。但是,代表性的群体样本很少成功,因为这需要非常高——大约90%的反应率。而且,群体的风险分布也是不同的,能代表一个群体的样本并不一定能代表另一个群体。最近,由于公共卫生和病因学对于逻辑的需要完全不同,这两种目标已经被分开了,它们的研究设计也是相互独立的。病因学研究一般需要更大的样本量以检测弱的关联,而公共卫生研究需要代表性的样本准确地分析群体。

遗传关联研究本质上是生物学机制的病因学研究,因为机制在参与者和相似的非参与者身上都是适用的(即无论是否有代表性所得到的结果都是有普遍意义的),所以几乎不需要招募代表性的个体,但是全程的随访是必需的。结果的不完全确认很可能会导致对相对危险度的偏移估计(比值比或危险比)。例如,如果随访以患病的参与者所占的比例为多,可能会放大与疾病关联的实际风险;而对健康参与者随访的比例多,关联就会被降低。这种情况在出现某个未知的可以影响随访率的混杂因素时会出现,如有不同健康行为习惯的亚群也有不同的等位基因频率。因此,队列研究的参与者在选择时必须保证一定的暴露范围并且要成功地进行随访。

4.1.5 样本大小

关联研究的结果经常会不一致,历史上,主要归因于样本量太小造成的效力缺乏(Burton et al. 2008)。低效力的研究更有可能报道假阴性结果(存在关联但未被检测出来),也有可能产生假阳性关联,与假阴性结果相比它们更容易被报道,这就是所谓的"发表偏倚"。假阳性结果当然不会被重复,因此,在研究设计时充分的效力是非常重要的。

尽管在复杂疾病中关联研究比连锁分析更有效,要获得确定结果需要上千例病例才行(Risch 2000;Burton et al. 2008)。在这种复杂水平上样本大小的计算是专门的,需要考虑最坏的情况,而取决于问题的假设可能包括用多重统计检验的方法发现小的关联,包括基因-环境间的相互作用。

在全基因组关联研究中(GWAS),越来越多地使用可以检测 500 000 个或者更多个变异体的芯片(Benjamin et al. 2007;Samani et al. 2007)。统计学的显著性差异按照比较的数目会有些变化,但常规认为 $p<10^{-7}$ 有主要效应,$p<10^{-10}$ 有作用,和我们通常在单独比较中用的 $p<0.05$ 是不同的(Burton et al. 2008b)。关于关联研究的效力在第 6 章介绍更为详细。

4.1.6 随机误差

当对同一待测量物多次重复测量时,在真实值的上下出现非系统性的波动时就出现了随机误差(Szklo and Nieto 2007)。在这种情况下,尽管点值估计(point estimate)(汇总统计数据)与真实值间是无偏差的估计,但是点值的上下仍然降低了研究的统计学效力。除了实验室的操作以外,有多种方法已被用来降低随机误差。在病例-对照研究中很少能够补偿随机误差,但是在队列研究中,可以用重复测量暴露的方法来达到这一目的。如果在短时间内重复进行测量,差异更可能反映的就是测量误差而不是暴露中的实际变化。这时,两种方法都能用来提供对暴露更准确地测量。通过重复测量参与者的随机样本和计算一般校正系数可以使得这一过程更加有效。

4.1.7 偏倚

偏倚相对于随机误差来说是系统错误[即测量值与真实值之间存在系统性不同(Szklo and Nieto 2007)]。例如,酒精的消耗总的来说是低估的。虽然在病例和对照间偏倚是一致的,但是,对于分析来讲效应被抵消,所以可以认为在两组间暴露是无偏倚的估计。当对病例和对照的非遗传学数据进行回顾性收集时很可能导致不同的偏倚。例如,如果你被诊断为心脏病,对于应激的估计就很可能不同(Gallacher et al. 1984)。其他暴露,如运动或者饮食也很难进行追溯性的评估。最好的解决方案就是应用一个可以在疾病发生以前检测暴露的队列设计。

4.1.8　暴露的变化

随着时间的推移,非遗传性的暴露因素会有所改变。例如,吸烟者可能会减少吸烟量或者戒烟。这些变化在病例-对照研究中很难检测,因为回顾过去的暴露很可能包括相当多的随机误差或者偏倚。而在队列研究中,可以间隔性地重复检测暴露以在研究中获得更准确的对暴露的评估。

4.1.9　质控

对于生物样本来讲,任何关联研究都会遇到的挑战之一就是质控。当设计处理样本的方案和审查样本质量时需要考虑的问题包括是从中央还是局部进行处理,处理所用的针、保存时间、运输和安全存放(涉及对样本高质量的二次存档)(Manolio 2008)。在队列研究中,由于大多数样本将用于嵌套法病例-对照分析,或者在一个更大的样本库里用于基因型挑选,所以对于样本的提取是需要考虑的一个非常重要的下游问题。多方面的考虑样本收集、处理、运输和提取问题是获取高质量生物样本的谨慎和行之有效的方法(Elliott and Peakman 2008; Peakman and Elliott 2008)。

报告的数据不需要纸质版的。对于所有的数据,包括知情同意记录,收集、处理和储存的过程都可以用电子版。这样可以减少人为错误的可能,并且能够实现即时处理分析数据。如果是面谈的资料,也可以用电子版保存。此外,当有相互矛盾的数据出现时,由于计算机化的问卷调查表设计的具有内部一致性,可以让参与者核实或者再确认(如疾病发作或者诊断的年龄比患者目前的年龄还要大)。

4.2　关联研究的解释

4.2.1　理解因果

要建立遗传学上的因果关系是很困难的。无论是通过连锁分析还是关联研究,统计学上的关联不能代表因果关系。Altsuler 等(2000)对此问题发表了一篇很深刻的评论,指出还没有一种普遍适用的方法可以提供足够的证据建立遗传学的关联。无论是连锁还是关联分析(两种都用更好),统计学证据是鼓励的,但最后的金标准还是生物学功能的验证。很多时候,在人类遗传中,最近的功能模拟最可能用到的还是动物模型。

4.2.2　因果关系,修饰效应,混杂

缺乏生物学因果关系的实验证据时,观察性研究得出的关联可能显示的是直接原因(或者通过一条因果通路介导)的关系或者通过因果关系修饰的效应。这些在病因学分析上都是有用的信息。但是,观察性关联有可能是由混杂因素造成的假阳性结果。当两个变量中每个变量都与通常不被检测的第三个变量独立地相关时,就会出现这两者之间关联的混杂(Greenland et al. 1999)。

图4.1显示了两个基因如何可以影响疾病。在图4.1A中,基因1(G1)和基因2(G2)相互独立地影响疾病结果(O)。依照这种模型,G1和G2可以被认为是直接的原因,尽管事实上它们只是疾病起因的复杂通路的一部分;这里的通路是独立的互不相关的。图4.1B显示了两个基因可以互相作用影响因果关系。G1和O之间的关联受G2是否存在的影响。在这样的模型中,G2被看作是G1和O之间因果关联的效应修饰因素。但是,不是所有的关联都反映因果通路。在图4.1C中,看似有关联的G2和O之间的关联是由于G2和O各自独立地与G1相关,当G1和G2连锁不平衡时就会出现这种情况。这里G2和O之间的关联就是混杂的,可以说是假阳性结果。复杂疾病就易于产生混杂的关联。例如,身高和心脏病之间的负关联就不是由于心脏病对身高的作用,也不是由于身高对心脏病的作用,而是由于早期营养状况对身高和心脏病都有影响。

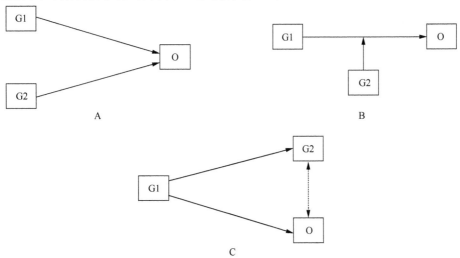

图4.1　遗传因素(G1和G2)与复杂疾病结果(O)之间关联的可能解释

A. 从G1通过G2到O的因果关系;B. G2对G1到O的修饰效应;C. G1对G2和O之间关联的混杂效应

　　在遗传学研究中,混杂可以由许多因素导致,包括群体等位基因频率的分层,这时病例和对照由于遗传背景的不同被划分为不同的组别。在孟德尔随机分布和婚配的不同人群中,如那些按照区域或者种族界定的人群,不管疾病发病风险如何,很可能都有不同的等位基因频率和针对某种特异性疾病的不同的发病风险。等位基因频率(风险相关或不相关)可以被认为是被群体分层了。尽管这所引起的不同的等位基因频率对于关联是有用的信息,它也会导致与疾病无关的单倍型的等位基因频率的差别。后者所检测到的关联是由不同人群等位基因频率的分层引起的混杂所造成的假阳性结果。

　　人群的分层可以用几种方法来说明。最严格的方法是用在遗传学上同源的人群选择病例和对照从实验设计上解决这一问题。但是,对照界定的越严格,如在病例的家族中选择对照,符合要求的对照数量就越少。而且对照和病例的遗传学关系越近,它们在遗传上的不同就越少,从而在疾病和非疾病相关的单倍型上进行区分的难度就越大。解决办法之一就是根据人群的来源在统计学上调整。这种方法是一种广泛使用的方法,因为它只需要补充收集最少的数据。另一个较复杂的方法就是估算病例和对照之间非连锁的(与疾病无关)等位基因在等位基因频率上的不同。这种方法可以用来鉴定群体分层是否存在及分层的程度,并可以调整。群体分层和在关联研究中的校正方法在本书第7和第8章中详细阐述。

　　引起混杂的其他因素包括基因-基因间的相互作用(上位作用),一个基因型的表达受另一个基因型的影响;还包括基因-环境的相互作用,表型取决于基因型和在环境因素下的暴露。图4.1中显示的区别提醒我们在推断混杂或者因果关系之前需要仔细鉴定分析所用的模型。

4.3　大规模数据库

　　关联研究的主要好处之一是能够利用大规模样本检测到弱的关联。而在基础科研中的一大限制就是能够拥有足够大的样本量。目前人们已日益认识到独立的项目和课题对于研究复杂疾病不再有效。因此,由于大规模数据库(LSDR)的容量大,使得最终验证多种假设成为可能。

　　一个短期但是有效的策略就是汇集已完成的研究数据进行二次分析,称作Meta分析(Ioannidis et al. 2002；Attia et al. 2003；Salanti et al. 2005)。这种方法可以充分利用已有的数据,但局限于已报道的资料,降低了变异性,对于有不同混杂结构的比较研究是非常有价值的,总体上能够合理估计到暴露的效应。

　　发展LSDR进一步的策略集中关注于研究的有效性,从各个独立的研究中收集已有的数据和生物样本作基因型分析。Wellcome Trust Case Control Consortium (WTCCC)是这一策略目前应用最广泛的范例。这一合作组织中含有7种疾病

(1型糖尿病、2型糖尿病、冠心病、高血压、躁狂症、风湿性关节炎和 Crohn's 病)，每一种疾病都有 2000 个样本的分析，每个病例样本都是在英国范围内大量研究确诊的，同时有 3000 个国内的对照与之进行比较。合计 17 000 个样本有 500 000 个单核苷酸(SNP)的分型。

另一个更长期的策略是发展生物样本储存库，称为生物银行，可以保存与个人健康信息相关的样本。生物样本储存库不是收集数据和样本用来检测某个特异性假设的研究，它们是验证假设所需用的资源，不针对某个特殊的问题而是为以后新出现的问题而建立的。

生物银行正快速成为国家地位的标志，但因为需要的成本高，其内容也可以有很大的不同。目前，发展的最好的生物样本储存库是英国生物银行(http://www.ukbiobank.ac.uk)，它提出了一种建立"预约"模式的 LSDR 的资源理念。在 500 000 个年龄为 40～69 岁的英国居民中已招募了 250 000 人同意随访合作遗传学相关的研究。广泛的基础资料在临床招募时以标准形式收集，包括运动、饮食、认知功能、医疗史和环境暴露情况。还有同时收集的血样和尿样转运到一个中央处理设备，−80℃保存。中央储存库每天能够处理 19 000 个样本(Elliott and Peakman 2008)。为确保实质意义的完全随访，通过英国国家健康服务中心可追踪参与者的疾病状况。为便于招募和知情同意，研究中也为参与者设立了专门的帮助中心，每天可接听公众打来的 2000 个咨询电话。英国的生物银行设立有自身的伦理和管理组织，由一个独立的伦理和管理委员会监管。其他的大规模研究包括中国慢性疾病的 Kadoories 研究(KSCDC)(Chen et al. 2005)和欧洲对癌症和营养的前瞻性研究(EPIC)(http://www.srl.cam.ac.uk/epic/international)，都招募了超过 500 000 个志愿者；美国癌症预防研究 3 号也计划有 500 000 个志愿者(http://www.cancer.org/docroot/RES/RES_6_6.ASP)；百万妇女研究有 130 万英国妇女(http://www.millionwomenstudy.org/introduction)。

目前还没有被广泛运用的一个更新的概念是医院生物银行，一旦签订了知情同意书，用于研究的样本就可以像临床其他常规取样一样获得。这些"病例"会被用来与已有的 LSDR 中的"对照"进行比较。例如，1958 年出生的群体已渐渐成为一个通用对照库(http://www.b58cgene.sgul.ac.uk)。这一设想的初级模式已经以组织库的形式在实施了。医院型生物银行实质上是组织型生物银行从急性、罕见疾病向有更重大公共卫生影响力的慢性复杂疾病的一个扩展和延伸。虽然医院型生物银行在高效收集样本方面有很大的潜力，但如果没有公众和政府的支持很难发挥出来，因为这需要公众的高度信任和对健康管理系统及其专业性的高标准要求。其主要技术瓶颈在于处理生物样本时确保质控，特别是在不同临床操作过程的中心之间。在实践中，可以设立几个高通量的中心专门处理这类研究问题，制定和监控标准程序而非分布广泛的普及的医院型生物银行。

在全世界范围内可以整合和访问的一大生物银行是基因组学的公共群体计划 (P3G)(http://www.p3gconsortium.org)。目前,P3G 观测研究目录中以标准格式呈现的有 118 个以群体为单位的记录说明,含有来自全球的至少 10 000 个参与者的样本。总的来说,该生物银行已收录了超过 1100 万已有的或正在计划中的会员。同时还与其他项目,如欧洲生物银行和生物分子资源研究组织(http://bbm-ri.eu/bbmri)保持紧密的合作,该项目中所用的描述方式已成为目录式疾病生物银行的标准格式(Burton et al. 2009),为发展最简化的标准描述开创了先河。P3G 除了为研究者们提供了研究的目录和工具,可以帮助他们进行未来的群体分析外,也对生物银行的资源进行了统一和整合。可能最有价值的就是 DataSHaPER 的整套评分调查表,以及数据项目为提高不同生物银行中暴露的一致性和结果的可比性提供了有力的工具(http://www.p3gobservatory.org/datashaper/presentation.htm)。

4.4 整合的"取代的"研究

虽然庞大而昂贵的 LSDR 很可能比目前一系列独立的单独计算成本的研究有更大的效益,其成本问题仍然是其发展中的一大障碍。但是,如果是研究大范围的遗传学病因学问题必须进一步发展 LSDR。

新一代的 LSDR 应该具有两个方面的不同功能。第一是使用远程研究技术。现代信息技术和生物技术使得招募、知情同意、评估和生物取样完全可以在远程实现。知情同意的问题都很简单,与参与者的联系只在某些方面需要专门的举措,如成像。很多遗传学假设都特别适合远程检测,并且从根本上降低了成本,增加了以后被更多参与者接受的可能性。

LSDR 的第二个可能作用就是将病因学、公共卫生和卫生服务问题整合为一个单独的项目。尽管随着时间的变化,要关注的重点问题和资源配置会有所不同,但足够大的项目会为研究基金管理机构产生多方面的效益,并因此吸引更多的投资选择。这些项目因此被冠以"取代研究",反映了效益会随时间变化,其研究的重点、科学及政治意义都会增加(Gallacher 2007)。

随着这些设想的逐渐实现,我们会认识到它们的全面完成将会把全社会纳入到研究事业中来只是其中的一小步,它们也为遗传关联研究提供了一个极其丰富的变异资源来确定基因与环境间的关系。

4.5 结 语

采用遗传关联研究来确定遗传因素和复杂疾病的关系是非常重要而有价值的,但同时诠释关联研究的数据也是非常大的挑战,并且随着研究的问题越来越深入具体,对研究的设计也会变得更加复杂。如果设计中有可以开发利用的机会,基础设施需要进行更复杂的设计,尤其是对足够强大的统计工具的需求还需要发展更多的高效益的方法学。关联研究仍有许多工作要做。

参 考 文 献

Altshuler, D., Daly, M., and Kruglyak, L. 2000. Guilt by association. *Nat. Genet.* **26**: 135-137.

Attia, J., Thakkinstian, A., and D'Este, C. 2003. Meta-analyses of molecular association studies: Methodologic lessons for genetic epidemiology. *J. Clin. Epidemiol.* **56**: 297-303.

Benjamin, E. J., Dupuis, J., Larson, M. G., Lunetta, K. L., Booth, S. L., Govindaraju, D. R., Kathiresan, S., Keaney, Jr., J. F., Keyes, M. J., Lin, J. P., et al. 2007. Genome-wide association with select biomarker traits in the Framingham Heart Study. *BMC Med. Genet.* (suppl. 1) **8**: S11.

Burton, P. R., Fortier, I., Deschenes, M., Hansell, A., and Palmer, L. 2009. Biobanks and biobank harmonisation. In *An introduction to genetic epidemiology* (ed. G. Davey-Smith et al.), Chapter 6. Policy Press, Bristol.

Burton, P. R., Hansell, A. L., Fortier, I., Manolio, T. A., Khoury, M. J., Little, J., and Elliott, P. 2008. Size matters: Just how big is BIG?: Quantifying realistic sample size requirements for human genome epidemiology. *Int. J. Epidemiol.* **38**: 263-273.

Chen, Z., Lee, L., Chen, J., Collins, R., Wu, F., Guo, Y., Linksted, P., and Peto, R. 2005. Cohort profile: The Kadoorie Study of Chronic Disease in China (KSCDC). *Int. J. Epidemiol.* **34**: 1243-1249.

Elliott, P. and Peakman, T. C. 2008. The UK Biobank sample handling and storage protocol for the collection, processing and archiving of human blood and urine. *Int. J. Epidemiol.* **37**: 234-244.

Gallacher, J. E. 2007. The case for large scale fungible cohorts. *Eur. J. Public Health* **17**: 548-549.

Gallacher, J. E., Yarnell, J. W., Elwood, P. C., and Phillips, K. M. 1984. Type A behaviour and heart disease prevalent in men in the Caerphilly study. *Br. Med. J.* **289**: 732-733.

Greenland, S., Pearl, J., and Robins, J. M. 1999. Causal diagrams for epidemiologic research. *Epidemiology* **10**: 37-48.

Ioannidis, J. P., Ntzani, E. E., Trikalinos, T. A., and Contopoulos-Ioannidis, D. G. 2001. Replication validity of genetic association studies. *Nat. Genet.* **29**: 306-309.

Ioannidis, J. P., Rosenberg, P. S., Goedert, J. J., and O'Brien, T. R. 2002. Commentary: Meta-analysis of individual participants' data in genetic epidemiology. *Am. J. Epidemiol.* **156**: 204-210.

Lowrance, W. W. and Collins, F. S. 2007. Ethics. Identifiability in genomic research. *Science* **317**: 600-602.

Manolio, T. A. 2008. Biorepositories—At the bleeding edge. *Int. J. Epidemiol.* **37**: 231-233.

Peakman, T. C. and Elliott, P. 2008. The UK Biobank sample handling and storage validation studies. *Int. J. Epidemiol.* (suppl. 1) **37**: i2-i6.

Risch, N. J. 2000. Searching for genetic determinants in the new millennium. *Nature* **405**: 847-856.

Salanti, G., Sanderson, S., and Higgins, J. P. **2005**. Obstacles and opportunities in meta-analysis of genetic association studies. *Genet. Med.* **7**: 13-20.

Samani, N. J., Erdmann, J., Hall, A. S., Hengstenberg, C., Mangino, M., Mayer, B., Dixon, R. J., Meiinger, T., Braund, P., Wichmann, H. E., et al. 2007. Genomewide association analysis of coronary artery disease. *N. Engl. J. Med.* **357**: 443-453.

Szklo, M. and Nieto, J. 2007. *Epidemiology: Beyond the basics*, 2nd ed. Jones and Bartlett, Sudbury, Massachusetts.

Tabor, H. K., Risch, N. J., and Myers, R. M. 2002. Candidate-gene approaches for studying complex genetic traits: Practical considerations. *Nat. Rev. Genet.* **3**: 391-397

互联网信息

http://www.b58cgene.sgul.ac.uk/ 1958 Birth Cohort.

http://www.cancer.org/docroot/RES/RES_6_6.asp? Cancer Prevention Study03 (CPS-3).

http://www.millionwomenstudy.org/introduction/ Million Women Study.

http://www.p3gconsortium.org/ Public Population Programme in Genomics (P3G).

http://www.srl.cam.ac.uk/epic/international/ European Prospective Investigation of Cancer (EPIC).

http://www.ukbiobank.ac.uk/ UK Biobank.

http://www.wtccc.org.uk/ Wellcome Trust Case Control Consortium.

5 复杂表型的方差组分分析方法

Laura Almasy and John Blangero

Department of Genetics, Southwest Foundation for Biomedical Research, San Antonio, Texas 78245

引　言

　　方差组分分析方法在人类数量性状遗传学、农业遗传学和动物育种中有一个长期发展的历史。这些方法被运用于连续方差的数量性状的遗传分析,如体重、胆固醇水平或者智商等。这些方法可评估性状的遗传效率,可通过连锁或关联分析方法定位影响性状的基因,可确定给定位置的关联突变体是否为具有功能的突变体,也可在多变量模型中分析相关性状是否具有共同遗传因素,还可通过分析基因间及基因与环境相互作用来鉴定遗传对表型的作用(在遗传学上采用的方差组分分析方法的一个经典实例就是 Falconer 和 Makay 的工作)。

5.1　什么是方差组分分析方法?

　　从概念上说,方差组分分析方法的理念非常简单——将总的表型方差根据特定的来源进行拆分。假定特定的性状符合正态分布,这是进行方差组分分析的共同假设。性状或者表型的分布可以描述为性状的平均值和方差。图 5.1 显示了 San Antonio 家庭心脏研究(SAFHA)1411 位参与者的身高分布(Mitchell et al. 1996)。研究参与者的身高变化为 132.4～190.5cm,其平均值为 161.64cm。大多数个体的身高接近平均值,只有少数人为非常高或者非常矮的个体。方差则描述了性状在平均值附近的摆动范围。该研究中参与者身高的方差为 85.65(计算方法参阅第 2 章)。要弄清性状方差的来源实质就是要弄清哪些因素引起不同个体表型不同。

　　对方差来源进行分组的最基本方法就是将总的表型方差(σ_p^2)分为遗传(σ_g^2)和环境(σ_e^2)两个组分:

$$\sigma_p^2 = \sigma_g^2 + \sigma_e^2 \tag{5.1}$$

　　每一个组分可以进一步细分。遗传方差经常被细分为加性方差和显性方差,有时还包括来自基因间相互作用的上位方差。环境方差则分为共同型和非共同型或特定型。共同型环境方差反映了对核心家系、配偶、同胞或者超出核心家系的更

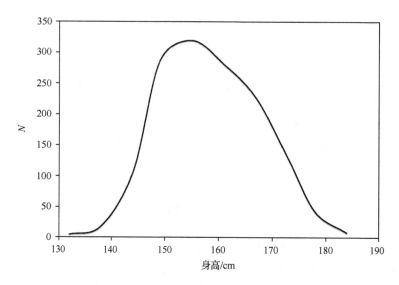

图 5.1 圣安东尼奥家庭心脏研究中的身高分布

大范围社区的共同影响因素。非共同型或特定型环境方差是对个体特异的,可包括诸如测定误差在内的影响因素。

5.2 估计遗传率

遗传率测定遗传因素对表型的影响。在大多数情况下,遗传率(h^2)被定义为性状的表型方差中遗传因素所占的比例:

$$h^2 = \sigma_g^2 / \sigma_p^2 \tag{5.2}$$

这是广义的遗传率,包括显性效应和上位效应。然而,大多数人类家系研究只考虑加性效应或狭义遗传率,那就是加性效应方差在总表型方差中所占的比例:

$$h^2 = \sigma_a^2 / \sigma_p^2 \tag{5.3}$$

总的表型方差可通过观察样本中的性状分布进行估计,并可通过具体某种性状的家系成员(Ω)与结构矩阵的协方差分解为遗传和环境两个组分。若协方差可归结于加性遗传学效应或环境效应的话,该矩阵可预测出家系中的协方差数值。

$$\Omega = 2\varphi\sigma_g^2 + I\sigma_e^2 \tag{5.4}$$

在这里,Ω 是 N-N 的矩阵,N 代表数据表中家系成员的数量,而数据表由每对个体的实测协方差组成(参见第 2 章协方差的定义)。若协方差由该组分引起,则式(5.4)的右边包含了来自家系每个个体和结构矩阵的所有可能的协方差。在这种情况下,式(5.4)描述了一个简单的模型:只存在基因组某一座位的加性遗传效应和特定的、非共享环境效应。每一方差组分均伴随有一个预测该组分协方差的结构矩阵。在加性遗传方差组分中,其结构矩阵就是相关系数(coefficient of relationship),2φ,即亲缘系数的 2 倍。

任何两个个体的相关系数可通过其家庭关系进行分析计算,只需要知道这两个个体间的系谱关系即可,而不需要知道他们的基因型。一级亲属间相关系数为 1/2,并按系数 1/2 递减,如二级亲属间相关系数为 1/4,三级亲属间相关系数为 1/8,以此类推(表 5.1)。对于关系复杂的两个个体,如系谱中存在多条世代传递路线、近亲婚配或者婚配环(marriage loop),其相关系数同样可通过他们共同祖先的传递路径来计算,按每步传递乘以 1/2,将各步总和得到其相关系数。相关系数也代表了给定的两个个体间具有共同 DNA 占整个基因组的比例。这个模型下的基本思路是凭直觉的,只考虑加性遗传效应影响性状的程度而不管有多少基因影响这个性状,近亲间的表型比远亲间的表型更一致,远亲间的表型比无关个体间的表型更一致。

表 5.1　家系成员关系与相关系数

关系级数	类型	相关系数(2φ)
1	父母-子女,同胞间	1/2=0.5
2	祖父母-孙子女,同母异父的兄弟,叔伯(阿姨或侄子、侄女的叔叔)	1/4=0.25
3	曾祖父母-孙子女,伯父,堂兄弟	1/8=0.125
4	曾曾祖父母-孙子女,曾伯父,隔代表亲	1/16=0.0625

环境方差的结构矩阵是一个同一化矩阵,1s 在对角线下,0s 在其他部分。这意味着环境成分对每个个体的作用是独一无二的,而个体间则是非共享的或无关的。基于数据表中观察到的个体表型协方差和这些结构矩阵,最大似然性方法被用于估计加性遗传方差和环境方差(最大似然性方法参见第 2 章)。

回到我们关于 SAFHS 身高的例子中,已知个体间的协方差和家系成员的亲缘系数,家系遗传方差的最大似然性值是 45.39,则加性遗传率为 45.39/85.65＝0.53。作为一部分,遗传率为 0～1,高的数值意味着更大的遗传作用。

5.3　环境共同效应的处理

值得注意的是基因不是家系成员共享的唯一因素。一些研究设计很容易将家系影响因素混淆为遗传因素,由于没有说明其中共享的环境效应从而高估了加性遗传方差和遗传率。在双生子研究中,一个基本假设就是单卵双生子和双卵双生子受到相同的环境作用。如果这是真实的,通过这两种类型双生子的协方差来估计一个性状的遗传率时就可以扣除环境的方差。在大家系的研究中,一个类似的假设就是共同的环境效应不能模拟共同的遗传效应,因为遗传效应在每个家系传递以 1/2 方式递减(表 5.1)。在不包括双生子的核心家系研究中则没有这两种假设,由于家系成员的一致性更大程度上来自共同的环境而不是共同的基因,这容易导致遗传率值的高估。

　　一个解决共同环境效应所引起的问题的方法就是方差组分分析模型。假设我们可以指定一个结构矩阵来表明研究中哪些个体受到相同的环境作用,这个方法就容易实现。在最简单的情况下,0s 和 1s 的矩阵分别代表了研究中每对个体具有或不具有相同的环境因素。这种方法中会经常使用共同生活的一个家庭,利用矩阵表明在研究时限内哪些个体生活在同一家庭内,并将其作为一些难以测定因素,如饮食的代表。人们还可以这种矩阵来建立儿童期生活环境的模型(如哪些个体在儿童期说在一起)或者研究配偶生活环境的相关性。

　　尽管这种简单的共同或非个体环境矩阵 0s 和 1s 是人类方差组分分析中最常见的类型,没有理由认为这种矩阵会不包含不断变化的环境效应。一个例子就是距离矩阵,来自同一个居住环境的个体受到完全的影响(011 矩阵中的 1s),不同居住环境的个体受到的效应根据其距离远近向 0 衰减。这种类型矩阵在反映环境污染暴露时会很有用。

5.4　采用测定的环境参数作为协变量

　　另外一个需要考虑的性状变异的重要来源就是已知的环境因素,这可以在每个研究参与者中进行测量。无论个体是否受到这个环境因素的作用,直接测量该环境因素比间接测量更加有效。在上面的例子中,如果我们可以测定个体的饮食或者污染物暴露,那么在共同受到这些因素作用的家系成员中就会更倾向采用同一家庭个体作为代表(proxy)。

　　对已测定的环境因素效应的解释会减少性状的变异值,有效地放大一个遗传信号的作用。在方差成分分析中,协变量被用于性状平均值的校正,而不是方差组成部分的校正。实质上,协变量特异的性状平均值被应用于亲属间的协变量计算。在身高的例子中,众所周知男人的身高平均值大于女性平均值。在我们的 SAF-HS 身高例子中加入性别为协变量,我们知道本研究中女性身高平均值比男性小13.4cm,当考虑到男性和女性身高的平均值差别时,我们可以将剩余性状方差减少到 39.68,其中 69% 归结于加性遗传效应。如果我们认为遗传率是遗传效应的一个信号信噪比,包括这一个协变量我们的比例增加了 0.16,为 0.53～0.69。对身高而言,我们可以选择的其他协变量还可以包括年龄,因为人们进入老年后身高会降低,还可以选择生育组,因为身高有一定的长期趋势。

5.5　协变量选择对方差组分分析的影响

　　协变量的选择对方差组分分析结果有很大的影响。如同先前的分析一样,对非遗传因素来源方差的解释可能放大遗传信号。然而,我们必须认识到所选择的协变量因素可能包含遗传方差,也同样包含环境方差。例如,2 型糖尿病个体可能还有高血压、肥胖、高水平的甘油三酯和低水平的高密度胆固醇脂蛋白等一系列代谢综合征表型。因此,我们可以选择这些已知的相关因素,如血压、甘油三酯水平和高密度胆固醇脂蛋白水平作为分析 2 型糖尿病遗传分析的协变量。但是,由于这些性状本身也受到遗传因素的影响,以它们为协变量可引起这种可能性:我们不但可校正环境因素,也可以校正遗传因素,潜在性地降低了 2 型糖尿病遗传信号的放大。如果高血压、肥胖、高水平的甘油三酯和低水平的高密度胆固醇脂蛋白与糖尿病由于具有受到相同基因影响而同时发生,那么在 2 型糖尿病分析中将血压和脂质的测量作为协变量则很可能降低找到影响这些性状和糖尿病的共同基因的效率。已有大量采用这种方案的研究实例,如当我们对非肥胖型的 2 型糖尿病的遗传效应感兴趣时就可以采取这种方法。然而,总的来说,我们必须小心处理所研究性状的共同遗传因素的所有协变量。

5.6　使用易感性阈值模型

尽管方差组分模型被设计用于连续变化的数量性状,假如存在一个未观察到的、连续的数量性状来解释一个观察到分类的性状,该基本模型的延伸则可用来分析不连续的或者分类的性状。这种假想的、潜在的数量性状被参考为易感性,并被假定符合正态分布。这个想象的正态分布有一个阈值,因此分布图上等同于性状流行的部分处于阈值上方。假如 12% 的人群受到影响,阈值因此而被设定,即易感性分布图中 12% 区域超过阈值。协变量,如年龄和性别,对阈值有作用而被设定在模型中,并且在男性和女性(或者年龄、吸烟状态或药品的使用不同)中性状的流行程度各不相同。该模型在理论上的一个优点就是它承认受影响和未受影响的个人差异。有的个体只受到中度影响,可以认为其易感性只比阈值高一点,而有的个体受到严重影响,其易感性非常高。类似的,阈值可随年龄改变,一些有高阈值的、但目前未受到影响的个体随着年龄的增长可能会受到影响。

当然,不可能直接测定个体的易感性,因为易感性是不可捉摸的抽象性状。对于个体的实际情况,我们只知道个体处于阈值的哪一边,并根据给定个体的年龄、性别和其他协变量状态确定阈值所在位置。因此,可整合所有可能的易感性值来进行分析,每个个体均有其性状状态,包括年龄、性别和其他协变量。成功的分析同样依赖其对应的亲属,他们在表型上具有一定程度的相似,因而这样的分析需要阈值两边的个体。如果仅有受到影响的个体,这样的分析是无法进行的。该方法的有效性部分依赖性状的流行情况(prevalence)。如果是一种少见的疾病,如精神分裂症,其发病率大致为 1%。受影响个体的易感性只占整个曲线的很少部分,最高的为 1%。而不受影响的个体其易感性则属于剩余的 99%。当发病率达到

50%时,易感性阈值的有效性会到达最大,此时受影响个体和非受影响个体基本相等(Williams and Blangero 2004)。

5.7　连锁分析与方差组分的应用

在方差组分分析中运用连锁分析是对式(5.4)的一个简单延伸,增加一个新的位点特异的方差组分(σ_{qtl}^2)和结构矩阵(Π),这是一个家系成员在某个位点共有的遗传标志的函数(Goldgar 1990;Amos 1994;Almasy and Blangero 1998)。

$$\Omega = \Pi\sigma_{qtl}^2 + 2\varphi\sigma_a^2 + I\sigma_e^2 \tag{5.5}$$

矩阵 Π 的基本要素是亲属对在基因组某座位具有后代一致性(IBD)的等位基因部分,这可基于周围遗传标记来进行估计。要成为共同后代的等位基因,不但这两个等位基因必须相同(如均为 116bp 的微卫星,或均为 G 的 SNP 位点),而且必须是来自祖先同一染色体的 2 个拷贝。这是连锁与相关区别的核心问题。连锁分析不是基于某个体或亲属对所具有的何种等位基因,基因型仅仅用于标记染色体在系谱中的传递,确定亲属对在染色体片段上等位基因的相关程度。在影响目的性状的基因区域内,性状上越是相关的亲属应该具有更多的 IBD 等位基因,反之亦然。不管遗传模式类型和复杂程度,这是真实的。

考虑一下具有高杂合度的基因。一个数量性状(QTL)座位可在许多家庭中影响着目的性状,但是它存在着很多具有功能的突变体。尽管每个家庭具有不同的等位基因,这个 QTL 座位仍然可通过连锁分析进行检测。在一个家系内,不管他们具有什么样功能的等位基因,也不管这个特定等位基因是否增加或减少表型值,在此 QTL 座位具有相同等位基因的亲属比不同等位基因的亲属在表型上更加类似。

后代一致性(IBD)被表述如下:0 代表亲属对没有相同的等位基因,1/2 代表亲属对有 1 个完全相同的等位基因,1 代表亲属对有 2 个相同的等位基因。矩阵 Π 包含样本中每对个体在基因组给定位置估算的后代一致性(IBD)。实际操作中,当父母的基因型未测定或者为纯合子时,我们不能确定其后代一致性(IBD)。在这种情况下,估算的后代一致性(IBD)可按 1 个或 2 个相同等位基因的概率加权平均。

$$(1/2)P(1 个等位基因相同) + P(2 个等位基因相同) \tag{5.6}$$

方差组分连锁分析的效能是一个关于 QTL 座位的方差、样本大小和家系结构的函数。对于大小固定的样本来说,样本个体存在于越少的家系中,连锁分析的效能越好,因为越大的家系其单位个体会提供更多的效能(Blangero et al. 2003)。对于结构固定的家系,已有现成的分析效能的公式(Williams and Blangero 1999)。但实际上,大多数研究均包含有不同类型的家系,可以按现有的公式模仿估计其分析效能。已有的研究显示:当 QTL 基因功能和样本大小与结构一定时,对数量性状座位的分析效能比对定量测定的不连续性状(如用 BMI 指数反映的肥胖)的大,除非数量性状的测定存在极大的误差。

5.8 对研究选择进行确认的重要性

一个共同的、经常被教导的规则就是:在选择研究家系时,对于隔离分析必须考虑到确认方案,而连锁分析则不必要。然而,若不探求家系被确认的方式,这可能会妨碍方差组分分析的效能。如前面所述,各种分析依赖于从样本计算得到的平均值和方差。如果目的性状受到遗传因素的作用,家系成员在表型上具有一致性。因此,通过极端表型个体(如 BMI>35)选择研究家庭不但会影响渊源者(proband)的性状分布,也会影响其家庭成员的性状分布。在这种样本中,其估算的平均值会比群体平均值大,其方差会比群体的小,因为来自低端分布部分的个体在这种样本中的代表性不足。因此,与群体分布相比,BMI 指数为 40 的个体为极端个体,但它在样本中的分布就没有这么极端,在分析中就极大地低估了这种个体。此外,亲属间的一致性也会被低估。

最直截了当的确认校正以每个家系的、先证者表型的相似性为条件(Boehnke and Lange 1984)。然而,当家庭通过单个个体表型进行确认时,这是唯一的、准确的校正方法。当家庭通过多个个体表型进行确认时(如受累同胞对),校正就可能以 2个个体表型为条件。但是这种校正就不能保证样本恢复到群体的平均值和方差,并且在某些情况下还有可能降低分析的效能。另外一个可以采用的确认校正方法就是通过对同一群体进行流行病学研究所测定的实际平均值和方差来固定样本的平均值和方差,而不是其估计值。然而,如果采用这种方法,我们还必须固定协变量的效应,而不是仅仅估计它。当面对复杂的确认方案时,既不能确定渊源者,也没有合适的流行病学资料来固定样本的平均值和方差,那么好消息就是未进行确认校正的资料是保守的。它会降低分析的效能,但不会增加假阳性的概率。

5.9 非正态性的处理

采用基于相似性的方差组分分析时,典型的假设就是性状的正态分布,如钟形曲线。偏斜和峭度反映了非正态分布的两种情况。性状分布可能是非对称的,性状分布在平均值其中一侧多一些,而在另一侧少一些,这种情况就是偏斜。曲线尾部出现太多或者太少的个体,这种情况就是峭度。观察图 5.1,我们可以看出身高的分布出现一点峭度,但是没有出现显著的偏斜。当分布的两端太多,或者说平均值的远端出现比正态分布预期多的性状值时,给方差组分分析带来问题的非正态性就是尖峰态。已有的研究显示,如果这样的资料被假定为正态分布,连锁的证据就会被夸大。假阳性概率的增加依赖于性状分布的峭度情况和性状的遗传率,这可能达到预期值的 2 倍,甚至 3 倍。

　　幸运的是,当分析这种尖峰态分布的性状时,我们只要知晓这一情况,并采取几个恰当的步骤就很容易校正这种情形。2 个常用的校正方法就是用 t-分布代替正态分布,或者计算一个校正常数。校正常数可以从固定结构的家系直接计算得到,但更多情况下它从模拟性状无连锁时的优势对数值(LOD)和实际 LOD 值的对比中得到。在 Blangero 等(2000,2001)的研究中,这些校正方法被深入地探讨过。一些研究也选择将其数据进行正态化处理。这些转化方法中,有的是将性状值取自然对数,有的是将性状值排序分级,然后以相应的正态化分布的值来代替这些性状值。这些处理方法稍微会引起争议,一些争议认为改变性状的分布可能会改变其遗传基础的性质和可检测性。

5.10　多重分析与基因多效性

　　多个性状的联合分析可用来解决多个性状间相互关系的本质,增加定位影响某个性状的基因之效能(Lange and Boehnke 1983;Almasy et al. 1997)。例如,当已知两个性状相关时,我们经常想知道这种相关是不是因为这两个性状是由同一个基因所影响的。鉴定出具有重叠遗传效应的相关危险因素网络可洞察疾病表型的生物学本质。同样,如果同一疾病的两个可遗传的危险因素没有重叠的遗传效应,这意味着该疾病至少存在着两个独立的路径。

　　与一个性状的方差一样,两个性状间的总的表型相关性(ρ_p)可以分解为遗传组分(ρ_g)和环境组分(ρ_e):

$$\rho_p = h_1^2 h_2^2 (\rho_g) + (1 - h_1^2)(1 - h_2^2)\,\rho_e \tag{5.7}$$

　　在这里,h_1 和 h_2 是性状 1 和性状 2 的遗传率。在实际操作中,可通过所测定的家系成员在两个性状上的协方差和结构矩阵来估计每个性状的遗传方差和环境方差以及两者间的协变量,进而得到遗传的和环境的相关性。

　　加性的遗传相关性 ρ_g 为 $-1 \sim 1$,是基因多效性的度量,即两个性状具有共同遗传因素的程度。如果 $\rho_g = 0$,两个性状由独立的遗传因素影响。如果 $\rho_g = -1$ 或者 1,两个性状的遗传影响因素相同,$+1$ 意味着这种遗传因素增加其中一个性状的水平的同时也会增加另外一个性状的水平,而 -1 则表明该遗传因素在增加其中一个性状的水平的同时也会减少另外一个性状的水平。似然性比率检验可用来确定基因多效性假设检验的 p 值(如假设为 ρ_g 不等于 0)。在确定一个实测的辅助因素为协变量之前,这种基因多效性检验是一种评估该因素在分析中是否具有重叠遗传因素的方法。如同加性的遗传率一样,加性的遗传相关性反映了一类未知数目的、不确定的基因对两个性状的共同效应。

　　以上讨论的连锁模型很容易通过每个性状的 QTL 方差和位点特异性的相关

扩大到双变量或多变量分析(Almasy et al. 1997)。对于基因多效性的特异性检验,我们可以选择固定位点特异性相关为 1 或 −1,这意味着该区域相同的功能突变体影响着这两个性状。在一个 QTL 位点存在多功能突变体的情况下,如果一些突变体可以影响两个性状而一些突变体只影响一个性状,或者基因与环境的相互作用影响其中一个性状而不影响另外一个性状,我们可以得到遗传相关性<|1|。

5.11　数量性状的关联分析

数量性状最简单的关联分析就是检验不同基因型是否具有不同的平均性状值,有时这被称为测定基因型检验(Boerwinkle et al. 1986)。这种检验与协变量,如年龄、性别起作用的方式一样。每个个体的基因型被测定记录,回归系数被估算,然后似然性比率检验被用来评估回归系数是否为 0。

基因行为(gene action)的加性模型被经常提出。对于只有两个等位基因的遗传标志,如 SNP,这个加性模型需要每个基因型的值,如基因型 AA、Aa 和 aa 被分别赋予 0、1 和 2。这个模型有效地将杂合子的平均性状值限定在两种纯合子平均性状值的中点,并为关联检验提供一个自由度。在隐性和显性模型中,杂合子的平均值与两个纯合子的一个相同,基因型值被标记为 0 或 1,并且也提供一个自由度,但是这两种模型很少使用。采用 0/1 基因型值来区分三种基因型方法也可以分别估算到各种基因型的平均值。这不需要对基因行为模型进行任何假设。然而,其结果是检验的自由度为 2,并导致许多表型的参数估计在生物学上的不可信(如杂合子平均值超过纯合子平均值的超显性情形)。

这些对不同基因型性状平均值进行区分的、效应固定的、基于回归分析的关联检验方法与那些用统计分析软件实现的手段是相同的。在方差组分分析框架下来进行检验的好处就是:在方差的随机效应模型下可通过加性遗传方差来解释家庭成员间的非独立性。忽略了家庭成员间的非独立性会给关联检验的 p 值带来偏差。

尽管在方差组分分析框架下来进行测定基因型检验考虑到了家庭成员间的非独立性,它仍然会受到群体分层的影响。数量性状的许多传递不平衡检验也是在差组分分析框架下进行的。通过将与某个标记关联的基因型值分为家庭间组分和家庭内组分,或者只采用家庭内组分来进行关联检验,这些检验方法可以使关联分析免受群体分层的影响(Fulker et al. 1999;Abecasis et al. 2000a,2000b;Siegmund et al. 2001)。

5.12　在方差组分分析框架下的基因与基因、基因与环境的相互作用

以上的模型很容易扩展加入或检验基因与基因、基因与环境间的相互作用。

在基因组某一位点的累积遗传效应水平上,基因与环境的交互作用(见第 2 章)可以认为是由不同环境对基因效应放大的差异引起,或者是由不同环境中基因对表型影响的差异引起。通过指定特异环境的方差组分(σ_a^2、σ_e^2 和连锁情况下的 σ_q^2)可建立对立环境因素(如吸烟者与不吸烟者)中对遗传效应放大差异的模型。而对于不同环境中基因对表型影响的差异的模型,则是通过两个环境中遗传方差组分和环境方差组分的相关性来建立。

总体上,在一个简单的、自由度为 1 的检验中,非位点特异性的基因与环境的互作是通过两个模型的似然性比率从而得到。其中一个模型中,不同环境中分离的加性遗传方差可以发生改变,而在另外一个模型中,该遗传方差不改变。通过测定两个环境中特定 QTL 位点遗传方差是否相同,这种检验同样还可以用于连锁分析。在关联的水平上,类似的检验就是分别建立吸烟者与非吸烟者不同基因型个体的平均性状值差异的模型,然后在两个模型中进行似然性比率检验。在这两个模型中,SNP 效应的回归系数或者是分别估计的,或者是相同的。在这种简单的、非位点特异的加性遗传模型中,当不同环境的遗传相关性不等于 1 时,同样存在着基因与环境的互作,这意味着两个环境中影响同一性状的基因不同。在 Blangero(1993)的研究中详细地描述了基因与环境相互作用的方差组分分析模型。当环境因素存在连续变化时,遗传的和环境的方差组分可以描述为环境因素测定值的函数,即环境因素测定值的单位变化下遗传方差组分或环境方差组分增加或降低的量,这如同 Diego 等(2003)所描述的那样。

通过恰当的结构矩阵向两个 QTL 位点连锁模型中增加一两个位点间上位作用的方差组分就可以在连锁水平上建立基因与环境的互作,或者说上位效应的模型。在此 QTL 位点连锁模型中,同样还包含每个位点独立的遗传效应的、QTL 特异性的遗传方差组分(Mitchell et al. 1997)。

$$\Omega = \Pi_1 \sigma_{q1}^2 + \Pi_2 \sigma_{q2}^2 + \Pi_1 \odot \Pi_2 \sigma_{eqi}^2 + 2\phi\sigma_a^2 + I\sigma_e^2 \tag{5.8}$$

对于加性-加性的互作,上位方差组分的结构矩阵就是每个 QTL 位点 IBD 矩阵的 Hadamard 产物 $\Pi_1 \odot \Pi_2$。通过检验该新的上位方差组分 σ_{epi}^2 是否大于 0 就可以判断基因间互作。在人类遗传学中,并不经常关注加性-显性、显性-加性以及显性-显性等类型的上位效应,但是他们可以通过恰当的结构矩阵来建立模型。对于加性方差组分,它是一个 IBD 共有的矩阵 Π,而对于显性方差组分,它是一个位点特异性的 Jacquard's Δ_7,即每对个体具有相同 IBD 等位基因的概率。在关联水平上,通过估计多重回归系数(如前面的基因与环境互作),或者确定以一个位点上基因型的性状值分布替代另外一个位点上基因型性状值分布是否发生改变等方法,基因间的互作就可以参照基因与环境的互作方式来建立模型。

5.13 鉴定潜在的功能突变体

在理想的情况下,通过连锁分析或者关联分析将 QTL 位点定位到某一区段或确定到基因后,可进一步鉴定影响某一表型的特定 DNA 突变体。功能突变体的确认涉及该功能的实验室研究,如表达载体构建和动物模型研究等。然而,统计遗传学技术有助于这些研究中突变体的优化。假设在某一 QTL 位点存在两种功能突变体,即对群体中性状平均值影响相对较小的启动子突变体(图 5.2 中的QTN1)和引起群体水平较大改变的编码区突变体(QTN2)。注意,在群体水平的效应尺度是一个关于突变体频率和携带该突变体对表型值改变大小的函数。一个突变体可因在群体中更常见或因其引起表现值的较大改变而具有较大的群体水平效应尺度。并假设在该基因内或者周围还有很多不影响到表型的其他 SNP 位点(图 5.2 中的 SNP1~SNP3)。一些无功能的多态性位点与这两个功能突变体的一个或另外一个具有较大或较小程度连锁不平衡(LD)。如果我们根据这些 SNP位点与表型相关性的 p 值来进行排列,与效应尺度较大的编码区突变体存在高度连锁不平衡的非功能 SNP 位点(图 5.2 中的 SNP2 和 SNP3)在候选基因名单上将比 QTN1 更靠前,尽管 QTN1 是一个真实的启动子功能突变体。这是因为在给定遗传标记(σ_{mark}^2)的关联研究中,实际的效应尺度是一个关于功能突变体的遗传方差(σ_{qtn}^2)和 QTN 与遗传标记的相关性的函数。在这里,该功能突变体也被称为数量性状单核苷酸(QTN)。

$$\sigma_{mark}^2 = \rho \sigma_{qtn}^2 \tag{5.9}$$

ρ 就是遗传标记的基因型与 QTN 基因型的相关性,即连锁不平衡 r^2 的一般度量值的平方根。如果这个功能突变体能解释较弱效应尺度情况下 QTN1 性状方差的 1%或者较高效应尺度情况下 QTN2 性状方差的 2%,与 QTN2 连锁不平衡值 r^2 超过 0.25 的非功能 SNP 位点将会具有一个比 QTN1 的 σ_{qtn}^2 更大的 σ_{mark}^2,在关联分析中就会表现出更大的 p 值。

多遗传标记关联分析的 Bayesian 方法被用来筛选那些 SNP 位点。由于与基因型已知的突变体存在连锁不平衡,这些 SNP 位点在关联分析中具有较大 p 值(Blangero et al. 2005)。这种方法涉及获得一个最适(goodness of fit)统计模型,包括单独变量,然后一对变量、三个变量,直到 $n+1$ 个变量模型不比 n 个变量模型更好。之后,这种 Bayesian 信息标准(BIC)被用于比较那些没有检测过的模型。并非只选取一个最佳的模型,所有模型及其包含 BIC 值的窗口都被保留,其模型的平均值被用来获取随后的每个 SNP 位点概率。

回顾上面的例子,即编码区突变体的效应尺度相对较大,而启动子突变体效应尺度较小,且它们均有一些连锁不平衡的 SNP 位点。所有的这些功能突变体及其连锁不平衡的 SNP 位点在单个标记模型中能得到很好的分析。然而,在双座位模型中,一旦功能突变体被加入模型中进行分析以后,与其连锁不平衡的 SNP 位点就不能提供任何信息。除非其他 SNP 位点与功能突变体为完全连锁不平衡($r^2 = 1$),这种真实功能突变体的模型就比其他模型更符合实际情况。该方法依赖预先测定样本中这个区域所有的突变体,以便确定功能突变体与基因型已知的遗传标记关系。我们可以采取高通量的序列分析方法来完成这些常规研究内容。该方法还依赖于功能突变体与遗传标记的连锁不平衡程度,而这种连锁不平衡程度可以依据样本大小和机构进行区别。但是,当功能突变体与遗传标记的连锁不平衡 r^2 为 0.95 时就可毫无疑问地根据遗传标记挑选出功能突变体。

5.14　小结与结论

方差组分分析方法在人类、动物和植物遗传学中有很长的研究历史。它可用来评估目的表型的遗传效率,分析相同基因所影响的各种表型,也可定位、鉴定和描述影响某个性状的遗传突变体。这些方法被成功地运用于人类疾病相关危险因素的研究中(如 Mitchell et al. 1996;Comuzzie et al. 1997;Curran et al. 2005;Soria et al. 2005;Goring at al. 2007)。

参 考 文 献

Abecasis, G. R., Cardon, L. R., and Cookson, W. O. 2000a. A general test of association for quantitative traits in nuclear families. *Am. J. Hum. Genet.* **66**: 279-292.

Abecasis, G. R., Cookson, W. O., and Cardon, L. R. 2000b. Pedigree tests of transmission disequilibrium. *Eur. J. Hum. Genet.* **8**: 545-551.

Almasy, L. and Blangero, J. 1998. Multipoint quantitative-trait linkage analysis in general pedigrees. *Am. J. Hum. Genet.* **62**: 1198-1211.

Almasy, L., Dyer, T. D., and Blangero, J. 1997. Bivariate quantitative trait linkage analysis: Pleiotropy versus co-incident linkages. *Genet. Epidemiol.* **14**: 953-958.

Amos, C. I. 1994. Robust variance-components approach for assessing genetic linkage in pedigrees. *Am. J. Hum. Genet.* **54**: 535-543.

Blangero, J. 1993. Statistical genetic approaches to human adaptability. *Hum. Biol.* **65**: 941-966.

Blangero, J., Goring, H. H., Kent, J. W., Jr., Williams, J. T., Peterson, C. P., Almasy, L., and Dyer, T. D. 2005. Quantitative trait nucleotide analysis using Bayesian model selection. *Hum. Biol.* **77**: 541-559.

Blangero, J., Williams, J. T., and Almasy, L. 2000. Robust LOD scores for variance component-based linkage analysis. *Genet. Epidemiol.* (suppl. 1) **19**: S8-S14.

Blangero, J., Williams, J. T., and Almasy, L. 2001. Variance component methods for detecting complex trait loci. *Adv. Genet.* **42**: 151-181.

Blangero, J., Williams, J. T., and Almasy, L. 2003. Novel family-based approaches to genetic risk in thrombosis. *J. Thromb. Haemost.* **1**: 1391-1397.

Boehnke, M. and Lange, K. 1984. Ascertainment and goodness of fit of variance component models for pedigree data. *Prog. Clin. Biol. Res.* **147**: 173-192.

Boerwinkle, E. , Chakraborty, R. , and Sing, C. F. 1986. The use of measured genotype information in the analysis of quantitative phenotypes in man. I. Models and analytical methods. *Ann. Hum. Genet.* **50**: 181-194.

Comuzzie, A. G. , Hixson, J. E. , Almasy, L. , Mitchell, B. D. , Mahaney, M. C. ,Dyer, T. D. , Stern, M. P. , MacCluer, J. W. , and Blangero, J. 1997. A major quantitative trait locus determining serum leptin levels and fat mass is located on human chromosome 2. *Nat. Genet.* **15**: 273-276.

Curran, J. E. , Jowett, J. B. , Elliott, K. S. , Gao, Y. , Gluschenko, K. , Wang, J. ,Abel Azim, D. M. , Cai, G. , Mahaney, M. C. , Comuzzie, A. G. , et al. 2005. Genetic variation in selenoprotein S influences inflammatory response. *Nat. Genet.* **37**: 1234-1241.

Diego, V. P. , Almasy, L. , Dyer, T. D. , Soler, J. M. , and Blangero, J. 2003. Strategy and model building in the fourth dimension: A null model for genotype x age interaction as a Gaussian stationary stochastic process. *BMC Genet.* (suppl. 1) **4**: S34.

Falconer, D. S. and Mackay, T. F. C. 1996. *Introduction to quantitative genetics.* Longman, Essex, England.

Fulker, D. W. , Cherny, S. S. , Sham, P. C. , and Hewitt, J. K. 1999. Combined linkage and association sibpair analysis for quantitative traits. *Am. J. Hum. Genet.* **64**: 259-267.

Goldgar, D. E. 1990. Multipoint analysis of human quantitative genetic variation. *Am. J. Hum. Genet.* **47**: 957-967.

Goring, H. H. , Curran, J. E. , Johnson, M. P. , Dyer, T. D. , Charlesworth, J. ,Cole, S. A. , Jowett, J. B. , Abraham, L. J. , Rainwater, D. L. , Comuzzie,A. G. , et al. 2007. Discovery of expression QTLs using large-scale transcriptional profiling in human lymphocytes. *Nat. Genet.* **39**: 1208-1216.

Lange, K. and Boehnke, M. 1983. Extensions to pedigree analysis. IV. Covariance component models for multivariate traits. *Am. J. Med. Genet.* **14**: 513-524.

Mitchell, B. D. , Ghosh, S. , Schneider, J. L. , Birznieks, G. , and Blangero, J. 1997. Power of variance component linkage analysis to detect epistasis. *Genet. Epidemiol.* **14**: 1017-1022.

Mitchell, B. D. , Kammerer, C. M. , Blangero, J. , Mahaney, M. C. , Rainwater, D. L. , Dyke, B. , Hixson, J. E. , Henkel, R. D. , Sharp, R. M. , Comuzzie, A. G. , et al. 1996. Genetic and environmental contributions to cardiovascular risk factors in Mexican Americans. The San Antonio Family Heart Study. *Circulation* **94**: 2159-2170.

Siegmund, K. D. , Vora, H. , and Gauderman, W. J. 2001. Combined linkage and association analysis in pedigrees. *Genet. Epidemiol.* (suppl. 1)**21**: S358-S363.

Soria, J. M. , Almasy, L. , Souto, J. C. , Sabater-Lleal, M. , Fontcuberta, J. ,and Blangero, J. 2005. The F7 gene and clotting factor VII levels: Dissection of a human quantitative trait locus. *Hum. Biol.* **77**: 561-575.

Williams, J. T. and Blangero, J. 1999. Power of variance component linkage analysis to detect quantitative trait loci. *Ann. Hum. Genet.* **63**: 545-563.

Williams, J. T. and Blangero, J. 2004. Power of variance component linkage analysis-II. Discrete traits. *Ann. Hum. Genet.* **68**: 620-632.

6 遗传关联研究中的多重检验和效能计算

Hon-Cheong So and Pak C. Sham

Department of Psychiatry, LKS Faculty of Medicine, University of Hong Kong, Hong Kong, China

引　言

现代遗传关联研究常常涉及多个单核苷酸多态性位点(SNP)和(或)多个基因。随着高通量分型技术的发展及分型成本的下降,研究者们现在能够分析多达上百万的 SNP 与疾病表型之间的直接或间接的关联。另外,一些研究涉及多种疾病或疾病相关的表型,并且采用多种统计分析方法进行评价。多个遗传座位、多种表型以及评估基因型表型之间关联强度的诸多方法同时存在于现代遗传关联研究中,迫使这些研究常常需要对大量假设进行检验。而当多重假设检验应用于某一研究中时,会有 I 类错误率膨胀的风险(如将本不存在关联的研究误认为存在关联,即假阳性增加)。

一些多重检验校正的方法得到广泛应用,但这些方法各有优劣。因为没有任何一种方法能够被一贯采用并适合于所有的遗传关联研究,所以有必要了解它们的原理及优缺点,从而使我们能够在研究中合理地应用这些方法。

统计效能是指当零假设为假时拒绝此假设的概率(如所测遗传座位和疾病之间存在真实关联时)。在实验设计中,效能计算对于确定样本量大小以及提高该设计的有效性起着决定性作用。效能计算是遗传研究的重要组成部分,不仅有助于确保研究有发现关联性的现实机会,而且有助于在花费较少的情况下达到预期设计。

6.1　多重检验导致 I 型错误的发生

典型的假设检验过程是这样的,首先设定零假设(H_0)和备择假设(H_1),然后根据现有数据计算检验统计量 T,即统计量目前值,通过统计量 T 判断是否拒绝零假设 H_0。在关联研究中,H_0 常指效应值为 0,H_1 常指效应值 >0。对于病例对照研究,衡量效应值的一个简便方法是比值比(odds ratio)的对数值,即 $\log(OR)$。

p 值的定义是指假设 H_0 为真的情况下,即

$$p = P(T \geqslant t \mid H_0) \tag{6.1}$$

成立时,出现检验统计量目前值及更不利于零假设数值的概率。

如果 p 值小于预先设定的阈值(一般为 0.05),那么拒绝 H_0,而且这样的结果被认为在统计上具有显著意义。

而多重检验的问题在于,当一个研究中检验多个假设时,将阈值设定为常见值 0.05 可能导致假阳性结果增加。举个例子来说,如果检验 100 000 次的话,即便当 H_0 在所有检验中均为真,仍将有预期 5%,即 5000 次以偶然性的机会发生 $p <$ 0.05。而由于涉及多重 SNP、多个基因以及多个表型,大多遗传关联研究将用到多重检验。

6.2 三种主要的多重检验校正方法

多重检验校正的主要方法有以下三种:①控制总 I 型错误率(多重检验校正方法,Bonferroni or permutation);②对预设的显著性阈值进行 Bayesian 分析;③基于错误发现率(false discovery rate)的方法学。Bonferroni 校正最常用于多重检验量适中且各检验之间的依赖性较弱(如涉及数十个及数百个不同的遗传变体),而且涉及的变体分类不是完全明确时。基于 Permutation 调整的显著性水平尤其适合那些检验之间具备较强依赖性的情况,如不同的检验统计量用于相同的数据(如为不同预设遗传模型设计的假设检验)。预定显著性阈值和错误发现率的方法适用于大规模的多重检验。其中预设显著性阈值特别适用于"假设区间"已被适当定义的情况(如利用固定靶点控制板来分析全基因组连锁扫描和全基因组关联研究)。然而,如果假设不能正确地反映事实的话,预设阈值将不再有效,而这种情况下,基于错误发现率的方法由于允许显著性阈值根据结果的总体特征来设定,从而成为基于数据的候选方法。

6.2.1 控制总 I 型错误率

Bonferroni 校正

Bonferroni 校正方法根据研究中独立检验的数量,只是简单地增加了显著性水平。对于 m 个独立检验,显著性水平设为 $0.05/m$。该方法的公平性是显而易见的。当 m 个独立检验的 H_0 均为真时,p 值均匀地分布于 $(0,1)$ 之间。因此,当接受 p 值水平为 α 时,在 H_0 为真的情况下,存在至少一个假阳性的结果的概率为:

$$P(\text{smallest } p \leqslant \alpha \mid H_0) = 1 - P[(p_1 > \alpha) \cap (p_2 > \alpha) \cap \cdots \cap (p_n > \alpha)]$$
$$= 1 - (1-\alpha)^m \tag{6.2}$$

此概率也就是 family-wise error rate(FWER)总 I 型错误率,若设置为 0.05,那么求解方程 $1-(1-\alpha)^m = 0.05$,则得出:

$$\alpha = 1-(1-0.05)^{1/m} \quad \text{(Sidak correction)}$$
$$\approx 0.05/m \quad \text{(Bonferroni correction)} \quad (6.3)$$

然而,如果诸检验之间不是独立的,Bonferroni 校正方法则显得过于谨慎,而关联研究中往往发现检验之间存在依赖关系。基于 SNP 之间的成对连锁不平衡值构成的矩阵存在谱分解情况,Nyholt(2004)提出了一种基于 SNPs 的连锁不平衡值矩阵的谱分解的校正方法。特征值被用于推导独立检验的效应数。尽管 Nyholt 的方法计算便捷,但将导致过度校正,因此,在单倍域比较强的情况下导致 p 值显得保守(Salyakina et al. 2005)。

置换检验

在检验之间存在依赖性时,置换检验方法是 Bonferroni 校正方法的一个较好的候选者。置换检验方法功能强大但计算量大。在计算基于置换的 p 值时,病例对照或者表型的标签被随机混合后,以混合后的数据集为计算对象,根据混合之前 p 值的最小值,所有 m 个检验重新计算得到新的 p 值。这种步骤重复进行多次[一般 1000 次,或者直到有一定数目,如(5)的置换出现 p 值小于实际数据的 p 值时],从而得到最小 p 值的经过实证的虚拟频数分布。而从实际数据中得到的 p 值与该分布相比较,得出实证的调整 p 值。如果进行了 n 个置换,得到 n 个最小 p 值,而从实际数据得到的 p 值比这些 p 值中 r 个小的话,那么实证的 p 值就等于:

$$\text{Adjusted } p = (r+1)/(n+1) \quad (6.4)$$

置换检验的主要原理是这样的:在病例对照的状态随机分配的情况下,以零假设为真的情况为样板,从而得出实证的调整 p 值。然而,这个过程的计算量非常大。为了获得一个较小的 p 值,必须进行多次的置换。而有些办法,如通过模拟或者将实证分布和分析分布拟合,可以减少计算量(Dudbridge and Koeleman 2004;Seaman and Muller-Myhsok 2005)。

存在问题

Bonferroni 校正方法、置换检验(如上所述,从一系列检验分别得到的最小 p 值中获得最终的实证调整 p 值)以及其他控制 FWER 的方法都因为逻辑原因备受诟病。因为解释这一结论依赖于进行检验的数量,故而显得不合逻辑和有悖常理,而且,通常 H_0(所有 H_0 为真的情况)很少有意义。另外,控制 FWER 的方法倾向于引起 II 型错误(即当重要效应存在时没有拒绝 H_0)。

6.2.2 贝叶斯理论(Bayesian perspective)

p 值本身并没有直接告诉我们根据现有数据得出有多大的可能性零假设为

真。相反,有必要利用贝叶斯定理(Bayes'rule)来评价判断某检验有显著性的时候 H_0 为真的概率,即:

$$P(H_0 \mid p \leqslant \alpha) = \frac{P(p \leqslant \alpha \mid H_0)P(H_0)}{P(p \leqslant \alpha \mid H_0)P(H_0) + P(p \leqslant \alpha \mid H_1)P(H_1)}$$

$$= \frac{\alpha\pi_0}{\alpha\pi_0 + (1-\beta)(1-\pi_0)} \tag{6.5}$$

在此等式中,$1-\beta$ 代表研究的效能,$P(H_0 \mid p \leqslant \alpha)$ 代表该检验有显著性的时候假阳性的概率,π_0 是指 H_0 为真的先验概率。该等式可换算成:

$$\alpha = \frac{P(H_0 \mid p \leqslant \alpha)}{1 - P(H_0 \mid p \leqslant \alpha)} \frac{1-\pi_0}{\pi_0}(1-\beta) \tag{6.6}$$

有意思的是,该等式为设定 α 为 0.05 提供了一点粗略的理由。当 $\pi_0 \approx 1/2$(即 H_0 和 H_1 出现概率相同)且 $1-\beta \approx 1$(即该研究检验效能较高)时,假阳性概率 $\approx \alpha$,设定 α 为 0.05 意味着我们接受假阳性概率为 5%,而这个概率在多数科学研究中是比较合理的。

上述等式同样解释了 α 和研究效能以及 H_0 的先验概率的关系。当研究效能 $(1-\beta)$ 比较低时,α 不得不按比例降低从而保持同样的假阳性概率。换句话说,相比效能高的研究,p 值在效能较低的研究中必须更小,这样才能保证相同的假阳性概率。同样的,H_0 的先验概率较高时,$(1-\pi_0)/\pi_0$ 较低,然后 α 不得不按比例降低才能保证假阳性概率保持在理想状态不变。

多重检验常常反映出缺乏较强的先验假设,因此和高 π_0 值有关联。Bonferroni 校正方法有效地将 α 正比于 $1/m$,即是假设(固定值)$\pi_0 = m/(m+1)$。换句话说,我们希望所有检验在所有情况下只有一个真正的有显著性意义的结果。这很明显不是明智的假设,因为先验假设 π_0 应该反映这样一个事实:被随机选择的是标记位点,而不是标记位点的数目。

6.2.3 错误发现率

Benjamini 和 Hochberg (1995)提出了多重检验校正的另外一种模型,即错误发现率。根据数据设定 α 在合适的水平上,及不假设检验数目和 π_0 的关系,这样的话,该方法得以控制 m 个检验中错误发现的数目。

通过表 6.1,FDR 定义为:

$$\text{FDR} = E\left(\frac{V}{R}\right) \tag{6.7}$$

上式中,E 为期望;V 为错误拒绝检验的数目;而 R 为拒绝检验(tests regected)的总数。当 $R=0$ 的可能出现时,上式出现问题。所以从数学角度来讲更为严格的定义是这样的:

$$\text{FDR} = E\Big(\frac{V}{R} \mid R > 0\Big) P(R > 0) \tag{6.8}$$

表 6.1　m 个检验的假设检验结果

	不存在显著性	存在显著性	总数
H_0 为真	U	V	m_0
H_0 为假	T	S	m_1
	W	R	m

另外，与之密切相关的量，即阳性 FDR，或 pFDR 已被提出（Storey 2003）：

$$\text{pFDR} = E\Big(\frac{V}{R} \mid R > 0\Big) \tag{6.9}$$

FDR 和 pFDR 之间的区别很少有实际的重要性，原因在于当 $\Pr(R>0)=1$ 时，两者是等同的，而这种情况在检验数目较大时很常见。值得注意的是，FWER 可以表示为：

$$\text{FWER} = P(V \geqslant 1) \tag{6.10}$$

如前所述，Bonferroni 和 Sidak 的方法是通过控制 FWER 来校正多重检验，而在不止一个检验存在真正关联时，这种方法则显得谨慎。

Benjamini 和 Hochberg（1995）建立控制 FDR 的策略的一个直观理由是这样的：m 个检验中，每个检验 H_0 为真的先验概率为 π_0，那么出现 H_0 为真的检验的期望数是 $m\pi_0$。假设在 H_0 为真的情况下，p 值存在均匀分布，那么占比为 α 的检验的期望 p 值将 $<\alpha$，即：

$$P(p \leqslant \alpha \mid H_0) = \alpha \tag{6.11}$$

因此，出现假阳性的期望数等于 $\alpha m\pi_0$。如此，R 个检验中存在显著性差异的检验中，错误发现率的期望比例等于 $\alpha m\pi_0/R$。如果 π_0 接近 1，那就约等于 $\alpha m/R$。

因为 FDR$\approx\alpha m/R$，我们应设置：

$$\alpha = \Big(\frac{R}{m}\Big)\text{FDR} \tag{6.12}$$

Benjamini 和 Hochberg（1995）所提出的正式步骤如下：

(1) 设定 FDR 为理想水平（如 0.05）。

(2) 将检验以 p 值升序排列，即 $p_1 \leqslant p_2 \leqslant \cdots \leqslant p_r \leqslant \cdots \leqslant p_m$。

(3) 选出 p 值 $\leqslant (r/m) \times$ FDR 的所有情况，找到其中排序最高的值，即 p_r。

(4) 得出排序为 $1, 2, \cdots, r$ 的检验存在显著性差异。

上述步骤关键是设定 $\pi_0 = 1$，故将 $m\pi_0$ 替换成 m。

q 值与 π_0 估计

q 值是 FDR 方法的一个简单延伸（Storey 2003；Storey and Tibshirani 2003）。q 值可以分配给每个检验，而不用为 FDR 设置一个预定阈值及相应的拒绝检验。每一个检验的 q 值是指当该检验存在显著性时出现假阳性的期望比例。某检验具有显著性意味着其他具备强度更高证据拒绝零假设的检验同样存在显著性(如 p 值更小的检验或者具有更极端的检验统计量的检验)。换句话说,某检验的 q 值是指至少比该检验极端的所有检验中假阳性的期望比例。

研究表明,当进行大量检验且 p 值之间依赖度低时,估计 q 值倾向于大于或者等于真实 q 值。换句话说,通过所有检验估计的 q 值同样显得谨慎(Storey 2003;Storey and Tibshirani 2003)。当检验数目增至无限多时,依赖度低可以大致看成依赖度基本可以忽略。这可能适合全基因组关联研究的数据,原因在于 SNP 在有限的连锁不平衡(LD)域内相互关联。

FDR 初始步骤是设定 $\pi_0 = 1$,这样得到的结果比较保守。为增强研究效能,我们可以从数据中估计 π_0 值。Storey 和 Tibshirani(2003)提出了一个估计 π_0 的简单方法,他们假设备择假设为真的检验的 p 值倾向于小于一个远大于 0 的值,而 m_0 零假设为真的检验的 p 值均匀分布在 0 和 1 之间。那么,大多 p 值接近 1 的检验 H_0 为真。例如,我们假设所有(或者大多)$p \geqslant \lambda$ 的检验 H_0 为真,这里 λ 是 0 和 1 之间的一个数字(相对大些),如 0.5。介于 λ 和 1 之间 p 值的期望数就是:

$$E(N_{p>\lambda}) = (1-\lambda)m_0 \qquad (6.13)$$

因此,估计 m_0 就是 $N_{p>\lambda}/(1-\lambda)$。估计 π_0 就是:

$$\hat{\pi}_0 = \frac{\#\{p\,值 < \lambda\}}{(1-\lambda)m} \qquad (6.14)$$

表 6.2 举例说明了在 FDR 框架下进行多重检验校正的情况。并且说明了固定阈值及 q 值是如何计算的。

表 6.2　利用 FDR 进行多重检验校正的例子

排序(Rank)	p 值	$(\text{Rank}/m) \times \text{FDR}$	拒绝 H_0?	q 值
1	0.001	0.005	1	0.01
2	0.01	0.01	1	0.05
3	0.165	0.015	0	0.513
4	0.205	0.02	0	0.513
5	0.396	0.025	0	0.75
6	0.45	0.03	0	0.75
7	0.641	0.035	0	0.916
8	0.781	0.04	0	0.953
9	0.901	0.045	0	0.953
10	0.953	0.05	0	0.953

注:在第三和第四列,FDR 阈值设为 0.05

加权 FDR

研究表明,从连锁分析中得到的证据可以在关联研究中评价 p 值(Roeder et al. 2006)。

在加权 FDR 中,每个检验根据其重要性分配一个权重 w_i (Benjamini and Hochberg 1997)。该权重需要经过标准化从而使所有检验 w 的平均值为 1。加权 FDR 的步骤和标准 FDR 的步骤几乎一样,除了将$(r/m)\times$FDR 中的 r 替换为 W,而 W 的定义为:

$$W = w_1 + w_2 + \cdots + w_r \tag{6.15}$$

而标准 FDR 则是加权 FDR 的一个特例,即所有检验的 $w=1$。

依赖性检验的 FDR

即使检验出现"正回归相关",标准 FDR 方法也能提供控制 FDR 的正确性 (Benjamini and Yekutieli 2001)。当这种情况不符合时,一种修正 FDR 方法将$(r/m)\times$FDR 除以 S,S 定义为:

$$S = 1 + \frac{1}{2} + \frac{1}{3} + \cdots \frac{1}{n} \tag{6.16}$$

无论检验之间存在何种相关性,这种修正 FDR 的方法均能比较保守地控制 FDR。

"参数 FDR"方法

估计 FDR 的另外一种方法是为检验统计量或者 p 值建立一个混合模型以使其中一些符合零分布,而另外一些则符合一种特别的备择分布。零分布和备择分布的例子包括中心卡方分布及非中心卡方分布(Everitt and Bullmore 1999)、中心正态分布及非中心正态分布(Cox and Wong 2004)、均一分布及 β 分布(Allison et al. 2002)。

利用矩估计或最大似然估计来计算符合备择分布及其参数(如均值和方差)的检验的比例。最后,如果符合零分布的某检验存在显著性,那么该检验的后验概率可以通过参数估计得出结果。

当检验统计量或 p 值的备择分布能够正确判断时,参数方法相比非参数方法更具优势。而且如果每个假设的检验统计量能够直接计算的话,H_0 的后验概率也可以得到。然而,参数方法计算更为复杂并且需要更多假设。相比而言,上述介绍的非参方法更加容易实施而且已经在低依赖度结构中控制 FDR。因此,如果没有特殊目的,非参方法应为首选。而当检验目的是估计每个假设的 H_0 后验概率且备择分布能够合理判断时,可以考虑使用参数方法。

FDR 方法的潜在问题

FDR 方法有一些缺点需要提一下。首先,FDR 方法建立在该假设基础上:若 H_0 为真时,那么 p 值符合均匀分布$(0,1)$。然后,这个假设在很多情况下是不成立的,如存在基因分型偏倚、群体分层、样本渐进检验,或者存在相关联的检验统计量(Efron 2007)时。在这些情况下,FDR 会误导我们。另外,值得一提的是 FDR控制的是假阳性的期望比例,而不是真实比例。因此很难判断 FDR 反映真实数据的精确程度。

6.3　成功有效的研究需要进行计算统计效能

假设检验中存在两种类型的错误:Ⅰ型错误是指 H_0 为真时拒绝 H_0,接受 H_1;而Ⅱ型错误是指 H_0 为假时接受 H_0,拒绝 H_1。效能等于 1 减去Ⅱ型错误的概率,即真正关联存在时正确地拒绝 H_0 的概率。

在制订研究计划及申请基金时常常需要效能计算。一般来讲,效能计算包括以下主要步骤:

(1) 决定所有必要的假设,关于风险因素(如频率和效应值)、疾病因素(如患病率)、研究本身因素(如样本量)、统计检验(如检验统计量类型及Ⅰ型错误的期望概率)。

(2) 在 H_0 和 H_1 的条件下确定检验统计量的频率分布。一般来说,H_0 条件下的分布取决于检验统计量是如何构建的,以及检验统计量的一般形式(如正态、卡方等)和参数(如均值为 0,方差为 1)。然而,尽管 H_1 的条件下分布形式往往是已知的,但其参数还取决于对风险因素和疾病因素的假设。因此,步骤(2)是在步骤(1)建立的假设的基础上,计算 H_1 条件下未知参数的值。

(3) 通过 H_0 条件下检验统计量的逆分布函数,我们得出拒绝 H_0 的检验统计量的临界值,从而控制Ⅰ型错误在理想水平(如 0.05)。

(4) 通过 H_1 条件下检验统计量的分布函数[已在步骤(1)确定],我们得出该检验统计量超出步骤(2)的临界值的概率。

6.3.1　效能计算举例

通过一个简单的病例对照关联研究,我们来阐述一下效能计算的原理。

(1) 必要的假设如下:

风险等位基因位点及相应的基因型 aa、Aa 和 AA

A 的基因频率为 0.1

人群符合哈-温平衡

基因型相对危险度:aa＝1,Aa＝AA＝2

患病率＝0.01

统计检验 H_0: odds ratio ＝ 1(比值比＝1)

显著性水平＝0.000 000 1(10^{-7})

样本量,病例 1000,对照 1000

(2) 在 HWE 条件下,AA、Aa 和 aa 的期望基因型频率为 p^2、pq 和 q^2(如分别为 0.01、0.18 和 0.81),这里 p 和 q 是基因频率。方便起见,将基因型 AA 和 Aa 一起标记为 A*,那么 A* 和 aa 的期望频率分别为 0.19 和 0.81。aa 的外显率(即携带 aa 基因型的人群呈现疾病的概率)设定为 r;那么 A* 的外显率就是 $2r$。疾病患病率=$(0.81 \times r)+(0.19 \times 2r) = 0.01$。解此方程得:$r=0.008\,403$。利用贝叶斯定理,我们可以计算出病例中 A* 的频率,即:

$$P(A^* \mid Case) = P(Case \mid A^*)P(A^*)/P(Case)$$
$$= (2r)P(A^*)/P(Case) = 0.016\,807 \times 0.19/0.01 = 0.319\,328 \quad (6.17)$$

同样,对照中 A^* 的频率为:

$$P(A^* \mid Control) = P(Control \mid A^*)P(A^*)/P(Control)$$
$$= (1-2r)P(A^*)/P(Control) = 0.983\,193 \times 0.19/0.99 = 0.188\,694$$
$$\quad (6.18)$$

基因型的期望频率总结在表 6.3 中,表 6.3 中的 OR 值为:

$$OR = \frac{0.319\,328 \times 0.811\,306}{0.188\,694 \times 0.680\,672} = 2.017\,094 \quad (6.19)$$

表 6.3　在假设情况下某病例对照关联研究的基因型期望频率

	病例	对照
A*	0.319 328	0.188 694
aa	0.680 672	0.811 306

应该注意到,这个 OR 值比相对危险度略大,预计为中等流行的疾病。从零假设中 OR 值等于 1 得出标准的检验统计量 Z 为:

$$Z = \frac{\ln(OR)}{SE[\ln(OR)]} \quad (6.20)$$

上式中 SE[ln(OR)]是指 ln(OR)的标准误。按照上述的假设,该统计量的分子和分母可以从表 6.3 的条目中得到:

$$\ln(OR) = \ln(2.017\,094) = 0.701\,658 \quad (6.21)$$

$$Var(\ln(OR)) = \frac{1}{319.328} + \frac{1}{188.694} + \frac{1}{680.672} + \frac{1}{811.306} = 0.011\,133$$
$$\quad (6.22)$$

$$Critical\ value = \Phi^{-1}(1 - 10^{-7}/2) = 5.326\,724 \quad (6.23)$$

因此,在 H_1 的条件下,检验统计量 Z^* 服从 $N(6.649\,99, 1)$ 分布(即均值为 6.649 99,方差为 1 的正态分布),而在 H_0 的条件下,该统计量服从 $N(0, 1)$ 分布。

(3) 一个标准正态检验,且临界显著性水平 $\alpha = 10^{-7}$,其临界值通过逆向标准正态分布函数得到:

$$Z = \frac{0.701\,658}{\sqrt{0.011\,133}} = 6.649\,997 \tag{6.24}$$

(4) 因此,在上述假设情况下,该检验的效能就是:

$$
\begin{aligned}
P(Z^* > 5.326\,724) &= P(Z^* - 6.649\,99 > 5326\,724 - 6.649\,99) \\
&= P(Z > -1.323\,27) \\
&= 1 - 0.092\,872 \\
&= 0.907\,128
\end{aligned} \tag{6.25}
$$

改变参数,如相对危险度、等位基因频率及样本量后,重新进行上述计算,从而做出新的假设,在新的假设的影响下,我们可以探索统计效能。

6.3.2　效能与样本量的关系

很显然,在其他因素不变的情况下,增大样本量会增加统计效能。的确,两者之间存在一个简单但非线性的数学相关关系。对于一个 2×2 的列联表,第一排数字为 a,b,第二排数字为 c,d,$\ln(\mathrm{OR})$ 的方差为:

$$\mathrm{Var}(\ln(\mathrm{OR})) = \frac{1}{a} + \frac{1}{b} + \frac{1}{c} + \frac{1}{d} \tag{6.26}$$

如果样本以 k 成比例改变,那么:

$$
\begin{aligned}
\mathrm{Var}(\ln(\mathrm{OR})) &= \frac{1}{ka} + \frac{1}{kb} + \frac{1}{kc} + \frac{1}{kd} \\
&= \frac{1}{k}\left(\frac{1}{a} + \frac{1}{b} + \frac{1}{c} + \frac{1}{d}\right)
\end{aligned} \tag{6.27}
$$

因此,当样本量以 k 成比例改变时,Z^* 分布的均值以 $\sqrt{k}$ 的比例变化。这就意味着,在一系列假设下对特定的样本量进行了一个效能计算,那么如果我们想在相同的假设而样本量不同的条件下评估效能的话,就没有必要重复所有计算。我们需要做的是将样本量比值(即新样本量/原始样本量)的平方根乘以原始值,从而获得正态检验统计量的新的期望值。然后,利用统计表,我们可以查找新期望值的正态分布的分布函数。

如果我们考虑到 Z 检验统计量是一种卡方统计量,情况则更加明了。如果 $Z \sim N(\mu,\,1)$,那么 $Z^2 \chi^2\,(\mathrm{df}=1, \mathrm{NCP}=\mu^2)$,式中 df 是自由度,NCP 是非中心参数。因为 μ 与样本量的平方根呈线性关系,故 NCP 与样本量的平方根呈线性关系。NCP 可以解释为在 H_0 和 H_1 条件下卡方统计量的期望值的差异。

上述例子中,$\mathrm{NCP} = 6.499\,97^2 = 44.222\,46$。从逆向卡方分布的统计表中我们得知,$\alpha = 10^{-7}$ 的卡方临界值为 28.374(注意该数等于 $5.326\,724^2$)。df = 1 且 $\mathrm{NCP} = 44.222\,46$ 的非中心卡方分布表中,卡方统计量超过 28.374 的概率是 0.907 128。将样本量减半,则 NCP 也减半至 22.111 23,效能减低为 0.266 16。

6.3.3　间接关联的效能统计

上述结果对于那些使用标签 SNP(即该 SNP 与其他 SNP 存在较强的 LD 连锁不平衡,通常 $r^2 > 0.8$,这样的话,该 SNP 可以作为其他相应 SNP 的代表)的关联研究有重要意义。如果一个关于致病 SNP 的直接关联研究得出 NCP 为 λ,那么关于与该致病 SNP 存在 LD 的某 SNP 位点的间接关联研究就会得出 NCP 为 $R^2\lambda$。换句话说,NCP 与 R^2 呈线性相关,而 R^2 则代表着致病 SNP 和待测 SNP 之间的连锁关系。由于 NCP 与样本量呈线性相关,那么 R^2 也与样本量呈线性相关关系。因此,R^2 是选择标签 SNP 时衡量 LD 的良好指标,并且将原有样本量除以 R^2 提供给新样本量同样的效能。

6.3.4　遗传研究中实际的效能统计

前面的效能统计可以利用遗传效能计算器(genetic power calculator)进行计算(Purcell et al. 2003;http://pngu.mgh.harvard.edu/~purcell/gpc/)。该计算器同样提供一系列工具为其他类型的遗传研究做效能统计,如数量性状研究及基于家系的研究。其他类型研究的效能统计的方法可以在别处找到(Risch and Merikangas 1996;Knapp 1999;Sham et al. 2000;Chen and Deng 2001;Lange and Laird 2002;Lange et al. 2002)。

在项目申报中进行效能统计时,研究者常常关心对于未知量,如等位基因频率及效应值做了什么样的假设。有两种情况需要略微不同的方法,即复制先前的发现及鉴定新的风险变体。

重现先前的发现

在这种情况下,已对某阳性关联进行报告的研究将提供关于假定风险变体的等位基因频率和效应值的信息。对效能统计假设中的量进行估计,重要的是,效应值的估计有可能因为"赢者诅咒"的现象而被高估,尤其当原始报告是筛选大量变体的时候。这种现象的直观解释是,机会更偏向于那些从大量变体中筛选出具有最大显著性结果的关联信号。纠正这种偏倚的方法已被研究者提出(Zollner and Pritchard 2007;Ghosh et al. 2008;Zhong and Prentice 2008),而且对于在那些试图复制前人发现的研究中,校正过的效应值应该用于对他们的效能统计。

鉴定新的风险变体

对于这种情况,不同的等位基因与效应值可能有多种变体。理想的效能统计应该考虑到参数值的范围,如等位基因频率为 0.1~0.9,以及比值比为 1.2~4。结果可以表述为固定样本量的统计效能,或者固定统计效能(如 80%)下所需的样本量。这样的话,研究者可以得出某研究能够有效判断的效应值范围。

6.4 致　谢

该研究经费由 National Eye Institute，USA 和 Hong Kong Research Grants Council 提供，前者项目编号为 EY-12562，后者编号为 General Research Fund grants 757905、766906 和 774707。

参 考 文 献

Allison, D. B. , Gadbury, G. L. , Heo, M. S. , Fernandez, J. R. , Lee, C. K. , Prolla, T. A. , and Weindruch, R. 2002. A mixture model approach for the analysis of microarray gene expression data. *Computat. Statist. Data Anal.* **39**: 1-20.

Benjamini, Y. and Hochberg, Y. 1995. Controlling the false discovery rate: A practical and powerful approach to multiple testing. *J. R. Stat. Soc.* **57**: 289-300.

Benjamini, Y. and Hochberg, Y. 1997. Multiple hypotheses testing with weights. *Scand. J. Statist.* **24**: 407-418.

Benjamini, Y. and Yekutieli, D. 2001. The control of the false discovery rate in multiple testing under dependency. *Ann. Statist.* **29**: 1165-1188.

Chen, W. M. and Deng, H. W. 2001. A general and accurate approach for computing the statistical power of the transmission disequilibrium test for complex disease genes. *Genet. Epidemiol.* **21**: 53-67.

Cox, D. R. and Wong, M. Y. 2004. A simple procedure for the selection of significant effects. *J. R. Statist. Soc. Ser. B* **66**: 395-400.

Dudbridge, F. and Koeleman, B. P. 2004. Efficient computation of significance levels for multiple associations in large studies of correlated data, including genomewide association studies. *Am. J. Hum. Genet.* **75**: 424-435.

Efron, B. 2007. Correlation and large-scale simultaneous significance testing. *J. Am. Statist. Assoc.* **102**: 93-103.

Everitt, B. S. and Bullmore, E. T. 1999. Mixture model mapping of brain activation in functional magnetic resonance images. *Hum. Brain Mapp.* **7**: 1-14.

Ghosh, A. , Zou, F. , and Wright, F. A. 2008. Estimating odds ratios in genome scans: An approximate conditional likelihood approach. *Am. J. Hum. Genet.* **82**: 1064-1074.

Knapp, M. 1999. A note on power approximations for the transmission/disequilibrium test. *Am. J. Hum. Genet.* **64**: 1177-1185.

Lange, C. and Laird, N. M. 2002. Power calculations for a general class of family-based association tests: Dichotomous traits. *Am. J. Hum. Genet.* **71**: 575-584.

Lange, C. , DeMeo, D. L. , and Laird, N. M. 2002. Power and design considerations for a general class of family-based association tests: Quantitative traits. *Am. J. Hum. Genet.* **71**: 1330-1341.

Nyholt, D. R. 2004. A simple correction for multiple testing for singlenucleotide polymorphisms in linkage disequilibrium with each other. *Am. J. Hum. Genet.* **74**: 765-769.

Purcell, S. , Cherny, S. S. , and Sham, P. C. 2003. Genetic power calculator: Design of linkage and association genetic mapping studies of complex traits. *Bioinformatics* **19**: 149-150.

Risch, N. and Merikangas, K. 1996. The future of genetic studies of complex human diseases. *Science* **273**: 1516-1517.

Roeder, K., Bacanu, S. A., Wasserman, L., and Devlin, B. 2006. Using linkage genome scans to improve power of association in genome scans. *Am. J. Hum. Genet.* **78**: 243-252.

Salyakina, D., Seaman, S. R., Browning, B. L., Dudbridge, F., and Muller-Myhsok, B. 2005. Evaluation of Nyholt's procedure for multiple testing correction. *Hum. Hered.* **60**: 19-25; discussion 61-62.

Seaman, S. R. and Muller-Myhsok, B. 2005. Rapid simulation of P values for product methods and multiple-testing adjustment in association studies. *Am. J. Hum. Genet.* **76**: 399-408.

Sham, P. C., Cherny, S. S., Purcell, S., and Hewitt, J. K. 2000. Power of linkage versus association analysis of quantitative traits, by use of variance-components models, for sibship data. *Am. J. Hum. Genet.* **66**: 1616-1630.

Storey, J. D. 2003. The positive false discovery rate: A Bayesian interpretation and the q-value. *Ann. Statist.* **31**: 2013-2035.

Storey, J. D. and Tibshirani, R. 2003. Statistical significance for genome wide studies. *Proc. Natl. Acad. Sci.* **100**: 9440-9445.

Zhong, H. and Prentice, R. L. 2008. Bias-reduced estimators and confidence intervals for odds ratios in genome-wide association studies. *Biostatistics* **9**: 621-634.

Zollner, S. and Pritchard, J. K. 2007. Overcoming the winner's curse: Estimating penetrance parameters from case-control data. *Am. J. Hum. Genet.* **80**: 605-615

互联网信息

http://pngu.mgh.harvard.edu/~purcell/gpc/ Purcell, S., Cherny, S. S., and Sham, P. C. 2003. Genetic power calculator. This calculator provides automated power analysis for variance components, quantitative trait locus linkage, and association tests in case-control, parent-child trios and sibships.

7 遗传关联分析

Cathryn M. Lewis[1] and jo Knight[2]

[1]*MRC Social , Genetic and Developmental Psychiatric Centre , Institute of Psychiatry , King's College London , London , United Kingdom and Department of Medical and Molecular Genetics , King's College London School of Medicine , London , United Kingdom ;*

[2]*MRC Social , Genetic and Developmental Psychiatric Centre , Institute of Psychiatry , King's College London , London , United Kingdom and Department of Medical and Molecular Genetic , King's College London School of Medicine , London , United Kingdom and National Institute for Health Research , Biomedical Research Center , Guy's and St. Thomas NHS Foundation Trust and King's College London , London , United Kingdom.*

引　言

遗传关联分析通过分析遗传变异和疾病的相关性,进而鉴别所选取的候选基因或候选染色体区域是否会对疾病风险产生贡献。在患有某种疾病的个体中某个SNP等位基因或基因型出现频率较高,就可认为其增加了该疾病的发病风险。SNP标记是关联研究中使用最广泛的检测指标,其他遗传标记,如微卫星、插入/缺失、连续重复片段(VNTR)以及拷贝数变异(CNV)也在使用。

关联研究是分析复杂疾病或者复杂性状基因易感性的主要工具。这些性状和疾病具有"复杂性",是因为遗传和环境因素均参与其中。大量复杂疾病的遗传学研究(如糖尿病、心脏病、自身免疫病以及精神病)所获得的经验表明,疾病风险是许多遗传变异共同参与的结果,而单独一种在其中所发挥的效应是微小的。

疾病候选基因的多态性关联研究已经在多种疾病中采用(Lohmueller et al. 2003),同时全基因组关联研究(GWAS)发现了很多在之前的实验中没有被发现的与疾病发生相关的新的基因及基因位点(Wellcome Trust Case Control Consortium 2007)。但是,轻微增加风险的位点仍然需要设计精良的大型实验来进一步证实其相关性。

本章概述了遗传关联分析研究中的设计和分析的方法,具体集中在候选基因或候选区域的病例对照研究。现在的研究已经到了基因组层面研究的时代,但是病例对照研究在发表的文章中仍然占绝大多数。我们概述了质量控制在这些研究设计中的重要性,描绘了SNP的基本分析策略,并且为读者简述分析单倍体或多个标记的方法。另外,我们还指出一些有说服力,设计精确的关联研究中仍然存在的一些缺点,同时讨论了很多"疾病-基因"研究中相互矛盾的结论。其他进行遗传关联研究的方法在后续章节中再述:基于家系的相关性研究单独在第 12 章阐述,数量性状遗传位点研究在第 5 章介绍,而 GWAS 在第 8 章详细讨论,在此不再赘述。

7.1　具有显著效应的遗传相关性

遗传相关性可以通过以下途径进行解释:①直接相关,这种情况下,SNP 某种基因型与疾病易感性之间存在确实的因果关系;②间接相关,选取进行分型的SNP 与具有真正效应的遗传位点有连锁关系;③假阳性结果,偶然或系统误差引起,如人群的分层。

进一步区分标记直接相关和间接相关是比较困难的,有可能要求候选区域的重新排序,对所有可能的 SNP 进行分型,或者通过功能研究去证实变异位点对疾病是否有影响。

7.2　寻找直接相关性

7.2.1　病例-对照研究

最简单的实验设计是病例-对照研究,其方法是将某种感兴趣的疾病的患病个体集中到一起,并且匹配相应的对照群体进行研究。实验组所选择的特定表型决定了检验假设的精确,另外需要严格的临床检查纳入标准以保证病例的同质性。收集对照组常用两种标准方法:使用已经被确认为阴性的个体人群或者随机选择患病状态未知的人群。两种对照方法都可以进行有效的相关性检验,并且它们对某种罕见病的效能相似。对更常见的疾病,使用未患病的对照组(通常定义为"高度正常"对照组)更具有说服力,并且对发病率较高的疾病的效能增加是非常显著的。对一些疾病,确定对照组是否患病比较困难,使用大样本量的未检查对照人群可能更有效。

7.2.2　病例-对照研究的统计学分析

实验组和对照组中的单个或者双等位基因的 SNP 基因型可以归纳在 2×3 列联表中,记录具体例数,如图 7.1 所示。对一个含 G 和 T 等位基因的 SNP,我们在表中记录实验组和对照组的每个基因型 GG、GT 和 TT 的例数。该表可以使用几种不同的统计学分析方法,我们重点放在拟合优度检验,而非基于似然性或回归的方法。Pearson 卡方检验用来鉴别实验组和对照组在基因型例数中具有类似分布的零假设的偏离情况。该 2×3 列联表统计量为自由度为 2 的卡方分布。

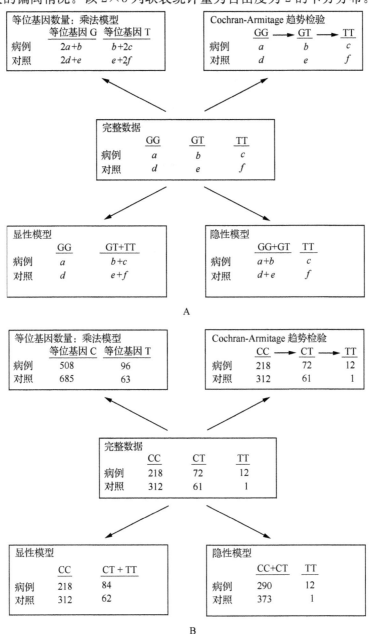

图 7.1 单个 SNP 的关联研究方法,特定的遗传模型假设下的检验
A. 基因型计数模式;B. 类风湿关节炎的病例对照研究表(表 7.1)

该方法是对已知数据进行有效分析的统计学方法,但是没有用到遗传方面的

信息。我们描绘了表中分类为 GG、TT、TT 的基因型数据,设定原假设为当 T 等位基因数目增加时,发病风险可能增加(或降低)。但是,列次序没有用在该统计学检验内,改变顺序后的 GG、TT、GT 表格得到的检验值和 p 值结果相同。伴随遗传模型的其他分析方法在我们研究复杂疾病时可能会优先考虑。首先,该表可将基因型拆分为等位基因,表中数目变成实验组和对照组 G 等位基因和 T 等位基因的数目(忽略这些等位基因重组的可能)(图 7.1A,左上)。该检验适用于当零假设为没有关联,或者真正具有关联的模型为乘法模型(或者为对数加性模型)时。因此,GG、GT 和 TT 基因型的基因相关风险会被规范为 1、r 和 r^2,表示每个带有 T 等位基因的病例患病会增加 r 的风险(Sasieni 1997)。另外一种交错检验的方法是 Cochran-Armitage 趋势检验(CATT)(图 7.1A,右上),正如其名,通过检测表中实验组和对照组基因型的趋势差异。该检验与上述的等位基因检验效果相似,尽管它更容易偏离 Hardy-Weinberg 平衡(HWE)(见后述)(Sasieni 1997)。更多的方法可以用来检测特定的遗传假设,如在显性或隐性模型(dominant or a recessive model)中 SNP 等位基因会增加患病风险(图 7.1A,底部)。假设 T 是高风险等位基因,可以将 GG 基因型与 CT+TT 基因型相比较(显性模型),或者 CC+CT 与 TT 基因型比较(隐性模型)。

虽然前面描述的方法都是有效的关联研究分析方法,但是这样的研究应该有一个预先确定的分析计划,因为对所有模型进行分析可能会增加结果的假阳性。候选基因关联研究中最常用的是检测等位基因频率的差异的方法,病例组和对照组所提供的等位基因频率的数据可直接汇总进行统计。现在在全基因组关联研究中,CATT 法逐渐成为主流(如 O'Donovan et al. 2008)。其他的检验方法如使用显性或隐性模型分析,也可以用来确保那些有趣的发现不被遗漏,这些遗漏是由于使用了一些特殊检验方法所导致的。这些检验很少用来对复杂的遗传疾病进行初次分析,但可用作二次分析以探索一个 SNP 潜在的遗传模式,或者对预先设定的假设进行验证。当使用多种分析方法时,需要对多重检验进行校正。由于这不是简单的检验统计量之间的相互关系,有时需要用到仿真研究。

7.2.3　统计学分析范例

蛋白酪氨酸磷酸酶非受体型 22(PTPN22)基因是重要的自身免疫性疾病分子,R602W 位点的变异与疾病具有强相关性。表 7.1 是一项伦敦地区类风湿关节炎患者与随机对照人群中该位点(SNPrs2476601,C1858T)基因型对照研究。病例组和对照组基因型均符合哈-温平衡,对应 p 值分别为 0.060 和 0.267。基因型数据统计显示,与对照组相比,病例组 CT 和 TT 基因型频率较高。类风湿关节炎病例组中等位基因 T 的频率(15.9%)高于对照组(8.4%)。等位基因数据分析表明在此 SNP 位点具有强相关性($p=0.000\ 03$)(图 7.1B)。此外用 CATT 分析也可证明强关联(p=0.000 04)(图 7.1B)。

表 7.1 类风湿关节炎 PTPN22 C1858T 基因型的病例对照研究

队列	数量	基因型			T等位基因频率
		CC	CT	TT	
RA病例	302	218(72.2%)	72(23.8%)	12(4.0%)	15.9%
对照	374	312(83.4%)	61(16.3%)	1(0.3%)	8.4%
OR(95% CI)		1	1.69(1.15~2.48)	17.17(2.22~133.06)	

资料来源：Steer 等(2005)

可通过计算相对危险度(OR 值)来衡量此 SNP 位点对于类风湿关节炎的发病风险,通过与人群中最常见的 CC 基因型比较,可以分别对人群中 CT 和 TT 的基因型进行计算。对于 CT 基因型,其 OR 值是用病例组中 CT 基因型与 CC 基因型比值,除以对照组 CT 与 CC 基因型的比值:(72/218)/(61/312)=1.69。OR 值的置信区间可采用 Woolf 法来计算:ln(OR)的标准误大约近似为:

$$\sqrt{\frac{1}{a}+\frac{1}{b}+\frac{1}{c}+\frac{1}{d}}$$

CT 和 TT 基因型与 CC 基因型的 OR 值计算证实,这两种基因型都增加了 RA 的发病风险(因为两者置信区间都不包含 1)。TT 基因型的置信区间范围较大,这是因为对照组中仅有一例 TT 基因型个体(表 7.1)。分析两者 OR 值(1.69 和 17.2)提示了一个基因剂量效应模型在发生作用,纯合子(TT)突变的发病风险明显高于杂合子(CT)。通过乘法模型可预测从 CT 突变为 TT 所增加的风险,从等位基因计数表中估算出携带 T 等位基因的 OR 值为 2.06,提示基因型为 TT 的个体的发病风险大约增加了 4 倍。但是,在相关的程度方面,假设使用乘法模型分析基因型计数仍极大地支持相关性。

7.2.4 数量计量的使用

一些复杂的表型,如高血压、身高和肥胖,使用定量法优于定性法。有多种方法来对这类数据进行分析。定量法检验可以在线性回归中使用,以评估基因型(作为解释变量)是否能对性状值进行预测。与之前讨论过的病例-对照研究中描述的分析类似,基因型可转化为三个等级的因子,或者对 T 等位基因计算赋值(0,1,2),又或者采用显性模型、隐性模型。通过二次区分样本可在病例-对照框架下分析定量法。但是,该法会失去效力,因为丢失了关于个体表型与二分阈值之间距离的所有信息。只能从分布中的极值确定个人,可以增加定量性状相关性研究的效力(Slatkin 1999)。

7.3　寻找间接相关性

7.3.1　连锁不平衡法

　　连锁不平衡法评估基因组相同区域 SNP 位点之间的联系。SNP 之间出现依赖性,因为任何新的 SNP(如在某基因组位点碱基由 C 变为 A)发生在该区域其他 SNP 处的固定等位基因的背景中。例如,某个位点侧翼方向的 5 个 SNP,现存的染色体单体型可以是 ACTCG-**C**-GGATC,变成 ACTCG-**A**-GGATC。此 SNP 的 A 等位基因与这些侧翼单体型充分联系起来,以便开头所有等位基因 A 的拷贝在相邻 SNP 都有等位基因 G。染色体逐代传递时,该单体型的长度经重组而慢慢变短,而最初的等位基因 A 的不同拷贝会有不同的重组形式,来自原染色体的不同长度的 DNA 位于其侧面。图 7.2 显示了该过程,图 7.2 中某疾病的突变位点 D 发生在 1~2 代的减数分裂时期,位于某特定的染色体上。该突变有概率世代传递,重组过程使得最初祖先染色体片段逐渐缩短。但是,含有突变位点 D 的所有拷贝会保留祖先染色体的某一部分,所传递下来的染色体长度取决于世代传递过程中的重组形式。

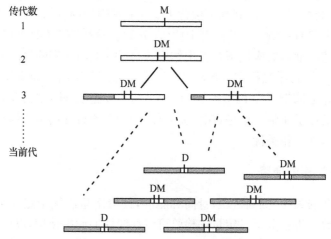

图 7.2　通过直接标志物(D)与间接标志物(M)关联疾病

疾病易感性突变 D 出现在祖先染色体(白色)上邻近某 SNP 标志物 M 处。该祖先染色体侧翼 D 位点
在世代传递中的发生重组而丢失。对现存后代的观察显示,所有含有 D 的拷贝携带了祖先染色体(白
色)的某些片段,且它们中多数也将带有 D 位点临近的标记等位基因 M

　　连锁不平衡是关联分析中的重要现象,因为它可以引导出基因组中短片段间的联系。在图 7.2 中,突变 D 发生在邻近携带等位基因 M 的多态标志物处。因此,通过分析 M 或 D 的基因型,我们有两种机会发现与疾病的相关,即直接相关和

间接相关。分析真正的致病突变 D(直接相关)应该会具有更高的检验效能,但是当 M 与 D 存在连锁不平衡,且样本量充足时,通过分析 M 的基因型(间接相关)也可发现其相关性。

连锁不平衡法直观地检测 SNP 位点间的关系。给定某带有一特定 SNP 等位基因的染色体,它如何影响到位于同一遗传区域内的其他 SNP 位点的等位基因的分布概率? 很多统计学方法被提出来量化两 SNP 之间的连锁不平衡关系,其中的 D 和 r^2 使用最广。HapMap 计划是课题设计的一个宝贵资源,允许研究者检索某区域的连锁不平衡并可选择现成的可用于基因型相关性研究的 SNP 数据集(http://www.hapmap.org)。

7.3.2 多标记及单体型的分析

高通量的基因检测已极大地增加了 SNP 的信息,且便于基因型的分析,研究仍然只考虑使用该数据中一组有效的 SNP 来探索其直接相关性。在这样的情况下,个体 SNP 的统计学分析并不是最有效的策略,而且可能丢失对未分型的 SNP 相关性检查的能力。采用多标记的形式通常能更好地预测未分型的位点区域,同时,多标记的分析能提升相关性研究的效力(de Bakker et al. 2005)。

或许分析多标记最直观有效的方法是多重回归分析。Logistic 回归分析源自线性回归,进行 logit 转换使得该方法可以用于二元结果的分析(如病例-对照研究)。在式(7.1)中,p 指患病概率,β_0 代表截距,β_1 和 β_2 指每个标志对性状的效应,而 β_3 代表交互项。变量 x_1 和 x_2 含有关于两个标志物处的信息,转化为其他编码形式,如 $-1,0,1$。交互项($x_1 * x_2$)也能以不同方式进行转换:

$$\mathrm{logit}(p) = \ln = \frac{p}{1-p} = \beta_0 + \beta_1 x_1 + \beta_2 x_2 + \beta_3 (x_1 * x_2) \qquad (7.1)$$

系数 β_i 能用于估测每一个 SNP 的交互作用。逐步回归用于不同遗传模型的比较,探索多标记物对性状是否有独立影响,或者之间只存在简单的连锁不平衡关系(Cordell and Clayton 2002)。

一种可选择的分析途径是将基因型转化为单倍型,并且把它们作为一个分析单位进行分析。这种方法非常具有吸引力,因为单倍体型可以作为基因的功能单位。对于每一个个体所携带的单倍型的重组情况是不能确定的。但是,可以直接将所有可能的重组方式罗列出来,然后使用如 E-M 算法的方法对每个单倍型对进行计算(Excoffier and Slatkin 1995)。单倍体效应可以通过回归技术进行估计以应对所处的阶段的不确定性。例如,对有限混合回归可能性功能的加权回归技术是一种对每个个体所有可能的单倍体组合的加权总和(Sham et al. 2004)。

7.3.3 与疾病相关的基因间的交互作用

先前讨论分析的主要是短编码区(或者可能位于 LD)内的多个标志,但是在分析致病基因之间的关系时,分析跨组的标志也是很重要的。通常简单地认为如果两个位点有相互效应,则基因之间有联系。两个标志之间的致病等位基因引起的发病风险可以根据单独的每个风险等位基因产生的边际效应来推断,那么则认为该两个标志相互之间不存在联系。当风险等位基因在两个标志上产生的协同效应远大于(或远小于)每个标志的单独效应时,则认为两者之间的联系是存在的。统计学上的交互作用与两个基因之间的生物学交互作用可能还是有所不同(Cordell 2002)。

由于位点之间存在着交互作用,使得通过单 SNP 试验去检测疾病位点变得更为困难。尽管实验数量不断增加,但对 GWAS 来说,交互作用的回归分析技术使计算更容易和更有说服力(Marchini et al. 2005)。另一个分析交互作用的方法是多因子降维法(multifactor dimensional reduction,MDR),这是一种针对观察数量较低,但是具有高度顺序性的指标的非参数检验(Ritchie et al. 2003)。这种技术已经运用在复杂性状的分析中,但是目前为止这些结果还没有独立地重复出来(Milne et al. 2008)。

7.4　应对分析中的问题

7.4.1　质量控制

病例对照研究与基于家系的研究相比较,设计上的一个缺点是缺乏家系内基因型质量的控制。通过标准的实验室方法将实验组和对照组分配到各模块,通过检查各模块间基因型频率的差异,对重复样本进行基因分型,能够帮助消除系统误差。检测对照组中的哈温平衡能够辨别基因分型质量的问题。

7.4.2　哈-温平衡

在 HWE 情况下,人群中等位基因是随机分配的,基因型频率能够从等位基因频率中计算出来。期望的基因型频率和观察到的实际频率两者进行比较使得 HWE 检验成为可能(e.g. 使用卡方检验)。对等位基因 G 和 T 来说,G 的频率是 p,而 T 的频率是 $q=(1-p)$,期望的 GG、GT、TT 基因型频率分别为 p^2、$2pq$ 和 q^2。相比于从外部的基因型获得数据,等位基因频率(p,q)通常通过检验基因型样本进行估计。

HWE 偏离可通过采用 Pearson 卡方检验来评估(在 HWE 下观察到的基因型与期望值之间)的符合度进行。表 7.2 表示对 a、b、c 的基因型 GG、GT 和 TT 观测值进行的逐步计算,以及对 100 个实验数据的(GG:60,GT:30,TT:10)具体例子。数据中等位基因 G 的频率是 0.75(=[2*60+30]/200),注意这里是等位基因数目(2N)作为除数,而不是基因型个数(N)。卡方适合度检验(chi-square goodness-of-fit test)通过求和$(O-E)/E^2$,给定卡方值=4.0。零假设为数据未偏离哈-温平衡,检验统计量的自由度为1(不是2,正如表格维数所提示),因为等位基因频率 p 已经在观测数据中进行了估算。在这个检验数据中, p 值为 0.046,提示数据稍有偏离哈-温平衡,观察数据存在杂合子数目的部分丢失。

表 7.2　哈-温平衡偏离检验

	基因型计数			总量	G 等位基因估算频率
	GG	GT	TT		
通用算法					
观测值	A	b	c	$N=a+b+c$	$p=(2a+b)/(2N)$
期望值	Np^2	$2Np(1-p)$	$N(1-p)^2$		
测试数据示例					
观测值	60	30	10	100	$p=(2\times60+30)/200=0.75$
期望值	56.25	37.5	6.25		

在对照组中,数据偏离哈-温平衡的可能原因如下。

(1)基因分型错误。在很多基因分型平台中,鉴定杂合子个体比纯合子个体更有挑战性,该基因型的个体缺失导致了数据偏离 HWE。

(2)选择性配对。HWE 检验要求所分析的 SNP 随机配对,这对于基因组中随机的一个 SNP 来说是合理的,但是 SNP 可能被其他因素干扰,如择偶中对男性身高的选择。

(3)选择偏倚。任何可能导致胎死腹中或早期死亡的基因型都可能被忽略。

(4)群体分层。对照样本混合了几个遗传学隔离的亚人群,这样可能导致数据偏离哈-温平衡。

(5)偶然因素。对于分析超过 1 个 SNP 的研究,HWE 检验的 p 值需要采用多重检验来进行适度纠正。

HWE 的偏离可能由上面任何一种原因造成,对疾病易感性有关的 SNP 基因型也可能参与其中。遗传模型为乘法模型(multiplicative model)时,疾病风险随着基因型 $1,r,r^2$ 相关危险度增加,那么对于某个疾病的突变来说,该病例基因型只会存在于 HWE 内。然而,对于中等效应值(modest effect sizes),在对象中检测 HWE 偏离的能力可能很低。

没有具体的指南来拒绝 HWE 检验中偏离的 SNP。在实践中,对于 SNP 的 HWE 检验 p 值在预定阈值之下的情况,应该人工检查基因分型质量。实验者应该注意那些在 HWE 检验 p 值接近阈值,以及处于 LD 但是不被邻近 SNP 所支持的那些 SNP,它们也可表现出明显的相关性。

7.4.3　基因型缺失

基因分型质量差的另一个表现是可分型率低,即大量 SNP 位点或个体无法进行基因分型,这种情况在 GWAS 分型中是个大问题,但是在候选基因相关性的研究中也会产生。基因型的随机缺失不会造成实验结果偏倚,但基因分型成功率太差意味着非随机性缺失,某个特定基因型(常为杂合子)不易分型成功。这可能会导致实验结果产生偏倚。实验组和对照组中不同的遗失率也是一个问题(如 DNA 提取和储存的差异所引起的丢失)(Clayton et al. 2005)。

7.4.4　群体分层

在病例-对照研究中,当两个组之间个体遗传起源匹配较差时,群体分层就会产生。疾病情况(实验组、对照组)及遗传起源之间就会出现混淆,而假阳性关联的可能性也随之增加。当群体分层出现时,不同群体 SNP 等位基因频率不同,在实验组和对照组中表现出频率的差异(这种人群引起的与疾病状态无关的差异会引起假阳性)。检测和控制群体分层是非常重要的,特别是在 GWAS 中,因为在病例组和对照组中很小的一部分差异也会对结果分型产生影响。有几种方法可以对群体分层进行检测和校正,包括基因组对照(genomic control,GC)、Cochran/Mantel-Haenszel 检验以及传递不平衡检验(transmission disequilibrium test,TDT)。

基因组对照假设群体分层通过一个常数 λ 与相关检验之间的关系增加,该常数能够从一系列的在实验组和对照组中的不相关的 SNP 的中位数检验或平均数检验中进行估计(Devlin and Roeder 1999)。检验统计量被 λ 所分割,并通过卡方分布或者 F 分布检验其相关性(Devlin et al. 2004)。与疾病状况不关联的 SNP 基因型,也可以在人群起源推测中得到运用,通过将样本分割成互相隔离的人群,在分析时对其进行对照(Pritchard et al. 2000)。在 GWAS 研究中,亚群体可以通过主成分分析(principal components analysis)进行辨别,该分析通过对实验组和对照组的祖先的基因型差异建模,并对分析进行校正(Price et al. 2006)。

当研究个体可以被归类到已知的亚组中时(如依据出生地进行分组),可以对单个亚组进行分析,或者采用 Cochran/Mantel-Haenszel 检验进行合并(Clayton et al. 2005)。基于家系的研究可以避免群体分层的情况(见第 12 章)。应用最广泛的方法是传递不平衡检验(transmission disequilibrium test,TDT)(Spielman et al. 1993),该方法通过检测非孟德尔传递的、杂合子父母对后代影响的 SNP 等位基因;过多的遗传提示该 SNP 等位基因增加了患病风险。

7.5　关联研究的缺点和问题

候选基因关联研究的主要挑战是研究结果不能被重复。对很多疾病和基因,文献之间结果一致的情况很少。典型的情况是,最初的报告提示有重要关联的,后来的研究却显示只有很少或者根本没有关联性。我们在这里讨论这些研究结果不一致的原因。

7.5.1 假阳性结果

最开始报告可能是一个假阳性结果,导致了一个偶然或系统的偏倚。在"质量控制"章节里,我们讨论了几种可能引起该结果的某些问题,每个问题都应该认真进行核对(群体分层和基因分型错误)。对一些数目的基因,SNP进行多种检验校正的失败,统计分析方法或者表型亚组进行的检验均会导致假阳性结果的出现,这种情况在发表的文章中很难被确定。对独立的检验(如不在一个LD中的多个基因),采用Bonfeeroni法对p值进行校正。在检验存在关联的时候,选择合适的校正方法可能比较困难,但是序列检验可以用来决定经验性显著性的水平。有一个值得注意的现象,初始的发表研究会试图高估效应量,而后续的研究对该变异基因型对疾病风险的贡献趋于缓和(Ioannidis et al. 2001)。

7.5.2 重复实验效能的缺乏

另外,重复实验可能缺乏效能检测真实存在的关联。大多数基因在复杂疾病中对疾病风险的增加作用甚微,要获得高的效能需要大样本。例如,对一个10%的频率的SNP,乘法模型下杂合体相对风险为1.3,如果在没有进行多种检验校正的条件下达到5%的显著性水平,至少需要1146个实验和对照个体才可以获得80%的效能(Purcell et al. 2003)。包含有多种检验校正会显著增大样本量。很多相关性研究用的样本量都是数百,而非数千,因此缺乏检测关联性的效能。通过对发表文章进行Meta分析提供了一个解决该问题的可能途径,这样的很多研究证实了在很多单独的研究报告中不清楚的关联(Altshuler et al. 2000;Ioannidis et al. 2001;Lohmueller et al. 2003)。

7.5.3 研究之间的异质性

另一个问题是,不同的研究由于异质性的存在,从而导致了SNP在发病风险中所得出的结论不同。异质性的来源包括在每个研究中病例所采用的临床标准、疾病严重程度的不同、疾病亚型、疾病诊断的年龄或者疾病的持续时间。某个变异的SNP主要在某一亚型的疾病中发挥作用,当不同的研究中混入了这样的样本时,就会使得这些研究检测关联的能力削弱。针对家系或双胞胎进行的疾病不同成分的异质性研究的结果能够使检验假设更精炼,而一些研究选择更有可能是遗传结果造成的确定病例,如有家族病史的疾病,或者疾病初期(Antoniou and Easton 2003)。

7.5.4 研究内的异质性

研究人群的异质性可能导致研究结果差异。因为随机漂移、新突变和选择、

SNP 频率的变化贯穿于很多主要的种群中。然而,对重复研究进行的 Meta 分析提示即使种族间的 SNP 频率有差异时,突变导致的效能也大概相同(Ioannidis et al. 2004)。一些突变可能在特定种族中出现缺失,如 *NOD2* 突变,在欧洲人的克罗恩病中出现的概率超过 30%,然而在亚洲人群中却没有(Mathew and Lewis 2004)。

7.6 结　论

　　本章节概述了遗传关联研究设计及分析,以及一些存在的问题。这些挑战反映在很多疾病-基因研究结论相反的文献中。然而,对疾病-基因关联分析检测的结果一致,大多数的突变对发病风险的贡献很少,这种认识促使着实验设计的改进。大样本的研究已经开始进行,显著关联时进行的内部重复,正逐渐成为一种标准的常规。

参 考 文 献

Altshuler, D., Hirschhorn, J. N., Klannemark, M., Lindgren, C. M., Vohl, M. C., Nemesh, J., Lane, C. R., Schaffner, S. F., Bolk, S., Brewer, C., et al. 2000. The common PPARγ Pro12Ala polymorphism is associated with decreased risk of type 2 diabetes. *Nat. Genet.* **26**: 76-80.

Antoniou, A. C. and Easton, D. F. 2003. Polygenic inheritance of breast cancer: Implications for design of association studies. *Genet. Epidemiol.* **25**: 190-202.

Clayton, D. G., Walker, N. M., Smyth, D. J., Pask, R., Cooper, J. D., Maier, L. M., Smink, L. J., Lam, A. C., Ovington, N. R., Stevens, H. E., et al. 2005. Population structure, differential bias and genomic control in a large-scale, case-control association study. *Nat. Genet.* **37**: 1243-1246.

Cordell, H. J. 2002. Epistasis: What it means, what it doesn't mean, and statistical methods to detect it in humans. *Hum. Mol. Genet.* **11**: 2463-2468.

Cordell, H. J. and Clayton, D. G. 2002. A unified stepwise regression procedure for evaluating the relative effects of polymorphisms within a gene using case/control or family data: Application to HLA in type 1 diabetes. *Am. J. Hum. Genet.* **70**: 124-141.

de Bakker, P. I., Yelensky, R., Pe'er, I., Gabriel, S. B., Daly, M. J., and Altshuler, D. 2005. Efficiency and power in genetic association studies. *Nat. Genet.* **37**: 1217-1223.

Devlin, B. and Risch, N. 1995. A comparison of linkage disequilibrium measures for fine-scale mapping. *Genomics* **29**: 311-322.

Devlin, B. and Roeder, K. 1999. Genomic control for association studies. *Biometrics* **55**: 997-1004.

Devlin, B., Bacanu, S. A., and Roeder, K. 2004. Genomic control to the extreme. *Nat. Genet.* **36**: 1129-1130; author reply 1131.

Excoffier, L. and Slatkin, M. 1995. Maximum-likelihood estimation of molecular haplotype frequencies in a diploid population. *Mol. Biol. Evol.* **12**: 921-927.

Ioannidis, J. P., Ntzani, E. E., and Trikalinos, T. A. 2004. "Racial" differences in genetic effects for complex diseases. *Nat. Genet.* **36**: 1312-1318.

Ioannidis, J. P., Ntzani, E. E., Trikalinos, T. A., and Contopoulos-Ioannidis, D. G. 2001. Replication validity of genetic association studies. *Nat. Genet.* **29**: 306-309.

Lohmueller, K. E., Pearce, C. L., Pike, M., Lander, E. S., and Hirschhorn, J. N. 2003. Meta-analysis of genetic association studies supports a contribution of common variants to susceptibility to common disease. *Nat. Genet.* **33**: 177-182.

Marchini, J., Donnelly, P., and Cardon, L. R. 2005. Genome-wide strategies for detecting multiple loci that influence complex diseases. *Nat. Genet.* **37**: 413-417.

Mathew, C. G. and Lewis, C. M. 2004. Genetics of inflammatory bowel disease: Progress and prospects. *Hum. Mol. Genet.* **13**: R161-R168.

Milne, R. L., Fagerholm, R., Nevanlinna, H., and Benitez, J. 2008. The importance of replication in gene-gene interaction studies: Multifactor dimensionality reduction applied to a two-stage breast cancer case-control study. *Carcinogenesis* **29**: 1215-1218.

O'Donovan, M. C., Craddock, N., Norton, N., Williams, H., Peirce, T., Moskvina, V., Nikolov, I., Hamshere, M., Carroll, L., Georgieva, L., et al. 2008. Identification of loci associated with schizophrenia by genome-wide association and follow-up. *Nat. Genet.* **40**: 1050-1055.

Price, A. L., Patterson, N. J., Plenge, R. M., Weinblatt, M. E., Shadick, N. A., and Reich, D. 2006. Principal components analysis corrects for stratification in genome-wide association studies. *Nat. Genet.* **38**: 904-909.

Pritchard, J. K., Stephens, M., and Donnelly, P. 2000. Inference of population structure using multilocus genotype data. *Genetics* **155**: 945-959.

Purcell, S., Cherny, S. S., and Sham, P. C. 2003. Genetic Power Calculator: Design of linkage and association genetic mapping studies of complex traits. *Bioinformatics* **19**: 149-150.

Ritchie, M. D., Hahn, L. W., and Moore, J. H. 2003. Power of multifactor dimensionality reduction for detecting gene-gene interactions in the presence of genotyping error, missing data, phenocopy, and genetic heterogeneity. *Genet. Epidemiol.* **24**: 150-157.

Sasieni, P. D. 1997. From genotypes to genes: Doubling the sample size. *Biometrics* **53**: 1253-1261.

Sham, P. C., Rijsdijk, F. V., Knight, J., Makoff, A., North, B., and Curtis, D. 2004. Haplotype association analysis of discrete and continuous traits using mixture of regression models. *Behav. Genet.* **34**: 207-214.

Slatkin, M. 1999. Disequilibrium mapping of a quantitative-trait locus in an expanding population. *Am. J. Hum. Genet.* **64**: 1764-1772.

Spielman, R. S., McGinnis, R. E., and Ewens, W. J. 1993. Transmission test for linkage disequilibrium: The insulin gene region and insulin-dependent diabetes mellitus (IDDM). *Am. J. Hum. Genet.* **52**: 506-516.

Steer, S., Lad, B., Grumley, J. A., Kingsley, G. H., and Fisher, S. A. 2005. Association of R602W in a protein tyrosine phosphatase gene with a high risk of rheumatoid arthritis in a British population: Evidence for an early onset/disease severity effect. *Arthritis Rheum.* **52**: 358-360.

Wellcome Trust Case Control Consortium (WTCCC). 2007. Genomewide association study of 14,000 cases of seven common diseases and 3,000 shared controls. *Nature* **447**: 661-678

8 全基因组关联研究 GWAS

Ammar Al-Chalabi

MRC Centre for Neurodegeneration Research，*Institute of Psychiatry*，*King's College London*，*London SE5 8AF*，*United Kingdom*

引　言

关联研究的目标是发现病例对照间或者不同表型的个体间频率分布存在差异的遗传变异。几年前，还只能采用选择一个基因、已知变异位点或者先通过测序发掘变异位点的低通量方法来进行关联研究。Corder 等 1993 年首先通过 GWAS 发现了载脂蛋白 E(APOE)与阿尔茨海默病发病风险相关。候选基因研究策略在关联研究中仍然起着重要作用，并且对于罕见的非孟德尔式遗传病是唯一可行的研究方法。

随着人类基因组计划的完成(http://genome.ucsc.edu)(Lander et al. 2001；Venter et al. 2001)，人们发现 SNP 是基因组中最常见的变异，并且这些 SNP 位点在物理距离上倾向于形成单倍型。2002 年，作为一个主要的国际合作计划，Hap-Map 计划开始研究由这些 SNP 位点构成的单倍型(http://www.hapmap.org 2003)。遗传学实验技术、统计分析方法和计算机性能的进展以及 HapMap 数据的完善使得研究人员可以对 SNP 进行基于芯片的快速、准确、简便的分型。此时，真正的无假设的全基因组关联研究(GWAS)才能够得以开展，这就类似于在孟德尔遗传病的连锁分析中事先并无疾病相关染色体定位的假定。尽管 GWAS 为揭示复杂疾病的遗传学基础提供了巨大的可能性，但是其研究结果也存在很多问题，如由于多重检验造成的假阳性、由于更为严格的 p 值引起的假阴性；因此，GWAS 研究需要很大的样本量和严格的质控以避免分型以及其他类型的错误(NCI-NH-GRI Working Group on Replication in Association Studies 2007)。

本章我们只讨论病例对照研究而不涉及家系样本，但是其基本原理可以推广运用到基于大量家系的关联研究中(见第 11 章)。

8.1 GWAS 基于常见疾病-常见变异的假说

尽管 GWAS 研究无假设，即事先不假定疾病基因的位置，但采用芯片技术来开展 GWAS 研究还是基于一个特定的假说：常见变异导致常见疾病。该假说指的是人群中频率高于 5% 的变异位点可能增加了常见疾病的患病风险(Lander et al. 1996;Cargill et al. 1999;Chakravarti et al. 1999;Reich and Lander 2001)。这样的常见变异可能在一个"进化阴影"中,因为其可能是微效变异,或者因为疾病只影响老年人。这些变异直到人类历史的近阶段才变得常见。尽管一个变异对疾病风险的贡献较小,但其普遍性使得这些变异在公共卫生和疾病预测中起重要作用。大量常见变异和环境因素的共同作用导致了疾病发生。目前,至少对几种常见疾病来说,这种假说似乎是合理的。但是,这与另外一种假说也并不矛盾——罕见变异导致常见疾病。该假说指的是人群中频率小于 1% 的罕见变异对疾病的发生有较大的贡献(Pritchard et al. 2001)。

8.2　标签 SNP(tag SNP)与连锁不平衡(LD)是 GWAS 的基础

8.2.1　标签 SNP(tag SNP)

以常见变异导致常见疾病假说为基础进行关联研究意味着每一个常见变异都需要分型,尽管 HapMap 计划已经发现了 310 万个常见 SNP 位点,但分型工作还是很庞大。一种策略是对一些高度连锁的基因组结构中代表性 SNP 的分型来覆盖那些未分型的 SNP 位点,这就大大降低了工作量(Johnson et al. 2001)。这也就是 HapMap 计划的初衷。

如果一个已分型 SNP 位点的基因型与其他未分型 SNP 位点相关,那么已分型 SNP 位点就能代表未分型 SNP 位点的信息。例如,两个 SNP 位点 A 和 B,这两个位点的基因型高度关联。那么 A 位点的基因型就能预测 B 位点的基因型,因此只需要对 A 位点进行分型。因此,A 位点就是 B 位点的标签 SNP(tag SNP)。SNP 位点之间的关系被称作连锁不平衡(LD),它可以通过比较两个位点的等位基因频率与单倍型频率推算得到。如果两个 SNP 位点基因型之间没有关联,那么单倍型频率就与各自的等位基因频率的乘积相等。而单倍型频率与各自等位基因频率乘积的差值就可以用来度量连锁不平衡(LD)。

8.2.2　连锁不平衡(LD)

例如,每个等位基因用下标 1 和 2 标注,单倍型频率用 H 来表示,如表 8.1 所示。

表 8.1

单倍型	观测频率
A_1B_1	H_{11}
A_1B_2	H_{12}
A_2B_1	H_{21}
A_2B_2	H_{22}

观察到的等位基因频率见表 8.2。

表 8.2

等位基因	观测频率
A_1	p_1
A_2	p_2
B_1	q_1
B_2	q_2

我们能通过表 8.2 中每个 SNP 位点的等位基因频率计算出表 8.1 中单倍型频率的理论值,见表 8.3。

表 8.3

单倍型	理论频率
$A_1 B_1$	$p_1 q_1$
$A_1 B_2$	$p_1 q_2$
$A_2 B_1$	$p_2 q_1$
$A_2 B_2$	$p_2 q_2$

表 8.3 中计算得出的单倍型频率的理论值与单倍型频率观测值之间的差值用 D 来度量,见表 8.4,或者表示成表 8.5。

表 8.4

单倍型	观测频率	理论频率	D
$A_1 B_1$	H_{11}	$p_1 q_1$	$H_{11} - p_1 q_1$
$A_1 B_2$	H_{12}	$p_1 q_2$	$p_1 q_2 - H_{12}$
$A_2 B_1$	H_{21}	$p_2 q_1$	$p_2 q_1 - H_{21}$
$A_2 B_2$	H_{22}	$p_2 q_2$	$H_{22} - p_2 q_2$

表 8.5

	A_1	A_2	总计
B_1	$H_{11} = p_1 q_1 + D$	$H_{21} = p_2 q_1 - D$	q_1
B_2	$H_{12} = p_1 q_2 - D$	$H_{22} = p_2 q_2 + D$	q_2
Total	p_1	p_2	1

尽管计算 D 值非常容易,但是并不能用来很好地度量 LD,因为它依赖于等位基因频率,当等位基因频率均为 0.5 时它的取值最大。因此,常常将 D 标准化为 D' 来衡量 LD,当 $D \geqslant 0$ 时,$D' = D/D_{max}$;当 $\leqslant 0$ 时,$D' = D/D_{min}$。D_{max} 为 $p_1 q_2$ 和 $p_2 q_1$ 中的较小者,D_{min} 为 $p_1 q_1$ 和 $p_2 q_2$ 中的较大者。采用 D' 的好处是它直观便于

理解,较大的绝对值表示两位点之间的 LD 程度较高。因此 D' 成为两位点之间关联的度量。这不同于一个位点预测另外一个位点基因型的能力,但是,因为当两个位点的等位基因频率一致时它的取值最大。因此就派生出另外一个指标 $r^2 = D_2/p_1q_1p_2q_2$。r^2 也是用来衡量 LD 的很好的指标,值越大 LD 程度越高。与 D' 相比,r^2 的优势在于其具有统计性质。例如,在给定的统计效能条件下,分型一个标签 SNP 导致的样本量改变能够很容易通过 r^2 计算出来。SNP 位点之间的 LD 关系可以如图 8.1 中一样直观地显示出来。

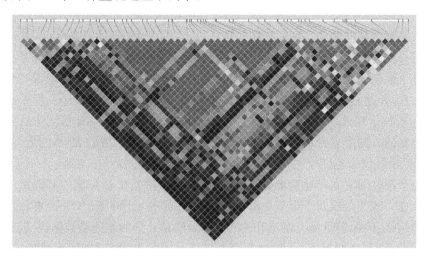

图 8.1　Haploview 软件中的三角形图表显示了 SNP 位点之间的连锁不平衡(LD)关系(见封面彩图)
任何一对 SNP 位点之间的 LD 程度都用颜色来代表,红色代表强 LD,蓝色代表弱 LD。该图表还能
显示其他衡量 LD 的指标,如 r^2、D'、LOD 与 x^2

8.2.3　始祖突变与单倍型

我们可以通过研究 SNP 在人群中的产生过程来推演 LD 的产生过程。假设有两个位点 A 和 B,都没有遗传学变异。如果点突变出现在位点 A,那么人群中就存在两种单倍型:A_1B 和 A_2B。再假设 B 位点出现了点突变,那么突变肯定出现在 A_1B 或 A_2B 单倍型中。假设突变出现在 A_2B 单倍型,产生一个 B_2 等位基因,设定野生型的 B 等位基因为 B_1。这就意味着会出现三种单倍型:A_1B_1、A_2B_1 和 A_2B_2。一开始没有 A_1B_2 单倍型是因为 B_2 等位基因是在 A_2B 单倍型的基础上产生的,那么 B_2 等位基因就能预测 A_2 等位基因,A_1 等位基因就能预测 B_1 等位基因。另外,B_1 就不能预测 A 位点的等位基因,而且 A_2 也不能预测 B 位点的等位基因。这种情况就是 D' 为 1 而 r^2 不是 1。由于 A 位点和 B 位点的重组,这种完整的 LD 会随着时间慢慢打乱,因此在某个时间点 A_1B_2 单倍型会出现。A_1B_2 也会消失,因为等位基因可以突变回原来的野生型。

HapMap 数据库记录了世界范围内代表性的不同人群的个体中每个位点的基因型,并且分析了 SNP 位点之间基因型的关联性。该信息被芯片制造商用来参考设计 DNA 芯片上对 tag SNP 进行分型的探针,如可以在一张芯片上放 30 万个 SNP 位点以覆盖基因组中 90% 的常见变异位点。更为形象的解释就是,对这张芯片来说,每分型一个 SNP 位点基因组中就有 1 万个碱基没有分型。

8.3　GWAS 研究中使用的芯片平台

目前最常用的两种 DNA 芯片分型平台有 Affymetrix 和 Illumina,其他几个公司都是使用相似的技术,包括 NimbleGen 和 Perlegen。它们的原理都是在芯片上包埋了能杂交目的 SNP 序列的探针。杂交产生的荧光信号预示着哪一个等位基因存在,并且还包括用来特异结合进行质控的探针。Affymetrix 芯片采用的 SNP 位点位于相近的各种酶切位点。Illumina 芯片使用的 SNP 是优先从外显子中选出来的。两个平台最近开发的芯片还包括了 CNV 区域的 SNP 位点,并且能包括 50 万个 SNP 位点。

每个探针的荧光都通过聚类算法来分析,由软件给出最可能的基因型。这样的算法在一些荧光模式下可能会出错,因此最好是查看感兴趣的 SNP 在扫描仪中的原始结果,但如果研究工作是开放的或者做的是公共的基因型数据,这就不太可能。再者,在某些情况下,不规则的荧光模式是由位点中的 CNV 导致的,直接分析原始数据就能推测出 CNV。相似的,少见的等位基因(分析中少于 20 ~ 30 拷贝)可能产生不了足够的数据点被聚类算法用来得出基因型。因此这种罕见的 SNP 就应该在分析中剔除。

8.4　怎样做 GWAS 分析

8.4.1　数据处理

图 8.2 总结了数据分析和质控方法。主要的研究设计方法在第 4 章讨论。标准的 GWAS 设计是一个病例对照研究,其中病例和对照应该在种族、年龄和性别上进行匹配。在分析大量 SNP 位点时效能计算应该要考虑到多重检验中。由于主要使用的都是 tag SNP,位点之间理论上应该互不相关而只与未分型的位点相关,因此需要进行严格的多重检验校正(如 Bonferroni 校正)(Bonferroni 1936)。由此可以看出,除非检测的关联信号非常显著并且不存在等位基因或疾病异质性,否则需要分析成千上万的样本来检测出关联信号。这就意味着,会有多达 1 万人的 100 万个基因型 20 亿个点的数据。这就存在一个明显的数据处理问题,需要整

理数据做分析并追踪分析结果的产生。除此之外,质控也非常重要,并且处理 1 万个 DNA 样本及其相关的临床和基因型数据也显得很重要。目前有几个软件包能够用来处理这些大量的数据,其中用得最多的就是 PLINK(Purcell et al. 2007)。其他的包括 R package[软件包、snpMatrix(Clayton and Leung 2007)、PBAT(Lange et al. 2004;Van Steen and Lange 2005]、SNPTEST(Marchini et al. 2007)和 EIGENSTRAT/EIGENSOFT (Paterson et al. 2006;Price et al. 2006)。Haploview 4.0 (Barrett et al. 2005)软件可以使基因组中的单倍型模块可视化并且可以分析局部区域的标签 tagging 和关联,还可以导入来自 PLINK 软件的 GWAS 数据以进行重新排列和作图。

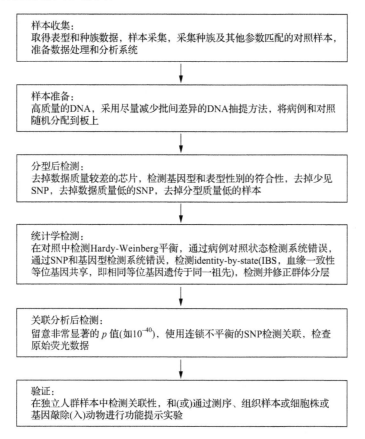

图 8.2　GWAS 数据处理和质控的总结图

因为 GWAS 采用的位点和样本均较庞大,因此该图不适合用于单个候选基因的研究

8.4.2　质控

分析的第一步就是质控。也许最重要的质控就是确保表型数据的稳健性,因

为表型数据出问题就会使得后面的分析都丧失意义。DNA 样本应该能够使用自动追踪系统在数据分析过程中进行追踪以减少错误风险。使用条形码标记样本是一种最常用的方法。不论是病例还是对照都应该使用高质量的 DNA 样本,相同的抽提方法、相同的追踪系统、同样的时间以及在同一个中心。这些过程降低了由于操作引起的病例对照差异这种系统错误的发生。

　　一旦开始分型,芯片扫描软件就会通过芯片信号质量评价指标来滤除不可靠的 SNP 位点,并且使用样本检测减少基因型对应错误样本的可能性。例如,每个人的真实性别应该与由 X 染色体的纯合性预测出的遗传学性别一致。大量 SNP 位点不能成功分型的个体应该剔除,因为这意味着 DNA 样本可能存在问题。与之相似,某个 SNP 位点在大量样本中都不能分型成功也应该剔除,因为这意味着 SNP 检测探针不可靠。

　　可以通过基因分型分析以减少可能的分型问题。在对照样本中需要计算 Hardy-Weinberg 平衡(Hardy 1908;Weinberg 1908)。研究中常采用 HWE 偏倚来衡量基因分型错误,因为假定就是杂合子较难以发现而导致纯合子过多(Hosking et al. 2004)。尽管理论上 HWE 的偏倚并不能很好地衡量分型错误(Zou and Donner 2006),但事实证明它是一个很好的质控参数。但是,HWE 平衡偏倚可能在除基因分型错误外的其他情况下出现,如群体分层或与性状存在关联关系,因此通过质控而 HWE 不平衡的 SNP 位点需要重新评估。应该使用较为严格的 HWE 检验阈值,如 $p=10^{-6}$。病例样本中的 HWE 不平衡并不存在问题,并且可能预示了关联性,除非病例和对照是分开单独分型的,这种情况下可能在某一天实验室工作出现了系统错误。

　　这种病例样本中基因分型丢失比对照中丢失更频繁的系统错误,可以通过 PLINK 软件检测出来。那么这个病例样本的 SNP 位点都应该丢弃。如果一种基因型比其他基因型更难检出,那么这就出现了另外一种更为轻微的系统错误。例如,如果杂合子更容易丢失,那么这在 HWE 平衡检验中就不能检出,但是可以通过检测同一个 LD 中相邻 SNP 位点的预测基因型来观察到。如果每次相邻 SNP 位点预测出的目的位点的基因型都是杂合子,这就预示着存在杂合子检测的系统错误,并且这些结果需要小心处理。这个工作也是由 PLINK 完成的。

　　应该使用 IBS 评价来处理重复样本(或同卵双胞胎样本)或关联个体的全基因组 SNP 数据。我们可以 LD 中的 SNP 位点而不影响结果的可靠性,因此这就大大减少了进行 IBS 分析数据量和所花费的时间,否则需要几小时至几天来完成 IBS(这些数据删减单纯是为了生成 IBS 文件,SNP 位点还要进行修复以进行其他分析)。非同卵双胎同胞以及父母-子女之间的遗传相关度为 0.5,半同胞、叔伯舅以及祖(外祖)父母为 0.25,表(堂)兄弟姐妹为 0.125,遗传相关性的统计指标用 π 表示。该分析能够很容易发现 π 值较高的个体,并常常能发现 π 值为 1、0.5、

0.125 的一系列样本,表示重复样本或者遗传相关性。剩下的样本可能仍然有较高的遗传相关性,但是一般来说一个合理的背景遗传相关性反映出来的 π 值为 0.05(尽管在一个建立者人群中 π 值可能还会更高)。

8.4.3　群体分层

质控中一个非常重要的部分是保证病例与对照的种族是相匹配的。因为关联分析中隐含的变量会导致假阳性的分析结果或者改变关联分析的方向,这就是 Simpson's paradox 矛盾(Simpson 1951)。这可以用以下的例子来解释,假设 1750 个病例与 1800 个对照。我们分型了一个 SNP 位点,其等位基因的分布如表 8.6 所示。

表 8.6

	等位基因 1	等位基因 2
病例	3000	500
对照	2700	900

很容易计算得出 OR 值为 2.0(i. e.,[3000×900]/[500×2700]),p 值小于 10^{-6}。换句话说就是我们发现等位基因 1 增加了病例组的 2 倍患病风险。现在我们发现实际上这是两个人群,其中一个人群中等位基因 1 非常常见,而在另一个人群中并不常见。如果我们将表 8.5 拆分成两个人群,我们就会看到如表 8.7 和表 8.8 中所表示的情况。

表 8.7

	等位基因 1	等位基因 2
病例	2800	300
对照	1100	50

表 8.8

	等位基因 1	等位基因 2
病例	200	200
对照	1600	850

表 8.7 和表 8.8 中,OR 值现在分别变成了 0.42 和 0.53,p 值均小于 10^{-6}。换句话说就是,在两个人群中等位基因 1 的危险度都减半了(等位基因 2 的危险度比等位基因 1 还要高)。在这个例子当中,极端的情况是亚结构人群一个方向的关联变成了合并人群在另外一个方向的关联,另外一种情况是合并人群中关联关系的打破。尽管我们在收集样本的时候尽可能非常小心,仍然有可能存在人群亚结

构而影响结果。群体分层的问题不仅限于病例对照设计,还会影响到数量性状的 GWAS 研究,如表 8.7 和表 8.8 中的人群病例没有频率差异,而有不同的平均性状水平。幸运的是存在解决这个问题的方法。

8.4.4　群体分层的校正

一个相对简单的校正方法是使用基因组对照(Devlin and Roeder 1999),该方法就是用与疾病无关的位点计算一个膨胀因子以校正总体的卡方统计量。当我们检测一个假说——GWAS 分析中病例与对照之间没有根本的差别时,我们的所有检验几乎都是正确的。换句话说就是,似乎我们是从同一个人群中随机抽取的两个群体样本进行的关联分析。在这种情况下,任何一个检验统计量都跟其他的一样。这就意味着,如果我们通过统计量大小对检验统计量进行排序并把期望值和观测值放在一起绘制成一张图(也称为分位数-分位数图,或 Q-Q 图),那么我们就能从原点到(1,1)得到一条直线。如果我们的数据存在系统错误,如群体分层,那么就有膨胀检验统计量的效应,表现在 Q-Q 图上就是偏离于(0,0)-(1,1)直线的上方。校正因子 λ_{GC} 会将这条线校正到正确的方向,λ_{GC} 由某个位点关联分析的 Cochran-Armitage 趋势检验统计量和卡方检验统计量的比值计算得出,见表 8.9。

表 8.9

等位基因	aa	Aa	AA	总计
病例	r_0	r_1	r_2	R
对照	s_0	s_1	s_2	S
总计	n_0	n_1	n_2	N

趋势检验方程为

$$Y^2 = \frac{N[N(r_1 + 2r_2) - R(n_1 + 2n_2)]^2}{N(n_1 + 4n_2) - (n_1 + 2n_2)^2} \tag{8.1}$$

卡方检验方程为

$$\chi^2 = \frac{2N[2N(r_1 + 2r_2) - R(n_1 + 2n_2)]^2}{4R(N-R)[2N(n_1 + 2n_2) - (n_1 + 2n_2)^2]} \tag{8.2}$$

这两个检验统计量与群体中的 HWE 基本一致。趋势检验统计量会因为群体分层通过 λ_{GC} 而膨胀,因此 Y^2 约等于 $\lambda_{GC} X^2$。另外一个评价 λ_{GC} 的方法是使用趋势检验的中位值或者平均值,没有膨胀的话取值就是 1。

另外一种替代的方法就是使用全基因组数据或者一组种族相关 SNP 数据来分析群体结构。在软件程序中有很多方法可以完成这个工作,如 structure(Pritchard et al. 2000)、EIGENSTRAT(Price et al. 2006)以及 PLINK(Purcell et al. 2007)。通常第一步是通过数据还原,如主成分分析分析每个人的种族,然后再直接将相同种族的个体归入一组。如果有少数个体有不同的种族,就可以将其剔除。如果有很多,那么分为几个组来分析。种族信息的开头两个或更多的成分可以用作分析的共变量,因此有效地反映了人群结构。

8.5 GWAS 中的数据分析方法

对一个确定的性状,如疾病状态最基本的关联分析就是卡方检验。有 6 种遗传模型可以用来检测每个 SNP。等位基因计数应该要排列成 $2×2$ 表格,基因型计数应该要排列成 $2×3$ 表格,其中零假说是在自由度为 2 的情况下没有任何一种基因型与疾病的发生相关,AA>Aa>aa 的趋势检验(常用 Cochran-Armitage 趋势检验)中基因型同样排列成 $2×3$ 表格以检测剂量效应,但自由度为 1:显性模型(AA 加 Aa 对 aa)、隐性模型(AA 对 Aa 加 aa)、超显性模型(也称为杂合优势模型,是 Aa 对 AA 加 aa)。如果样本来自于不同的研究中心,或者有其他原因使得数据需要分层分析,可以采用 Cochran/Mantel-Haenszel 卡方检验,数据需要列成 $2×2×k$,其中 k 为层数。这可以正确的通过分类变量,如种族分群处理混杂。

也可以采用回归分析方法。例如,离散性状可以通过 logistic 回归进行分析,其优势在于其他变量可以作为共变量。某些情况下就不存在对照的分类,因为研究数量性状,如血压、血脂水平或 IQ 可以用线性回归进行统计。再则,共变量应该包含在模型当中。相似的,关联分析可以用于只有病例的研究以检测疾病修饰基因。例如,糖尿病发病年龄可以用发病年龄对基因型进行回归分析。

常见变异常见疾病假说下的复杂疾病基因一般是微效基因,OR 值一般小于 1.3(Bodmer and Bonilla 2008)。因为检测量巨大,需要将 p 值限定在小于 10^{-7} 以保证去掉从多重检验产生的噪声中得到的假阳性关联。反过来这也需要大的样本量以保证有足够的效力。有各种统计学策略以助于克服多重检验的问题,这在第 6 章讨论,但还是有一些遗传学模型有助于提高发现真实关联的信心。最简单的就是使用基于基因的关联研究。这会将独立检验次数从数十万降到几万。其中一种检验是 Hotelling's 检验,其中一个基因所有的 SNP 被看成一个整体进行分析(Hotelling 1931)。第二种策略是使用临近的 SNP 检验其关联性来验证可能的关联。这个方法整合到了 PLINK 软件包中,名为代理 proxy-单倍型检验。在这个过程中,关联变异位点两侧的三个 SNP 位点用来组成一个 7 SNP 的单倍型。然后使用单倍型而非关联位点进行关联分析。如果关联性不是由关联 SNP 的分型错误导致的,那就应该保留。再则,LD 中关联位点附近的 SNP 也应该是有关联的,因此技术上更增强了对阳性关联结果的信心。最后,如果附近单倍型的关联性比关联位点的关联性更强时,有可能是因为单倍型当中有一个位点没有分型。第三种策略是使用排列检验。病例对照状态的排列可以用来显示一个 SNP 位点的关联不是偶然出现的。这是处理多重检验最好的方法,因为概率分布从经验上是来自于数据的,但其缺点是需要大量的计算。最近,基因网络或基因通路被作为一个整体分析的方法发展出用来去除可能的信号(Wang et al. 2007)。尽管多重检验的负担仍然很高,但是在一个通路中发现更多的基因倾向于真实关联而非偶然增加关联结果信心可以说明这个通路是可靠的。最后,独立样本中关联分析的验证才是真实的确认。使用原始数据共同分析才是最具有效力的(Skol et al. 2006)。

8.6　单倍型分析有助于定位功能变异

8.6.1　鉴定单倍型

当发现了一个关联之后,检测包含关联 SNP 的单倍型的关联就显得非常有用,据此可以定位功能性变异。正如在"始祖突变与单倍型"一节中描述的一样,突变等位基因与由此产生的单倍型的关联只能通过重组或者突变(更不常见)打乱。因此,强单倍型关联预示着真正的有意义变异位于关联的单倍型当中,可能这个变异并没有分型。这类似于 imputation 中的结果,其中也是用局部的 LD 来定位有意义变异,主要的差别在于 imputation 使用参考的 LD 数据,如 HapMap 来推测丢失的数据以及未分型 SNP 的基因型。在基于家系的研究中,单倍型是两个交叉点(crosover point)之间的一段染色体。在基于人群的研究中,交叉点是未知的,因为上一代没有分型结果,因此需要推测可能的单倍型。可以使用系统方法将一个单倍型归于一个个体,如 E-M(expectation-maximization)算法,它使用已有的数据来推测丢失的数据(图 8.3)(Demopster et al. 1977)。一些单倍型可以确定下来。例如,如果我们拿两个位点为例,A 和 B,基因型分别为 A a B b,用一条斜杠表示独立的染色体,双纯合的个体 AA 和 BB 肯定有两个 AB 单倍型。相似的,AA 和 Bb 只能有 AB 和 Ab 单倍型。双杂合的情况下 Aa 和 Bb,就有两种相同的可能性,AB/ab 和 Ab/aB。给定一系列的基因型,我们就能够通过已知单倍型的信息推测不确定单倍型的可能情况。

8.6.2　E-M 算法

我们以给单倍型赋以权重来开始(图 8.3)。一个确定的单倍型的权重是 1。一个不确定的单倍型基于单倍型可能存在的先验概率被赋予一个推测的权重。这就是 expectation 预期步骤。每种单倍型的人数现在就可以计数了(包括部分权重分数),并得到单倍型的频率。这就是 maximization 最大化步骤。现在新的单倍型频率可以用来重新进行权重计数了,并且计数又可以用来修正单倍型频率。这个过程一直迭代持续到结果不再变化。因此,现在就可以通过使用已知单倍型个体的信息将一个可能的单倍型赋予一个个体了。

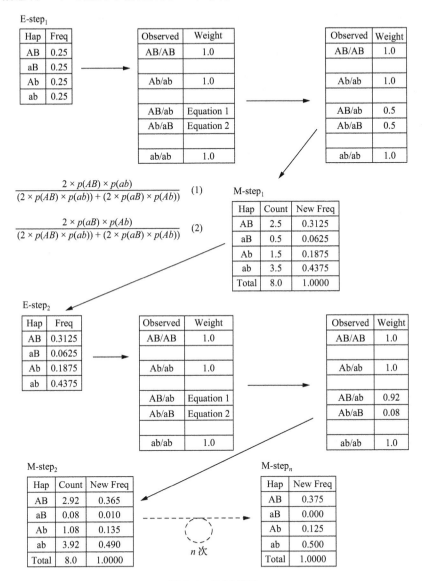

$$\frac{2 \times p(AB) \times p(ab)}{(2 \times p(AB) \times p(ab)) + (2 \times p(aB) \times p(Ab))} \quad (1)$$

$$\frac{2 \times p(aB) \times p(Ab)}{(2 \times p(AB) \times p(ab)) + (2 \times p(aB) \times p(Ab))} \quad (2)$$

图 8.3   E-M 算法

来自已知单倍型的信息用来推测模糊的可能单倍型。期望步骤(E-step)用来计算可能性的权重[使用式(8.1)和式(8.2)对所有可能性产生一个概率],这些用在最大化步骤(M-step)中计算可能的单倍型。这就产生了新的频率用来计算新的权重,如此反复进行下去。在这个例子中,AB/ab 单倍型被选来用作正确相,而 aB 单倍型并不存在。(示例承蒙 Shaun Purcell 提供)

8.6.3　单倍型模块

越来越多的标记可以包含于单倍型中。一个单倍型打乱而另一个单倍型产生是一个合理的观念,但是有很多技术试图定义单倍型模块。例如,其中一个方法就是通过衡量 SNP 等位基因间的 D' 来定义祖先重组发生的位置,即单倍型模块破坏的位置(Gabriel et al. 2002)。另一个方法就是找到第四个单倍型消失(上一节例子中关于"始祖突变和单倍型"中的 A_1B_2 单倍型)的位置的单倍型,因为这说明自从突变发生以来没有重组发生(Wang et al. 2002)。以分析为目的,另外一个方法就是使用三个 SNP 的一个滑窗。因为有相当多的方法可以用来构建和检验单倍型,因此排列检验在确定一个单倍型关联是否明显时就显得相当重要。

8.7　GWAS 产生的一些关键结果

8.7.1　老年性黄斑变性

第一个 GWAS 研究报道是老年性黄斑变性,发现补体因子 H 是其风险基因。回顾发现三个独立的研究都发现了这个关联,而且其效应度都较大(Edwards et al. 2005;Haines et al. 2005;Klein et al. 2005)。在其中一个研究中使用了 96 个病例和 50 个对照,足以发现阳性关联的 SNP,p 值小于 10^{-7}。一个研究中 OR 值的 95% 可信区间为 2.45 ~ 5.57,对于复杂疾病来说已经非常显著了,这就是为什么如此小规模的一个研究就能检测到关联信号。

8.7.2　Wellcome 病例对照研究信托基金会(WTCCC)

WTCCC 是一个里程碑,因为涉及的数量众多、GWAS 方法的验证以及对几种威胁公众健康的疾病的研究都起着示范作用(Wellcome 2007)。尽管研究的样本量巨大,但在高血压中还是没能发现明显关联信号,这可能由疾病异质性导致。在该疾病中,我们发现了一个 OR 值小于 1.3 的阳性关联 SNP 位点,这说明在"常见疾病常见变异"假说下复杂疾病的关联研究需要较大的样本量来提高统计效能。Imputation 被用来估计 HapMap 中未分型 SNP 位点可能的基因型,因此每个人就有 250 万个基因型(Marchini et al. 2007)。研究设计也显示了一种通用对照策略,意思就是一个好的对照可以同时成功地用于几个不同的研究中。英国人群大量的基因型数据也有助于确认非欧裔研究人群是否被排除,这是大不列颠人群中唯一一个适度的群体分层。

8.7.3　1 型糖尿病

最初 5000 个人的 WTCCC 研究以及部分重叠的 7000 个人非同义 SNP 的研

究都发现与 1 型糖尿病相关的 6 个染色体区域。在第二个研究中,这 6 个位点加上另外 6 个明显信号位点在 1.8 万个人中进行了随访(Todd et al. 2007)。最后总共确定了 4 个位点与 1 型糖尿病相关,可能因为研究的人群巨大,所以使得微效的关联信号在多重检验的噪声之上。8 个位点被认为是假阳性或者作用不大。如此巨大的样本还用来研究遗传因素和环境因素各在 1 型糖尿病的发病中所起的作用,并能关注到 1 型糖尿病的代谢通路。它们还能用来研究等位基因频率的地域性差异并通过筛选倍增模型的偏差以寻找基因-基因相互作用。

8.8　我的研究结果是阴性的——帮帮我

非遗传学家理解 GWAS 的困难在于其一个基因一种疾病以及孟德尔遗传方式的观念与 GWAS 混淆起来,并且误解基因芯片是在基因组范围内筛选突变。GWAS 研究中没有得到明显关联有可能是因为疾病发生与遗传因素关系不大,而非研究的效能太低,如涉及少见变异、拷贝数变异、其他难解决的变异(如微卫星)或者基因-基因相互作用太明显。因此,在研究中反映出 GWAS 研究的基本假说思想“常见疾病常见变异”显得非常重要,并且认识到就是一个效能很高的阴性研究也只是意味着这个假说可能是错误的,但是不要去考虑少见变异或其他变异,因为这并不能由 tag SNP 的检测反映出来。

8.9　其他的策略也很重要

目前 GWAS 研究的目的是寻找疾病相关的常见变异。至少两个其他的策略开始变得更加重要:一个是寻找基因组中的结构变异(拷贝数变异),它在患者中出现的频率明显高于对照;另一个是寻找效应更强的少见变异。

8.9.1　拷贝数变异

基因组中的结构变异目前被认为是表型变异的重要因素(Iafrate et al. 2004; Sebat et al. 2004),指的是基因组区域中大于 1kb 的删除或重复,并且这些位点被认为具有拷贝数变异。CNV 分析有几种方法,这在第 12 章中讨论。最近采用一个软件包 Birdsuite 发展出一种整合的方法,这种方法可以用 PLINK 软件包进行CNV 的关联分析(Korn et al. 2008)。什么是解释 CNV 对疾病贡献最好的方法仍然有争议,但可能会很快得以解决。

8.9.2　少见变异

频率小于 1% 的基因序列变异可能是中性的也有可能是有害的,但是如果仅仅是中度有害,那么要将它们从人群中排除仍然需要很长的时间。事实上,统计理论显示少见变异可能是疾病遗传基础的常见形式(Bodmer and Bonilla 2008)。然而常见变异的 OR 值一般在 1.3 左右,目前文献显示少见变异的 OR 值可能一般大于 2,平均为 3.84。少见变异也并不一定要形成家族聚集性。因为我们关注的变异并不会导致孟德尔遗传病(我们感兴趣的是复杂疾病),因此任何一个变异都有较低的外限度。我们可以使用 2 项分布来估计外显度,就会得出很低的家系发生率。例如,给定显性模型(因为变异纯合子少见是不太可能的),血缘关系为 4,外显率为 0.2,这就意味着可能只有 0.05 的可能 2 个以上的亲属都患病。就算外显率为 0.5 也意味着只有 0.25 的可能 2 个以上的亲属都患病。如果血缘关系为 3,那么可能性就会降低 1/6,并且在目前这种小家系的情况下只有 1/16 的可能 2 个以上的亲属都患病。从中可以观察到几个显著结果。第一,就算高外显率的少见变异也可能导致复杂疾病。第二,由于家系规模变小,就算变异的外显率很高,越来越多的疾病会呈现散发状态。例如,假定显性模式,90%的外显率,80%的可能只有 1 个亲属患病(当然尽管在例子当中双亲之一很可能是患者)。第三,许多疾病都有家族性与散发性两种存在形式。例如,在许多神经疾病中,大约 10%的具有家族性。这可能是归因于基因有 30%的外显率,因为许多基因携带者可能不是显性的。

目前遗传学技术已经进展到在短时间内进行全基因组测序。最新一代的技术能够在一周内测序所有编码序列(55Mb),并且有可能在下个十年我们可以得到大量的基因组数据用来发掘少见变异。可以将一个基因内的所有变异组合成一类进行关联分析的卡方检验,但是要确定其中哪些是有意义的哪些是中性的需要借助大范围的生物信息学和功能研究。

8.10　结　　论

GWAS 研究相对较新,使我们在课题设计、对研究结果的理解以及复杂形状发病基础的认识上学到了很多。更大的数据量、更便宜的分型技术以及更广泛的国际合作都意味着越来越微效的基因在未来的几年中都会被发现,这将极大地丰富我们对复杂疾病的认识。

参 考 文 献

Barrett, J. C., Fry, B., Maller, J., and Daly, M. J. 2005. Haploview: Analysis and visualization of LD and haplotype maps. *Bioinformatics* **21**: 263-265.

Bodmer, W. and Bonilla, C. 2008. Common and rare variants in multifactorial susceptibility to common diseases. *Nat. Genet.* **40**: 695-701.

Bonferroni, C. E. 1936. Teoria statistica delle classi e calcolo delle probabilità. *Pubblicazioni del R Istituto*

Superiore di Scienze Economiche e Commerciali di Firenze **8**: 3-62.

Cargill, M., Altshuler, D., Ireland, J., Sklar, P., Ardlie, K., Patil, N., Shaw, N., Lane, C. R., Lim, E. P., Kalyanaraman, N., et al. 1999. Characterization of single-nucleotide polymorphisms in coding regions of human genes. *Nat. Genet.* **22**: 231-238.

Chakravarti, A. 1999. Population genetics—making sense out of sequence. *Nat. Genet.* (suppl. 1) **21**: 56-60.

Clayton, D. and Leung, H. T. 2007. An R package for analysis of wholegenome association studies. *Hum. Hered.* **64**: 45-51.

Corder, E. H., Saunders, A. M., Strittmatter, W. J., Schmechel, D. E., Gaskell, P. C., Small, G. W., Roses, A. D., Haines, J. L., and PericakVance, M. A. 1993. Gene dose of apolipoprotein E type 4 allele and the risk of Alzheimer's disease in late onset families. *Science* **261**: 921-923.

Dempster, A. P., Laird, N. M., and Rubin, D. B. 1977. Maximum likelihood from incomplete data via the EM algorithm. *J. Roy. Statist. Soc. Ser. B* **39**: 1-38.

Devlin, B. and Roeder, K. 1999. Genomic control for association studies. *Biometrics* **55**: 997-1004.

Edwards, A. O., Ritter 3rd, R., Abel, K. J., Manning, A., Panhuysen, C., and Farrer, L. A. 2005. Complement factor H polymorphism and age-related macular degeneration. *Science* **308**: 421-424.

Gabriel, S. B., Schaffner, S. F., Nguyen, H., Moore, J. M., Roy, J., Blumenstiel, B., Higgins, J., De-Felice, M., Lochner, A., Faggart, M., et al. 2002. The structure of haplotype blocks in the human genome. *Science* **296**: 2225-2229.

Haines, J. L., Hauser, M. A., Schmidt, S., Scott, W. K., Olson, L. M., Gallins, P., Spencer, K. L., Kwan, S. Y., Noureddine, M., Gilbert, J. R., et al. 2005. Complement factor H variant increases the risk of age-related macular degeneration. *Science* **308**: 419-421.

Hardy, G. H. 1908. Mendelian proportions in a mixed population. *Science* **28**: 49-50.

Hosking, L., Lumsden, S., Lewis, K., Yeo, A., McCarthy, L., Bansal, A., Riley, J., Purvis, I., and Xu, C. F. 2004. Detection of genotyping errors by Hardy-Weinberg equilibrium testing. *Eur. J. Hum. Genet.* **12**: 395-399.

Hotelling, H. 1931. The generalization of Student's ratio. *Ann. Math. Statist.* **2**: 360-378.

Iafrate, A. J., Feuk, L., Rivera, M. N., Listewnik, M. L., Donahoe, P. K., Qi, Y., Scherer, S. W., and Lee, C. 2004. Detection of large-scale variation in the human genome. *Nat. Genet.* **36**: 949-951.

Johnson, G. C., Esposito, L., Barratt, B. J., Smith, A. N., Heward, J., Di Genova, G., Ueda, H., Cordell, H. J., Eaves, I. A., Dudbridge, F., et al. 2001. Haplotype tagging for the identification of common disease genes. *Nat. Genet.* **29**: 233-237.

Klein, R. J., Zeiss, C., Chew, E. Y., Tsai, J. Y., Sackler, R. S., Haynes, C., Henning, A. K., SanGiovanni, J. P., Mane, S. M., Mayne, S. T., et al. 2005. Complement factor H polymorphism in age-related macular degeneration. *Science* **308**: 385-389.

Korn, J. M., Kuruvilla, F. G., McCarroll, S. A., Wysoker, A., Nemesh, J., Cawley, S., Hubbell, E., Veitch, J., Collins, P. J., Darvishi, K., et al. 2008. Integrated genotype calling and association analysis of SNPs, common copy number polymorphisms and rare CNVs. *Nat. Genet.* **40**: 1253-1260.

Lander, E. S. 1996. The new genomics: Global views of biology. Science **274**: 536-539.

Lander, E. S., Linton, L. M., Birren, B., Nusbaum, C., Zody, M. C., Baldwin, J., Devon, K., Dewar, K., Doyle, M., FitzHugh, W., et al. 2001. Initial sequencing and analysis of the human genome. *Nature*

409：860-921.

Lange, C., DeMeo, D., Silverman, E. K., Weiss, S. T., and Laird, N. M. 2004. PBAT：Tools for family-based association studies. *Am. J. Hum. Genet.* **74**：367-369.

Marchini, J., Howie, B., Myers, S., McVean, G., and Donnelly, P. 2007. A new multipoint method for genome-wide association studies by imputation of genotypes. *Nat. Genet.* **39**：906-913.

NCI-NHGRI Working Group on Replication in Association Studies. 2007. Replicating genotype-phenotype associations. What constitutes replication of a genotype-phenotype association, and how best can it be achieved? *Nature* **447**：655-660.

Patterson, N., Price, A. L., and Reich, D. 2006. Population structure and eigenanalysis. *PLoS Genet.* **2**：e190.

Price, A. L., Patterson, N. J., Plenge, R. M., Weinblatt, M. E., Shadick, N. A., and Reich, D. 2006. Principal components analysis corrects for stratification in genome-wide association studies. *Nat. Genet.* **38**：904-909.

Pritchard, J. K. 2001. Are rare variants responsible for susceptibility to complex diseases? *Am. J. Hum. Genet.* **69**：124-137.

Pritchard, J. K., Stephens, M., and Donnelly, P. 2000. Inference of population structure using multilocus genotype data. *Genetics* **155**：945-959.

Purcell, S., Neale, B., Todd-Brown, K., Thomas, L., Ferreira, M. A., Bender, D., Maller, J., Sklar, P., de Bakker, P. I., Daly, M. J., et al. 2007. PLINK：A tool set for whole-genome association and population-based linkage analyses. *Am. J. Hum. Genet.* **81**：559-575.

Reich, D. E. and Lander, E. S. 2001. On the allelic spectrum of human disease. *Trends Genet.* **17**：502-510.

Sebat, J., Lakshmi, B., Troge, J., Alexander, J., Young, J., Lundin, P., Maner, S., Massa, H., Walker, M., Chi, M., et al. 2004. Large-scale copy number polymorphism in the human genome. *Science* **305**：525-528.

Simpson, E. H. 1951. The interpretation of interaction in contingency tables. *J. Roy. Statist. Soc., Ser. B* **13**：238-241.

Skol, A. D., Scott, L. J., Abecasis, G. R., and Boehnke, M. 2006. Joint analysis is more efficient than replication-based analysis for twostage genome-wide association studies. *Nat. Genet.* **38**：209-213.

The International HapMap Consortium. 2003. The International HapMap Project. *Nature* **426**：789-796.

The Wellcome Trust Case Control Consortium. 2007. Genome-wide association study of 14,000 cases of seven common diseases and 3,000 shared controls. *Nature* **447**：661-678.

Todd, J. A., Walker, N. M., Cooper, J. D., Smyth, D. J., Downes, K., Plagnol, V., Bailey, R., Nejentsev, S., Field, S. F., Payne, F., et al. 2007. Robust associations of four new chromosome regions from genome-wide analyses of type 1 diabetes. *Nat. Genet.* **39**：857-864.

Van Steen, K. and Lange, C. 2005. PBAT：A comprehensive software package for genome-wide association analysis of complex family-based studies. *Hum. Genomics* **2**：67-69.

Venter, J. C., Adams, M. D., Myers, E. W., Li, P. W., Mural, R. J., Sutton, G. G., Smith, H. O., Yandell, M., Evans, C. A., Holt, R. A., et al. 2001. The sequence of the human genome. *Science* **291**：1304-1351.

Wang, K., Li, M., and Bucan, M. 2007. Pathway-based approaches for analysis of genomewide association studies. *Am. J. Hum. Genet.* **81**：1287-1283.

Wang, N. , Akey, J. M. , Zhang, K. , Chakraborty, R. , and Jin, L. 2002. Distribution of recombination crossovers and the origin of haplotype blocks: The interplay of population history, recombination, and mutation. *Am. J. Hum. Genet.* **71**: 1227-1234.

Weinberg, W. 1908. Ber den Nachweis der Vererbung Beim Menchen. *Jahreshefte Verein* **64**: 368-382.

Zou, G. Y. and Donner, A. 2006. The merits of testing Hardy-Weinberg equilibrium in the analysis of unmatched case-control data: A cautionary note. *Ann. Hum. Genet.* **70**: 923-933

互联网信息

http://www.bioconductor.org/packages/2.3/bioc/html/snpMatrix.html Clayton and Leung 2007. snpMatrix.

http://www.biostat.harvard.edu/~clange/degault.htm Lange et al. 2004; Van Steen and Lange 2005. PBAT.

http://www.broad.mit.edu/mpg/birdsuite/ Korn et al. 2008. Birdsuite.

http://www.broad.mit.edu/mpg/haploview Barrett et al. 2005. Haploview 4.0.

http://genepath.med.harvard.edu/~reich/EIGENSTRAT.htm Patterson et al. 2006; Price et al. 2006. EIGENSTRAT/EIGENSOFT.

http://www.hapmap.org International HapMap Project.

http://www.ncbi.nlm.nih.gov/dbgap Database of genotypes and phenotypes.

http://www.ncbi.nlm.nih.gov/projects/projects/SNP/ Single nucleotide polymorphism database.

http://pngu.mgh.harvard.edu/~purcell/plink/download.shtml Purcell et al. 2007. PLINK.

http://pritch.bsd.uchicago.edu/software.html Pritchard et al. 2000. *structure*.

http://www.stats.ox.ac.uk/~marchini/software/gwas/snptest.html Marchini et al. 2007. SNPTEST.

9 连锁不平衡、HapMap 及插补介绍

Benjamin M. Neale

Center for Human Genetic Research, Massachusetts General Hospital, Boston, Massachusetts 02114 and Broad Institute, Cambridge, Massachusetts 02142

引　言

在整个人类基因组中，不同位点变异间存在一种关联结构。这种关联结构意味着知晓某个位点的基因型就可以为另外位点的基因型提供信息。这种不同位点变异间的相关性被称为连锁不平衡（linkage disequilibrium，LD，关于 LD 的深入讨论请参考第 7 章和第 8 章）。LD 在遗传学研究的各个领域中均有着重要意义。本章将讨论 LD 在遗传学上的重要性，略述群体遗传学与关联研究。随后介绍国际 HapMap 计划——影响深远的着眼于绘制人类基因组上连锁不平衡区段的国际合作计划，以及其和填补分析的关系。

9.1　一些基本 LD 统计学知识

LD 的研究历史在人类遗传学研究中悠久且充满故事性。群体中两个位点间彼此不依赖的概念由 Hilda Geiringer 在 1944 年在其名为 *On the Probability Theory of Linkage in Mendelian Heredity*（Geiringer 1944）的文章中首次提出。Geiringer 特别提出，如果两个位点间（如两个等位基因型 A_1/A_2、B_1/B_2）的重组概率超过了零，那么每个单体型（A_1B_1、A_1B_2、A_2B_1 以及 A_2B_2）的概率等于这两个位点等位基因型产物的频率（即 $P[A_1B_1]=P[A_1] * P[B_1]$）。Geiringer 没有提出检验该期望偏差的统计学检验方法，但这个方程式为后来 LD 的统计学提供了核心思想。

9.1.1　LD 统计量 D'

Lewontin 和 Kojima 在 1960 年提出了第一个常用的 LD 统计量 D。D 着眼于描述 Geiringer 所定义的连锁不平衡的偏离。D 现在已经很少使用，其原因在于 D 的尺度和频率有关，即 D 的最大值是 p_{A1} 和 p_{B1} 的函数。举例来说，如果 $p_{A1}=0.9$ 且 $p_{B1}=0.9$，那么 D 的最大值就是当 $p_{A1B1}=0.9$，即 D 为 0.09。当 $p_{A1}=0.5$ 且

$p_{B1}=0.5$ 时,那么 D 的最大值就是当 $p_{A1B1}=0.5$,即 D 为 0.25,这也是 D 能取的最大值的极限。为了解决这种频率依赖的因素,Lewontin 通过将 D 除以 D_{max} 来获得标准化的 D',中间 D_{max} 是 D 所能取的最大值(Lewontin 1964)。

$$D'=D/D_{max} \tag{9.1}$$

当 $D<0$ 时,D_{max} 定义为 $\min(p_{A1}{}^* p_{B1}, p_{A2}{}^* p_{B2})$,而当 $D>0$ 时,D_{max} 等于 $\min(p_{A1}{}^* p_{B2}, p_{A2}{}^* p_{B1})$。通常报道的是 D' 的绝对值,因为 D' 的符号意味着在位点 A 和位点 B 之间,哪个等位基因定义为主要或次要等位基因型。如果 p_{A1B1}、p_{A1B2}、p_{A2B1} 或者 p_{A2B2} 等于 0,那么 D' 等于 1。

从概念上讲,这为分析 D' 和 LD 之间的关系提供了一种便利的方法。由于 4 种可能的单体型中的某一种没有被观察到,一种可能性就是在这两个位点间的重组率极低。但由于统计效力或隐性重组的因素,我们不能完全排除重组的可能性。

在统计效力方面,如果两个位点的低频等位基因的频率非常低,那么观察到含有这两个低频等位基因的单体型的概率则是这两个低频等位基因频率的乘积。例如,如果两个位点的低频等位基因频率都是 1%,那么在没有连锁不平衡情况下该单体型的频率为 0.01%。

此外,隐性重组也会影响到判断,把可能出现的 4 种单体型中的 3 个记为 A_1B_1、A_1B_2、A_2B_1,如果在 A_1B_1 和 A_2B_1 或者 A_1B_1 和 A_1B_2 之间发生了重组,那么群体中就不会产生新的单体型。这样,由于在产生的单体型中没有观察到新的单体型,这样的重组事件就会被掩盖。

9.1.2 LD 统计量 r^2

和 D' 不同,另外一个常用的 LD 统计量是 r^2。r^2 由 Hill 和 Robertson 在 1968 年提出,定义为 2×2 表共相关因子的平方,记为

$$r^2=D^2/(p_{A1}*p_{A2}*p_{B1}*p_{B2}) \tag{9.2}$$

由于两位点之间 r^2 的大小是共有非中心性参数百分比的一部分,因此其值与关联检验和分析更相关。非中心参数是假设检验中 H_1 分布与 H_0 分布的相对差异值。它和统计效力有关,是在 H_1 存在下,不排除 H_0 假设的可能性大小。因此,r^2 由于和统计效力直接相关而不是检测基因组上的重组行为,对衡量相关性而言更显有用。此外另有一些 LD 统计量被提出来,相关描述可参见 Devlin 和 Risch (1995)、Evans 和 Cardon (2005)。这些统计量在多等位基因上的扩展应用,可参考 Zhao 等 2005 年的综述。

9.2 利用国际单体型计划定位 LD 区域

在 21 世纪之交,人类遗传学领域爆发了一次关于人类基因组有多大程度的连

锁不平衡现象的大辩论。1999 年,Leonid Kruglyak(1999)对人类基因组 LD 区域的分布进行了系列预测,预示着基因组关联分析时代的来临。在这篇里程碑式的文章里,Kruglyak 认为约 500 000 个单核苷酸多态性位点(SNP)应该可以覆盖整个基因组的常见变异。

从那以后,一系列关于人类基因组 LD 模式的受数据驱动的重要文章被发表。*Nature Genetics* 刊登了第一次验证 LD 模式的两篇文章(Daly et al. 2001;Johnson et al. 2001)。这两篇文章,以及 *Science* 上的另一篇文章(Patil et al. 2001)证明了被重组热点打断形成的 LD 区域的数量远高于预期。基因组这种区块似的特性说明在人类历史进程中,自然发生的重组并不是完全随机的。从这些数据集中,Reich 等(2002)以及 Wall 和 Pritchard(2003)同时证明了经验性的 SNP 数据并不遵从中立的重组模式。相反,基因组 LD 区块中明显存在一些"洞",该处的"孤单 SNP"和附近的 SNP 的 LD 较低。在关于基因组 LD 现象的早期观察得到经验性的证实时,也有研究证实男性精子上的重组是"点状的"或者说是非随机的分布在区域之间的(Jeffreys et al. 2001)。

基因组这种明显的区块特性为国际单体型计划(International HapMap Project)提供了原动力。这个计划是绘制人类群体内 LD 模式的全球性合作计划。如同 HapMap 网站上所说:国际单体型计划是由多个国家共同对人类群体间遗传相似性或差异性进行鉴定和分类的协作计划。利用 HapMap 计划的信息,研究者可以发现影响健康、疾病以及对药物和环境个体化反应的基因。该计划由日本、英国、加拿大、中国、尼日利亚以及美国的科学家和资助机构合作进行,计划中产生的所有信息将对公众发布。

HapMap 的最早 2 个阶段性任务集中在对不同人群进行基因分型:包括 30 个 CEPH 样本库(Centre d'Etude du Polymorphisme Humain,CEPH)里的三口之家(他们是居住在美国犹他州的欧洲后裔)、30 个来自尼日利亚的非洲裔约鲁巴人三口之家、45 个北京汉族人、45 个东京日本人。这两个阶段的基因分型工作包括 2 个主要的 SNP 分型项目以及在部分样本中对一些随机区域进行深度测序的工作(ENCODE projects,http://genome.ucsc.edu/ENCODE;International HapMap Consortium 2005)。已有一系列文章非常详细地描述了 HapMap 项目。其数据记录了部分人群中整个基因组的基本重组模式,为 SNP 的发现工作提供了一个指南并且有助于评价这些工作在基因组覆盖程度方面的好坏。

更重要的是,HapMap 证明了需要对不同的人群进行注释。一般来说,非洲人群比欧洲和亚洲人群的 LD 水平低,这符合人类进化中的"走出非洲"学说(International HapMap Consortium 2003;Frazer et al. 2007),由于非洲人群更古老,有更多的机会来发生重组,打破 LD 连锁不平衡模式。

HapMap 计划还完成了第三阶段的工作,期间 Illumina 和 Affymetrix 含有百万个 SNP 位点的产品被用来做基因分型。除了之前描述的 3 类样本外,新增加了 7 个样本集:美国西南部的 1 个非裔美国人群;来自科罗拉多州丹佛地区的华裔人群;得克萨斯州休斯顿的 Gujarati 印度人群;肯尼亚 Webuye 地区的 Luhya 部落人群;加利福尼亚州洛杉矶地区的墨西哥美国人;肯尼亚 Kinyawa 地区的 Maasai 部落人群;意大利 Tuscans 地区的人群。这些数据尤其有利于填补分析。

9.3 从标签到填补

LD 的重要性从群体遗传的模型讨论发展到关联测试的相关性。如前所述,r^2 比 D' 提供了更强的预测疾病关联位点的力量。Carlson 和同事描述了一种简单的 "贪婪"算法来寻找特定区域内能代表其他 SNP 位点的标签 SNP(Carlson et al. 2004)。该方法计算区域内所有 SNP 之间的配对 r^2,然后选择在特定 r^2 阈值范围内能代表最多 SNP 的那个 SNP 作为标签 SNP。对剩下的 SNP 重复上述过程,直到所有的 SNP 都被包括或者达到了可被基因分型的最大 SNP 数量(表 9.1)。de Bakker 和同事通过增加 2 个和 3 个标记单体型扩展了这个理论(de Bakker et al. 2005)。他们的算法和以前一样,但当确定了 2 个标签 SNP 后,通过形成的 2 个或 3 个标记单体型来测试其是否能够预测还未被代表的任何 SNP。正是这种引入 2～3 个标记单体型的方法给填补分析法带来了舞台。

表 9.1 选择 tagSNP 的 Carlson Greedy 算法

1.	定义 MAF 阈值 M
2.	确定 MAF>M 的所有 SNP
3.	计算其 r^2
4.	定义 r^2 阀值 R
5.	过滤出 r^2>R 的配对组
6.	找到有最多 r^2>R 的 SNP
7.	获得上一步的 SNP 以及与其相关的 SNP
8.	检验上述 SNP 的 r^2
9.	所有 SNP r^2>R 的其他 SNP 均为可能的 tagSNP
10.	从上述 tagSNP 集合中选择一个代表性 tagSNP(可参考生物意义,分型难易等指标)
11.	对未被标签化的 SNP 重复第 5 步,可修改限制条件
12.	未被任何 SNP 捕获到的 SNP 定义为"单身 SNP"

填补法的目的是用更系统的方式利用 LD 模式来获得未进行基因分型的位点的信息(Nicolae 2006;Marchini et al. 2007)。这方面有大量方法被提出来,其可分为两大类:隐式马尔可夫模型法(HMM)和扩展标签法。简而言之,基于 HMM

的方法对待这个问题像其他任何马尔可夫模型一样：观察到的数据（即分型的SNP）反映潜在的结构（即每个个体真正的单体型）。这些模型倾向于每个染色体产生一个模式来判决潜在的真正结构状态。扩展标签法在逻辑上扩展了 de Bakker 等（2005）的模型，它利用多个位点来预测未分型的位点。

填补法倾向于用不确定的可能基因型来做关联分析。为解决这种分析中的不确定性，人们提出了一系列方法。对单个研究来说，只要误差对病例和对照的影响是相等的，采用逻辑回归是公正的。简单的卡方检验会导致统计测试趋于保守，为了缓解这种现象，经验方差比理论二项式方差更合适。在做荟萃分析时，纳入研究的权重不应仅仅看样本大小，还应看其在未分型位点上的填补质量（de Bakker et al. 2008）。最近一些研究团体提出了基于综合考虑填补信息和病例对照状态的联合可能性的方法（Lin et al. 2008）。这些方法可以带来更强的统计效能，但分析结果同时还不太精确。到目前而言，在基因组范围对填补质量贡献最大的是参考人群的样本量以及芯片的起始覆盖度。在第 10 章将会详细介绍填补。

9.4 结　　论

LD 是人类遗传学中进行疾病定位研究的重要内容。基因组位点之间的结构相关性显著地减少了全基因组分析的成本，有力地促进了目前的研究。围绕着如何选择用于分型的变异位点以及如何利用 LD 来分析这些位点，已有很多统计学方法被建立起来。

参 考 文 献

Carlson, C. S., Eberle, M. A., Rieder, M. J., Yi, Q., Kruglyak, L., and Nickerson, D. A. 2004. Selecting a maximally informative set of single-nucleotide polymorphisms for association analyses using linkage disequilibrium. *Am. J. Hum. Genet.* **74**: 106-120.

Daly, M. J., Rioux, J. D., Schaffner, S. F., Hudson, T. J., and Lander, E. S. 2001. High-resolution haplotype structure in the human genome. *Nat. Genet.* **29**: 229-232.

de Bakker, P. I., Ferreira, M. A., Jia, X., Neale, B. M., Raychaudhuri, S., and Voight, B. F. 2008. Practical aspects of imputation-driven metaanalysis of genome-wide association studies. *Hum. Mol. Genet.* **17**: R122-R128.

de Bakker, P. I., Yelensky, R., Pe'er, I., Gabriel, S. B., Daly, M. J., and Altshuler, D. 2005. Efficiency and power in genetic association studies. *Nat. Genet.* **37**: 1217-1223.

Devlin, B. and Risch, N. 1995. A comparison of linkage disequilibrium measures for fine-scale mapping. *Genomics* **29**: 311-322.

Evans, D. M. and Cardon, L. R. 2005. A comparison of linkage disequilibrium patterns and estimated population recombination rates across multiple populations. *Am. J. Hum. Genet.* **76**: 681-687.

Frazer, K. A., Ballinger, D. G., Cox, D. R., Hinds, D. A., Stuve, L. L., Gibbs, R. A., Belmont, J. W.,

Boudreau, A., Hardenbol, P., Leal, et al. 2007. A second generation human haplotype map of over 3.1 million SNPs. *Nature* **449**: 851-861.

Geiringer, H. 1944. On the probability theory of linkage in Mendelian heredity. *Ann. Math. Statist.* **15**: 25-57.

Hill, W. G. and Robertson, A. 1968. Linkage disequilibrium in finite populations. *Theor. Appl. Genet.* **38**: 226-231.

International HapMap Consortium. 2003. The International HapMap Project. *Nature* **426**: 789-796.

International HapMap Consortium. 2005. A haplotype map of the human genome. *Nature* **437**: 1299-1320.

Jeffreys, A. J., Kauppi, L., and Neumann, R. 2001. Intensely punctate meiotic recombination in the class Ⅱ region of the major histocompatibility complex. *Nat. Genet.* **29**: 217-222.

Johnson, G. C., Esposito, L., Barratt, B. J., Smith, A. N., Heward, J., Di Genova, G., Ueda, H., Cordell, H. J., Eaves, I. A., Dudbridge, F., et al. 2001. Haplotype tagging for the identification of common disease genes. *Nat. Genet.* **29**: 233-237.

Kruglyak, L. 1999. Prospects for whole-genome linkage disequilibrium mapping of common disease genes. *Nat. Genet.* **22**: 139-144.

Lewontin, R. 1964. The interaction of selection and linkage I. General considerations; heterotic models. *Genetics* **49**: 49-67.

Lewontin, R. and Kojima, K. 1960. The evolutionary dynamics of complex polymorphisms. *Evolution* **14**: 458-472.

Lin, D. Y., Hu, Y., and Huang, B. E. 2008. Simple and efficient analysis of disease association with missing genotype data. *Am. J. Hum. Genet.* **82**: 444-452.

Marchini, J., Howie, B., Myers, S., McVean, G., and Donnelly, P. 2007. A new multipoint method for genome-wide association studies by imputation of genotypes. *Nat. Genet.* **39**: 906-918.

Nicolae, D. L. 2006. Testing untyped alleles (TUNA)-applications to genome-wide association studies. *Genet. Epidemiol.* **30**: 718-727.

Patil, N., Berno, A. J., Hinds, D. A., Barrett, W. A., Doshi, J. M., Hacker, C. R., Kautzer, C. R., Lee, D. H., Marjoribanks, C., McDonough, D. P., et al. 2001. Blocks of limited haplotype diversity revealed by high-resolution scanning of human chromosome 21. *Science* **294**: 1719-1723.

Reich, D. E., Schaffner, S. F., Daly, M. J., McVean, G., Mullikin, J. C., Higgins, J. M., Richter, D. J., Lander, E. S., and Altshuler, D. 2002. Human genome sequence variation and the influence of gene history, mutation and recombination. *Nat. Genet.* **32**: 135-142.

Wall, J. D. and Pritchard, J. K. 2003. Assessing the performance of the haplotype block model of linkage disequilibrium. *Am. J. Hum. Genet.* **73**: 502-515.

Zhao, H., Nettleton, D., Soller, M., and Dekkers, J. C. 2005. Evaluation of linkage disequilibrium measures between multi-allelic markers as predictors of linkage disequilibrium between markers and QTL. *Genet. Res.* **86**: 77-87

互联网信息

http://genome.ucsc.edu/ENCODE ENCODE.

http://www.hapmap.org International HapMap Project.

10　全基因组关联研究的 Meta 分析

Paul I. W. de Bakker,[1,2] **Benjamin M. Neale,**[2,3] **and Mark J. Daly**[2,3]

[1]*Division of Genetics, Department of Medicine, Brigham and Women's Hospital, Harvard Medical School, Boston, Massachusetts 02115;* [2] *Program in Medical and Population Genetics, Broad Institute of MIT and Harvard, Cambridge, Massachusetts 02142;* [3] *Center for Human Genetic Research, Massachusetts General Hospital, Boston, Massachusetts 02114*

引　言

单个全基因组关联研究在寻找复杂性状和常见疾病新易感位点方面存在一定的局限性。由于其样本量和效能相对有限,基因型与表型之间的真正关联或许达不到全基因组扫描的统计学要求($p < 5 \times 10^{-8}$)。通过 Meta 分析,可以对单个低效能研究进行有效合并,这样更有利于发现新的疾病易感位点。对于复杂性状而言,大部分的遗传学发现都源于 Meta 分析综合得出的结论(Barrett et al. 2008; Ferreira et al. 2008; Zeggini et al. 2008; Kathiresan et al. 2009; Newton-Chen et al. 2009)。到目前为止,这些工作都局限于单个位点的分析,每次只能对一个多态性位点进行主效应分析。该方法最大的优点在于不同的研究机构不需要交换个体间基因型与表型的数据(这点实际上是真正的难点所在)。在本章中,我们重点关注单个 SNP 位点的 Meta 分析,着重介绍如何将不确定的结果整合到关联分析及后续的 Meta 分析中。

全基因组关联研究的 Meta 分析最主要的问题在于平衡不同研究间的结果(de Bakker et al. 2008)。众所周知,每个研究在研究设计、样本收集、基因分型方法、关联分析方法等方面都存在一定的差异,而 Meta 分析整体的目标就是使每个研究结果规范化,数据可以互换并且可以将统计结果进行适当的合并。对于一个明确的表型定义(相应的衡量标准),这种方法并没有降低其重要性。同时我们也希望通过这种方法可以达到这样的一个目的:对于不同的研究,研究者能够在表型的定义、样本的选择标准以及适当的协变量模型方法方面达成共识。

10.1　处理基因型数据缺失方面的输入软件

对于不同的 SNP 有着不同的基因分型平台(近年来,通常也可认为是拷贝数多态性)。因此,合并不同研究的数据结果将是一项非常复杂的工作。但幸运的是,在相邻变异之间进行连锁不平衡分析可以预测那些没有被直接分型的多态性位点。国际 HapMap 计划(http://www.hapmap.org)已经在 4 种人群 270 个 DNA 样本中成功分型 300 多万个 SNP 位点,其中对于祖先来自北欧和西欧的犹他州居民(CEU)的 SNP 位点可以分为 120 种单倍型,来自伊巴丹和尼日利亚地区的约鲁巴人(YRI)的 SNP 位点分为 120 种单倍型,对于中国北京汉人(CHB)和日本东京的日本人(JPT)有另外 180 种单倍型(国际 HapMap 组织 2007)。有许多软件可用来处理数据,包括 IMPUT(Marchini et al. 2007)、MACH(Li and Abecasis 2006)、PLINK(Purcell et al. 2007)、BIMBAM(Servin and Stephens 2007)以及 BEAGLE(Browning and Browning 2009)。这些软件的输入要求基因型数据以单个样本采集,同时以 HapMap 基因型(或单倍体)作为参考数据,最后以 HapMap 上出现的所有 SNP 位点的基因型作为输出格式。因此,这个输入程序文件在基因型数据缺失方面可以有效地将一些常见的 SNP 位点作为数据集进行分析。

10.1.1　数据输入的准确性及质量

输入的准确性受到两个因素的限制。首先,基因分型平台能够影响数据输入的准确性。进行分型的 SNP 相关内容可以直接决定全基因关联研究的有效覆盖度。其次,SNP 的密度及参考组样本量的控制可以影响数据输入的准确性(i. e.,HapMap)。通过设计发现,HapMap 对于常见的变异存在很大的偏倚(频率>5% 的等位基因覆盖度好)。因此,我们可以根据 HapMap 的 SNP 基因分型芯片对于常见的 SNP 位点进行覆盖度分析(Pe'er et al. 2006)。相反地,罕见的变异(等位基因频率低于 5%)数据完整度不够,因为对包含在 HapMap 中罕见的 SNP 位点仅有一小部分单倍体被发掘。因此,以 HapMap 数据作为参考时,对于罕见等位基因预测的准确性要低于对于常见变异的预测。重要的是,对于一个给定的 SNP 位点,其基因型数据输入的准确性在不同的研究之间存在一定的差异,因为有些研究会直接进行基因分型,而其他的则根据实验成败输入数据。

为了阐述在数据输入质量方面的效应,我们研究了来自糖尿病遗传数据库中的相关数据(http://www.broad.mit.edu/diabetes)。在该研究中,1464 例病例(患有 2 型糖尿病)和 1467 例对照(年龄、性别、体重指数[BMI]及所在的地区均与病例组匹配)通过 Affymetrix 500K 平台进行基因分型(Saxena et al. 2007)。图 10.1 显示的是根据 r^2 将所有的 HapMap 中 SNP 位点分成 4 部分。其中 r^2 是根据每个 SNP 位点和任意一个 500K 的基因分型芯片数据配对比较而得出的数值。约 46% 的 SNP 位点可以很好地通过基因分型或者连锁不平衡进行捕获。近 1/4 的 SNP 位点连锁不平衡关联性较弱($r^2 < 0.5$),所以这些位点很难被发现(impute)。表 10.1 显示的是根据最小等位基因频率(MAF)计算得到的 4 部分 SNP

位点的数目。在低频的 SNP 位点中,约 58％的位点不能很好地通过基因分型进行捕获,而相比之下高频的 SNP 位点较容易捕获到。这与之前观察到的在 Hap-Map 数据库 CEU 人群中常见的 SNP 位点更具有代表性的结论是一致的。

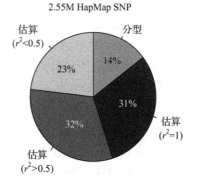

图 10.1　根据配对系数(r^2)与任意 Affymetrix 500K 芯片分型数据比较将 250 万个 Hap-Map-CEU(release 21)中 SNP 位点划分为 4 部分。近 2/3 的 SNP 位点因为连锁不平衡关联性较强可以相对直观地被分析:31％的 SNP 位点完全相关($r^2=1$),另外 32％的 SNP 位点 $r^2>0.5$;23％的位点很难被捕获,其需要更多的单倍体信息[数据基于糖尿病遗传启动数据库 (Saxena et al. 2007)]

表 10.1　通过 Affymetrix 基因分型平台两两配对比较得出的 SNP 位点的数目

	最小等位基因频率(MAF)		
	低频(MAF<5％)	中频(MAF 5％～20％)	高频(MAF 20％～50％)
r^2	[MAF<5％]	[MAF 5％～20％]	[MAF 20％～50％]
$r^2=1$	112 153(33％)	291 171(40％)	379 247(34％)
$r^2>0.5$	33 724(10％)	249 031(34％)	530 915(48％)
$r^2<0.5$	198 368(58％)	194 498(26％)	195 753(18％)
总计	344 245(100％)	734 700(100％)	1 105 915(100％)

在 500K(～380K 的 SNP)的芯片中通过所有质量控制的 SNP 位点作为输入的基因型,利用 MACH 程序来输入 HapMap CEU 中所有 SNP 位点(release 21)。输出时,MACH 程序对于个体中的每个 SNP 位点执行 dosage 这样一个变量(用来评估每个个体的最小等位基因数目,范围为 0～2),并且以 mldose 文件为输出格式。dosage 变量是基于在每个个体中 3 种基因型(AA、AB、BB)频率得到的(以 mlprob 文件为输出格式):

$$dosage=1\times p(AB)+2\times p(BB) \tag{10.1}$$

$p(AB)$和 $p(BB)$分别代表杂合子(AB)和最小纯合子(BB)出现的后验概率。

完成上述步骤后,MACH 程序开始对所有样本平均的 SNP 位点计算平均最大后验概率(又称作 Quality),并且评估输入的基因型与真实基因型之间的相关性(称作 Rsq,它可以用来衡量输入的不确定性)。Rsq 相当于实际 dosage 的变异与期望 dosage 变异之间的比值。这个比值越低表明数据输入的准确性越低,然而精确的基因型要求方法应该统一化(根据哈-温平衡,该值应该在 1 附近波动)。在本实例中,我们发现常见的 SNP 位点其数据输入的准确性较好,而对于低频的 SNP 位点其数据输入准确性明显下降(如图 10.2A 所示,随着观察与期望 dosage 变异的比值降低,重尾越明显)。

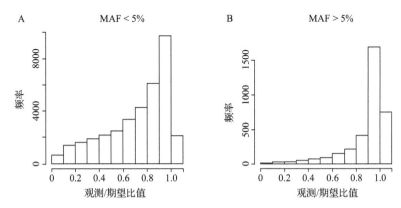

图 10.2　罕见的 SNP 位点(A,MAF<5%)和常见的 SNP 位点(B,MAF>5%)的观测与期望 dosage 变异比值的柱状图

MAF 代表最小等位基因频率

分析到这里,我们排除了 326 个不一致的同胞群,只纳入不相关的病例及与其匹配的对照病例,因此我们用自由度为 1 的卡方检验来评估其关系:

$$\chi^2 = \frac{(p_{\text{case}} - p_{\text{control}})^2}{\left(\dfrac{1}{n_{\text{case}}} + \dfrac{1}{n_{\text{control}}}\right)[p(1-p)]} \tag{10.2}$$

p_{case} 和 p_{control} 分别代表在病例与对照组一个特定 SNP 位点的最小等位基因频率;p 是合并的等位基因频率;n_{case} 和 n_{control} 分别代表在病例组与对照组中染色体的数目。

10.1.2　卡方校正

尽管在我们的研究中对于分型的 SNP 位点的基因组膨胀因子 λ 适中(1.04),但是我们观察到检验统计量是保守的,因此对于那些低频的 SNP 位点的分布产生很明显的影响(图 10.3)。这种情况说明了基于原始剂量 dosage 不确定时的卡方检验并不能很好地代表零假设。针对这种问题我们提出一种简单的校正方法。随着输入数据的不确定,这种信息的缺失造成了剂量 dosage 的变异逐渐降低。为了校正这种差异,我们需要适当地降低上述 χ^2 公式中分母的变异,我们可以用二项式方差 $p(1-p)$ 代替以前的凭经验观察的方差(为了计算经验观察方差,所有的样本均应该计算平均剂量 dosage 值和偏差的平方和)。

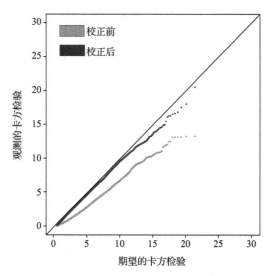

图 10.3　对于等位基因频率<5%及与任意一个分型的 SNP 位点的匹配系数 r^2<0.5 的 SNP 位点在统计学校正前后得出的分位数-分位数图

未进行校正的分布与期望的零分布有很大的波动,而校正后的分布可以沿对角线覆盖原来的零分布

　　在本例中我们对一部分低频 SNP 位点进行统计学的校正。图 10.3 显示的是对于等位基因频率<5%和与任意一个分型的 SNP 位点的匹配系数 r^2<0.5 的 198 368 个 SNP 位点在统计学校正前后得出的分位数-分位数图。从图 10.3 中可以看出,在校正之前,检验统计量有很大的波动,而校正之后,检验统计量的分布与零假设条件下的分布(零分布,null distribution)一致(沿着 Q-Q 图的对角线)。

　　为了更深入地了解数据输入准确性在关联分析中的作用,我们将一组常见(约 8000)和罕见(约 36 000)的分型 SNP 位点在数据输入时删去。对于这些 SNP 位点,我们基于真正基因型的检验统计量和输入剂量估算的校正的检验统计量进行比较。图 10.4 显示的是各自 Z 值的分布(为了更直观,我们将卡方值转换为 Z 值)。我们发现,在 Z 值和等位基因频率之间有很明显的正相关性。高频 SNP 位点的 Pearson 相关系数为 0.9,低频 SNP 位点其相关系数为 0.7。对于更低频的 SNP 位点,其相关性明显下降,频率<1%的 SNP 位点,其 r^2=0.3。到目前为止,我们通过校正卡方检验,可以从输入数据中获得比较合适的检验统计量,正如预期的是,低频 SNP 的结果要比常见的 SNP 位点差。

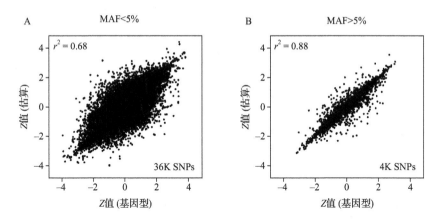

图 10.4 对于随机选择的 SNP 位点在基因型与经验观测的基因型之间
检验统计量的比较(Z 值)

A 图代表最小等位基因频率<5% 的 SNP 位点($n=36\ 000$)，B 图代表等位基因频率>5% 的 SNP 位点
（$n=8\ 000$）。对于低频的 SNP 位点，关联系数越低代表其分析准确性越低［基于糖尿病遗传启动数据库
（Saxen et al. 2007）］

10.1.3 将不确定的数据整合到 Meta 分析中

检验统计量的变异不仅降低结果的可靠性，而且在 Meta 分析中也会引起更多的问题。合并未校正的检验统计量会导致原始效能的降低，但是分析一个研究同样也需要依据其样本量的大小或者统计量的变异。如果在分析数据时未进行样本量的校正，那么即使一个不确定的基因型都会对结果造成很大的影响。因此，如何将输入不确定的数据整合到 Meta 分析中是非常重要的（de Bakker et al. 2008）。没有一个单独的研究可以使 Meta 分析的结果失真（或不适合的对结果产生影响）。仅仅当所有条件都满足时，在 Meta 分析中才可以将多个研究进行有效的合并。

10.2 Meta 分析准备工作

首先应确保检验统计量的分布情况良好才能开始进行 Meta 分析。或许最简单的方法就是根据有效样本量对每个研究进行加权分析，然后将多个研究的结果进行合并。首先，我们先将 p 值转换为 Z 值（用 R 代码）：

```
#
# this is the routine to convert a pvalue into a zscore.
#
# the direction of the odds ratio (or) determines the sign of
```

```
# the resulting z-score
#
convert.pvalue <-function(pval, or) {
    if ( or > 1 ) {
    z <-qnorm( pval / 2 );
    } else {
    z <—(qnorm( pval / 2 ));
    }
    return(z);
}
```

Z 值可以根据样本量大小加权分析后进行求和。公式如下:

$$Z_{\mathrm{meta}} = \sum Z_i \times w_i \qquad (10.3)$$

$w_i = \sqrt{N_i / N_{\mathrm{total}}}$,其中 N_i 和 N_{total} 分别代表研究的样本量和总的样本量。

通常而言,研究中对照的例数多于病例数,效能可能会被病例数所限制(对于多余的对照,可以通过增加 3~4 倍的病例数来进行效能的改进)。在这些病例数中,我们需要计算一个有效的样本量(因为用总的样本量来权衡一个研究会高估其真正的作用)。一种可能的方式是对于一个给定的疾病模型(包括病例数与对照数),我们可以计算非集中性参数(NCP),并把 NCP 作为 N_i(见附录 A)。

考虑到数据分析的不确定性,我们通过观测与期望变异比值按比例来扩大样本量(或者是输入程序一个类似的输出方式)。对于每个 SNP 位点,由于其数据准确性及完整性不同,因此必须在每个 SNP 的基础上扩大样本量。因为在观测与期望变异比值之间有随机波动(甚至对精确的分型数据),当最大事后概率低于一些阈值(如 0.99)时,我们只能对检验统计量和样本量进行校正。

Meta 分析的 Z 值可以通过如下代码转化为 p 值(R 代码):

```
#
# to convert the meta - analytic z - scores into p - values
#
pmeta <- pnorm( - (abs(zmeta))) * 2;
```

除了用样本量来权重 Meta 分析,也可以用线性和 Logsistic 回归关联进行加权分析。这种方法相对直观。首先,我们应计算每个研究估计的 β 系数和对应的标准误 SE,然后再计算权重的 β 和 SE。

$$\langle \beta \rangle = \frac{\sum_i \left[\beta_i / (\mathrm{SE}_i)^2 \right]}{\sum_i \left[1 / (\mathrm{SE}_i)^2 \right]} \qquad (10.4)$$

和

$$\langle \mathrm{SE} \rangle = \sqrt{1 / \sum_i \left[1 / (\mathrm{SE})^2 \right]} \qquad (10.5)$$

通过这两个名词,我们可以计算得到 Meta 分析的 Z 值。

$$Z=\langle\beta\rangle/\langle SE\rangle \tag{10.6}$$

应用线性或 Logistic 回归为最初的关联分析方法有一个很明显的优势。即使基于计数型的检验统计量(如卡方检验)需要明确的校正(上述所提到的),但是随着不确定性的增加,等位基因频率的变异也会随之增加,这时线性和 Logistic 回归模型可以处理数据分析的不确定性。对于估计的 β 系数产生更大的标准误使得这种变异在回归模型中自动被校正。也就是说,在全基因组范围内,通过线性或 Logistic回归模型得到的检验统计量整体上是可行的。对于其他能更加明确地处理数据不确定性的方法,参考 2008 年 Guan 和 Stephens 的例子。

传统的 Meta 分析文献提倡首选随机效应模型,而非固定效应模型。对于遗传学来说,主要焦点是发现新的关联位点而不是准确的评估效应值。随机效应模型可以使研究间观察的异质性的检验统计量产生偏差,因此会降低研究的效能。正因为如此,全基因组的 Meta 分析强调固定效应模型的应用而不是随机效应模型。然而,我们也注意到:在一定条件下异质性也可以提供相应信息(尤其是当异质性研究的数量多时)。

千人基因组计划(http://www.1000genomes.org)正致力于通过大规模样本测序建立一个所有频率下降到 1%(在基因区域的 0.1%)的序列变异的全基因组目录,并且对于罕见变异寻找信息归集的方法。我们期待数据归集基础上的 Meta 分析能像千人基因组计划在遗传学研究中继续发挥重要的作用。

最后,为了更好地理解本章,我们举一个 Meta 分析的范例。该例子基于 Wellcome Trust Case Control Consortium 和 Diabetes Genetics Initiative(http://www.broad.mit.edu/~de~bakker/meta_t2d.html)两个机构对 2 型糖尿病进行的全基因组关联研究。在同一网页上还可以看到应用 R 语言和 Perl 代码进行心电图 QT 间期持续时间的 Meta 分析(Newton-Chen et al. 2009)。

附　　录

对于一个给定的疾病模型,应用 R 代码计算非集中参数(NCP),假设风险等位基因频率、杂合子及主效纯合子的相对风险及样本量。

```
#
# this routine computes NCP given the following parameters:
#
# fA = risk allele frequency
# k = population prevalence of trait
# rAa = relative risk of genotype Aa
```

```
# rAA = relative risk of genotype AA
# n_case = number of cases
# n_control = number of controls
#
cc_gpc <- function( fA, k, rAa, rAA, n_case, n_control ) {
    # frequency of non-risk allele
    fa <- 1 - fA
    # calculate genotype frequencies
    fAA <- fA * fA
    fAa <- 2 * fA * fa
    faa <- fa * fa
    # baseline risk of genotype aa
    raa <- k / (fAA * rAA + fAa * rAa + faa)
    # risk of genotypes
    rrAA <- rAA * raa
    rrAa <- rAa * raa
    rraa <- raa
    nrrAA <- 1 - rrAA
    nrrAa <- 1 - rrAa
    nrraa <- 1 - rraa
    # compute odds ratio
    orAa <- ( rrAa / nrrAa ) / ( rraa / nrraa )
    orAA <- ( rrAA / nrrAA ) / ( rraa / nrraa )
    # genotype frequencies in cases
    case_AA <- fAA * rrAA
    case_Aa <- fAa * rrAa
    case_aa <- faa * rraa
    case_sum <- case_AA + case_Aa + case_aa
    case_AA <- case_AA / case_sum
    case_Aa <- case_Aa / case_sum
    case_aa <- case_aa / case_sum
    # genotype frequencies in controls
    control_AA <- fAA * nrrAA
    control_Aa <- fAa * nrrAa
    control_aa <- faa * nrraa
    control_sum <- control_AA + control_Aa + control_aa
    control_AA <- control_AA / control_sum
    control_Aa <- control_Aa / control_sum
```

```
control_aa <- control_aa / control_sum
# allele frequencies in cases and controls
case_A <- case_AA + case_Aa / 2
control_A <- control_AA + control_Aa / 2
# turn into case-control counts
n_case_A <- 2 * n_case * case_A
n_case_a <- 2 * n_case * (1 - case_A)
n_control_A <- 2 * n_control * control_A
n_control_a <- 2 * n_control * (1 - control_A)
# compute 2x2 chi-square test for association
x2 <- chisq.test(matrix(c(n_case_A, n_control_A,
                          n_case_a, n_control_a),
                        nrow = 2, ncol = 2),
                 correct = F)
# NCP is the chi-square statistic
ncp <- x2 $ statistic
# return frequency of A allele in cases and controls, and NCP
c(case_A, control_A, ncp)
}
```

参 考 文 献

Barrett, J. C., Hansoul, S., Nicolae, D. L., Cho, J. H., Duerr, R. H., et al. 2008. Genome-wide association defines more than 30 distinct susceptibility loci for Crohn's disease. *Nat. Genet.* **40**:955-962.

Browning, B. L. and Browning, S. R. 2009. A unified approach to genotype imputation and haplotype-phase inference for large data sets of trios and unrelated individuals. *Am. J. Hum. Genet.* **84**: 210-223.

de Bakker, P. I., Ferreira, M. A., Jai, X., Neale, B. M., Raychauduri, S., and Voight, B. F. 2008. Practical aspects of imputation-driven meta-analysis of genome-wide association studies. *Hum. Mol. Genet.* **17**: R122-R128.

Ferreira, M. A., O'Donovan, M. C., Meng, Y. A., Jones, I. R., Ruderfer, D. M., et al. 2008. Collaborative genome-wide association analysis supports a role for ANK3 and CACNA1C in bipolar disorder. *Nat. Genet.* **40**: 1056-1058.

Guan, Y. and Stephens, M. 2008. Practical issues in imputationbased association mapping. *PLoS Genet.* **4**: e1000279.

International HapMap Consortium. 2005. A haplotype map of the human genome. *Nature* **437**: 1299-1320.

International HapMap Consortium. 2007. A second generation human haplotype map of over 3.1 million SNPs. *Nature* **449**:851-861.

Kathiresan, S., Willer, C. J., Peloso, G. M., Demissie, S., Musunuru, K., et al. 2009. Common variants at 30 loci contribute to polygenic dyslipidemia. *Nat. Genet.* **41**: 56-65.

Li, Y. and Abecasis, G. R. 2006. MACH 1.0: Rapid haplotype reconstruction and missing genotype inference. *Am. J. Hum. Genet.* **S79**: 2290.

Marchini, J. , Howie, B. , Myers, S. , McVean, G. , and Donnelly, P. 2007. A new multipoint method for genome-wide association studies by imputation of genotypes. *Nat. Genet.* **39**: 906-913.

Newton-Cheh, C. , Eijgelsheim, M. , Rice, K. M. , de Bakker, P. I. , Yin, X. , et al. 2009. Common variants at ten loci influence QT interval duration in the QTGEN Study. *Nat. Genet.* **41**: 399-406.

Pe'er, I. , de Bakker, P. I. W. , Maller, J. , Yelensjy, R. , Altschuler, D. , and Daly, M. J. 2006. Evaluating and improving power in wholegenome association studies using fixed marker sets. *Nat. Genet.* **38**: 663-667.

Purcell, S. , Neale, B. , Todd-Brown, K. , Thomas, L. , Ferreira, M. A. , et al. 2007. PLINK: A tool set for whole-genome association and population-based linkage analyses. *Am. J. Hum. Genet.* **81**: 559-575.

Saxena, R. , Voight, B. F. , Lyssenko, V. , Burtt, N. P. , de Bakker, P. I. , et al. 2007. Genome-wide association analysis identifies loci for type 2 diabetes and triglyceride levels. *Science* **316**: 1331-1336.

Servin, B. and Stephens, M. 2007. Imputation-based analysis of association studies: Candidate regions and quantitative traits. *PLoS Genet.* **3**: e114.

Zeggini, E. , Scott, L. J. , Saxena, R. , Voight, B. F. , Marchini, J. L. , et al. 2008. Meta-analysis of genome-wide association data and large-scale replication identifies additional susceptibility loci for type 2 diabetes. *Nat. Genet.* **40**: 638-645.

互联网信息

http://www.1000genomes.org 1000 Genomes Project.

http://debakker.med.harvard.edu/ de Bakker lab page.

http://www.hapmap.org HapMap Project.

http://pngu.mgh.harvard.edu/~purcell/plink/gplink.shtml Purcell et al. 2007. PLINK.

http://quartus.uchicago.edu/~yguan/bimbam/index.html Servin and Stephens 2007. BIMBAM.

http://www.sph.umich.edu/csg/abecasis/MACH/download/ Li and Abecasis 2006. MACH.

http://www.stat.auckland.ac.nz/~bbrowning/beagle/beagle.html Browning and Browning 2009. BEAGLE.

http://www.stats.ox.ac.uk/~marchini/software/gwas/impute.html Marchini et al. 2007. IMPUTE

www.broad.mit.edu/diabetes Diabetes Genetics Initiative.

11 基因-环境相互作用与复杂疾病

Ruth J. F. Loos and Nicholas J. Wareham

Medical Research Council Epidemiology Unit, Institute of Metabolic Science, Addenbrooke's Hospital, CB2 0QQ Cambridge, United Kingdom

引　言

在过去的 3 年里,全基因组关联分析 GWAS 使与疾病相关的遗传变异的数量快速增加(Manolio et al. 2008)。尽管这些新近发现的位点已经开始从根本上改善我们对这些疾病的病理生理和特征的理解,但是它们对人群水平的变异风险的贡献还是很小的,运用这些位点进行预测的价值也普遍比较低。绝大多数的常见疾病产生于遗传和环境因素的相互作用。我们的基因组在过去几代人都未发生变化,然而在过去的 30 多年中,人们的生活方式发生了改变,正是这些改变更多地促成了常见疾病,如 2 型糖尿病、肥胖症、高血压、高血脂以及肿瘤(Mokdad et al. 2004)的日益高发。然而,每个个体对环境的反应不尽相同;对环境的反应性取决于个体的遗传易感性。事实上,环境和遗传因素并非严格独立,两者相互作用最后导致疾病的发生。俗话说"基因上好枪膛,环境扣动扳机",这个比喻准确地描述了基因和环境之间相互作用的复杂关系,最近肥胖症的流行病学清晰地显示了这种关系(见信息栏 11.1)。

目前,对基因-环境相互作用进行生物学解释的研究日益增多,但是,所有流行病学研究都面临的挑战(von Elm and Egger 2004;Ioannidis et al. 2006)和基因-环境相互作用的领域特异性的问题都阻碍了研究的进展,包括运用低统计效能的小样本含量、实验结果的不可重复性、对相互作用统计学差异的不准确报道,以及对阳性结果的选择性报道。此外,对生活方式等因素评价中存在大量典型的测量误差,如体育锻炼和食物的摄取,使检测基因-环境交互作用比检测主效应更加困难。恰当的研究设计、对环境因素的准确测量,以及大量的样本是克服这些问题的第一步。

本章描述了常见疾病中基因-生活方式交互作用的证据,特别关注了肥胖症和 2 型糖尿病。我们对鉴别这种交互作用列出了流行病学的原则和研究设计,并提出了基因-环境交互作用研究中所面临的挑战和可能存在的缺陷。

信息栏 11.1　遗传易感性与生活方式如何交互作用导致肥胖症的流行病学

　　肥胖症是一种常见的多基因病,产生于多种遗传和环境因素的联合作用。家系研究和双胞胎研究表明遗传因素在肥胖症发病风险中占 40%~70%(Maes et al. 1997)。因为我们的基因组在过去几十年中没有发生非常大的变化,遗传因素本身不能解释过去 30 年里肥胖症发病率快速增长的原因。环境的改变促使摄入过量的卡路里且缺乏体育运动,这似乎是引起全世界肥胖症发病率剧烈上升的元凶。但是,这种致胖环境对每个人的影响程度并不相同,如信息栏 11.1 所示,图 1(Ravussin ang Bouchard 2000)。肥胖症高遗传易感性的个体在致胖环境中体重增加得最多。而在非致胖环境中,这些个体呈现正常体重或者轻微超重。低遗传易感性的个体在限制性环境中体重正常,在致胖环境中仍然保持体重正常或者轻微超重。

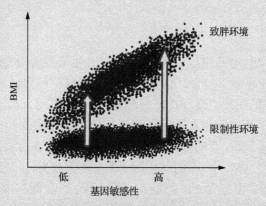

图 1　基因-环境交互作用与体质指数(BMI)的关系

　　在限制性环境中,具有遗传易感性个体的 BMI 与具有遗传抵抗个体的相似。而在致胖环境中,那些具有肥胖遗传倾向的群体比具有遗传抵抗群体的 BMI 高许多。(经 Elsevier 网站允许,改编自 Ravussin ang Bouchard 2000)

11.1　在遗传流行病学中基因-环境交互作用意味着什么

　　根据涉及的研究类型,不同的人对"基因-环境相互作用"的概念有不同的理解。生物学家和生理学家可以在分子和细胞水平解释基因-环境交互作用,环境因素对基因组产生直接效应(如营养元素)或间接效应(如体育活动诱导产生氧化亚氮)。同样,环境因素可以影响基因转录、表达以及功能,这些反过来可以影响发病风险。

　　由于在相同环境因素下(如饮食、体育锻炼和吸烟),人们对发病风险的不同反应取决于个体的基因型,公共卫生流行病学家会在人群水平解释基因-环境交互作用,而遗传流行病学家则会认为疾病的遗传易感性差异取决于个体生活的环境。本章关注的是从公共卫生学和遗传学角度给出的基因-环境交互作用的流行病学定义。

11.2　常见疾病中存在基因-环境交互作用的证据

在常见疾病,如肥胖症、2 型糖尿病的发生发展过程中,描述性的流行病学研究首先提供了提示性的证据,证明了基因-生活方式具有交互作用,如迁移研究比较了不同生活方式下遗传相关人群的发病风险。一个经典案例是比较居住在亚利桑那州致胖环境中(69％是肥胖者,55％患有 2 型糖尿病)和居住在限制性环境偏远的墨西哥马德雷山脉的皮马印第安人(13％是肥胖者,6％患有 2 型糖尿病)患肥胖症和 2 型糖尿病的风险(Ravussin et al. 1994;Esparza et al. 2000)。这些发现表明,尽管具有相似的遗传易感性,不同的生活方式会导致肥胖症和 2 型糖尿病发病率的显著差异。居住在相似致胖环境中的美国白人却具有不同的遗传背景,他们患肥胖症(约 32％)或者 2 型糖尿病(约 8％)的易感性比生活在亚利桑那州的皮马印第安人要低得多。

一些具有严格对照的双胞胎实验又提供了另外的证据,其中涉及遗传因素在饮食和锻炼干预中所起的应答作用。在一个营养过度的研究中,12 对同卵双生的双胞胎年轻男子在连续 100 天中每天进食 1000 千卡过量食物(6 天/周)(Bouchard et al. 1990)。最后平均增肥 8.1kg,但是最高和最低的增肥者之间有 3 倍的巨大差异(范围为 4～12kg)。这种遗传异质性不是随机的,而是依赖于参与者的遗传背景。其中体重增加的变异在组间(不同的遗传背景)的差异比组内变异(相同的遗传背景)大 3 倍以上(F 值为 3.4,$p < 0.02$)。

按照同样的思路,具有严格对照的同卵双生双胞胎减轻体重干预的两个研究也得到了证据。第一个研究通过限制卡路里诱导负能量平衡(Hainer et al. 2000),而另一个研究则通过体育锻炼完成(Bouchard et al. 1994)。研究中观察到减轻体重存在大量的个体差异,然而遗传背景相同的个体反应更相似些。卡路里限制组(F 值为 12.8,$p < 0.001$)或体育锻炼组(F 值为 6.8,$p < 0.001$)体重减轻的组间和组内差异的比值比体重增加组更显著(F 值为 3.4,$p < 0.02$)。这些实验证实了个体对能量平衡改变的反应方式具有很大的差异。同时,个体对过度进食或者能量限制的饮食改变的反应强度受遗传易感性的影响。

11.3　从不同角度看基因-环境交互作用

图 11.1 通过对暴露的环境进行分类阐述了基因-环境的概念。但是,基因-环境交互作用还可以通过将环境因素作为一个连续性状来检测。同样,结果也可以进行分类(如病例-对照)或者作为一个连续性状(如体质指数、葡萄糖浓度和血脂水平)。

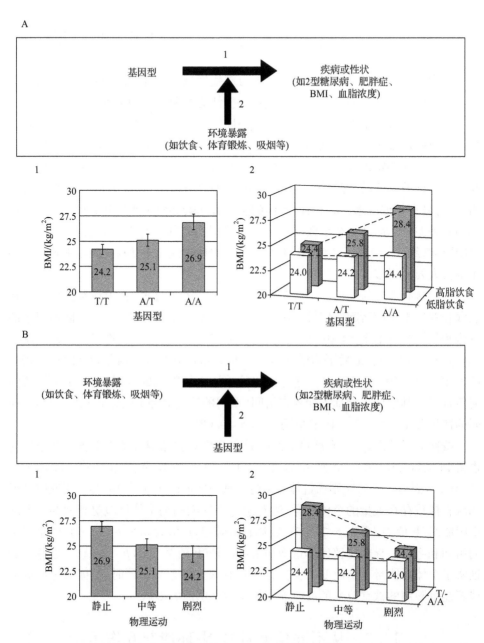

图 11.1　(A)从遗传学角度看基因-环境交互作用；遗传变异和结果的相互关系取决于环境因素。(B)从公共卫生的角度看基因-环境交互作用；环境暴露和结果的相互关系取决于个体的基因型

11.3.1 遗传角度

遗传角度首先提出一个主效应假设,检测遗传变异与疾病或性状之间的相关性(图 11.1A,第一步)(如某表型是否与 BMI 相关)。然后,交互作用假设检测表型-疾病相关性是否在不同的环境暴露中有差异(图 11.1A,第二步)(如低脂饮食的个体和高脂饮食的个体表型-BMI 相关性是否存在差异)。图 11.1A 阐述的例子提示遗传变异 A 等位基因可能会增强提高 BMI 的易感性(第一步),但是这种易感性可以通过保持低脂肪饮食克服(第二步)。如果两者相关性(低脂肪饮食和高脂肪饮食)的倾斜度(虚线)具有显著差异,那么这种基因-环境交互作用则具有统计学意义。

11.3.2 公共卫生学角度

从公共卫生学角度,人们首先质疑环境因素和疾病或性状间的相互关系(图 11.1B,第一步)(如是否运动不足与 BMI 相关)。接下来交互作用假说检测,是否某种基因型携带者患病受环境的影响比非携带者更敏感(图 11.1B,第二步)(如 T 等位基因携带者比 A/A 纯合子是否在运动不足时对 BMI 的有害效应更显著)。图 11.1B 阐述的假设是久坐的生活方式与高 BMI 相关,尤其当个体是 T 等位基因携带者,而 A/A 纯合子对体育锻炼具有抵抗性。此外,如果 A/A 与 T/-两者间关联的倾斜度彼此有显著性差异,则基因-环境间交互作用具有统计学意义。

应用图 11.1 的例子,我们假定相互关系存在于一层,而不存在于另一层。然而,当两层都有共同方向的效应方向时,其中一层比另一层更具有统计学意义,或者当两层的效应方向相反时,基因-环境间交互作用也可以存在。即使不存在主效应,基因-环境间的交互作用也可能存在。对基因-环境间的统计学检测进行准确的数学计算不在本章的讨论范围,详情参见 Thomas(2004)。

11.4 为什么研究基因-环境交互作用?

在某个特定的环境中,未确定的基因-环境交互作用可能会掩盖遗传效应的存在。在某个特定的基因型中,基因-环境交互作用也有可能掩饰环境效应的存在。例如,近来的 GWAS 研究(Zeggini et al. 2008;Loos et al. 2008)和针对候选基因的大规模 Meta 分析(Ludovico et al. 2007;Young et al. 2007;Kurokawa et al. 2008)表明遗传变异对发病风险或性状改变的总体效应普遍比较小。通常这些 Meta 分析在整个研究中显示的效应规模具有显著的遗传异质性,未观察到的环境因素可能将修改遗传度的贡献率。因为这些预期的较小的遗传效应和潜在的遗传异质性,主效应关联研究需要数万个体的数据以确定具有信服力的显著相关性。同样,建立公众接受的健康生活方式以抵抗疾病风险或预防疾病已被证明具有挑战性。在系统回顾研究中,我们发现,成年人习惯性的体育锻炼对体重增加的总体保护效应很小,且在整个研究过程中结果不一(Wareham et al. 2005)。保护效应有限的原因之一可能是对体育锻炼的反应依赖于个体的基因型。

基因-环境交互作用研究可以确定对疾病遗传易感性更显著的生活方式,与之相反的,基因-环境交互作用研究也可以确定遗传易感性的个体,对他们来说,环境因素对疾病的贡献更大。在生活方式或环境更加同源的人群中进行的限制分析应该会增加疾病或性状的遗传贡献度。该方法完美地在两个干预研究中表明,*TCF7L2* 风险等位基因对 2 型糖尿病进程的有害效应在生活方式干预组被抵消,但在安慰剂对照组中的有害效应很明显。该结果提示在 2 型糖尿病发展的风险过程中,*TCF7L2* 基因的常见变异和生活方式存在交互作用(信息栏 11. 2)(Florez et al. 2006;Wang et al. 2007)。

信息栏 11. 2　　糖尿病预防计划中 *TCF7L2*-生活方式的交互作用

　　糖尿病预防计划是一个多中心的随机临床试验,旨在研究生活方式干预(体育锻炼和饮食)或者药物治疗(二甲双胍)是否能够预防或延迟 2 型糖尿病的发展(糖尿病预防计划研究小组 2002)。该试验招募了 3234 个 2 型糖尿病发病风险已经增加的志愿者,他们体重超标,空腹和负荷后血糖浓度升高。志愿者被随机分为安慰剂组、生活方式干预组和二甲双胍治疗组。第四组使用曲格列酮治疗,由于该药物对肝脏的毒副作用,因此采取间断治疗。经过平均 3 年的随访,生活方式干预组和二甲双胍治疗组 2 型糖尿病的发病率比安慰剂组分别降低了 58%(95%置信区间,48%～66%)和 31%(17%～43%)(糖尿病预防计划研究小组 2002)。

　　除了环境因素,如生活方式和药物治疗的重要性外,据估计 2 型糖尿病的发病风险有 30%～70%归因于遗传因素(Poulsen et al. 1999)。在不同的种族人群中都一致地发现编码基因 *TCF7L2* 的常见变异与 2 型糖尿病发病风险显著相关,每个风险等位基因有 40%～50%的风险(Grant et al. 2006;Cauchi et al. 2007)。

　　Florez 等(2006)在糖尿病预防计划中研究了 *TCF7L2* 变异与 2 型糖尿病发病风险之间的相关性是否能够被生活方式和二甲双胍治疗减弱。总体分析证实 *TCF7L2* 基因具有重要意义,因为在 rs7903146 位点的 T 等位基因纯合型比 C 等位基因纯合型更易发展成糖尿病[风险率(HR)1.55(1.2～2.01),$p<0.001$](信息栏 11.2,图 2D)。但是,生活方式和二甲双胍疗法似乎减弱了遗传易感性。尽管在安慰剂组中 *TCF7L2* 突变对 2 型糖尿病发展的影响很明显[HR 1.81(1.21～2.7),$p=0.004$](信息栏 11.2,图 2A),但生活方式干预组没有观察到 *TCF7L2* 基因型对个体发病风险的差异[HR 1.15(0.68～1.94),$p=0.60$](信息栏 11.2,图 2C)。与安慰剂组相比,二甲双胍治疗组(信息栏 11.2,图 2B)减弱了 *TCF7L2* 基因型的效应。尽管 *TCF7L2*-干预交互作用在糖尿病预防计划中没有统计学意义,但是芬兰糖尿病预防研究(Wang et al. 2007)明确地进一步证实了饮食和锻炼可以削弱糖尿病的 *TCF7L2* 易感性。

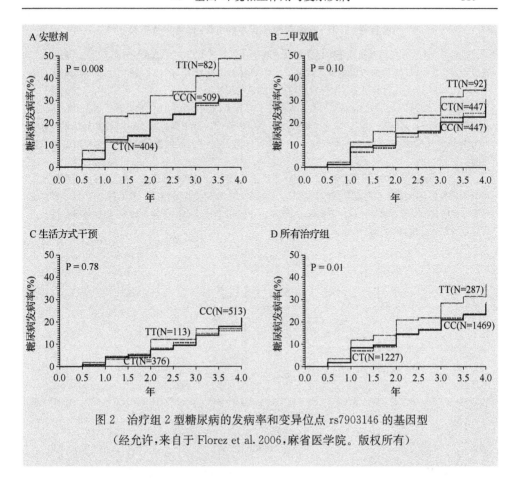

图 2　治疗组 2 型糖尿病的发病率和变异位点 rs7903146 的基因型
（经允许，来自于 Florez et al. 2006，麻省医学院。版权所有）

　　通过限制性分析发现，环境因素对遗传易感个体发病风险的影响大于易感性低的个体。该论点已被证实，研究分析了 704 个旧约阿米什人的肥胖指数、肥胖相关基因 *FTO* 和体育锻炼，发现只有 *FTO* 风险等位基因纯合人群中的体育锻炼与 BMI 相关（信息栏 11.3）（Rampersaud et al. 2008）。

　　因此，基因-环境交互作用研究的结果可以揭示因为种群异质性掩盖的相关性，加深我们对疾病生理途径的理解。这类研究的另一个重要意义是可以提供重要的公共卫生信息。人们在基因水平可能对疾病易感，但是这并不意味着他们就一定会生病。改变生活方式可以克服遗传易感性，正如在 *FTO*-体育锻炼的例子（Andreasen et al. 2008；Rampersaud et al. 2008）或 *TCF7L2*-生活方式干预研究所阐释的（Florez et al. 2006；Wang et al. 2007）（信息栏 11.2 和信息栏 11.3）。

信息栏 11.3 旧约阿米什人中的 FTO-体育锻炼干预

针对 704 个宾夕法尼亚州兰开斯特县的旧约阿米什人社区男女成员,Rampersaud 开展了基于人群遗传和表型干预(HAPI)的心脏病研究,检测了 FTO-体育锻炼干预与 BMI 的相关性(Rampersaud et al. 2008)。使用加速度计连续 7 天对体育锻炼进行客观的测量。

GWAS 证实 *FTO* 基因的常见变异与成人和儿童的 BMI、肥胖症和相关性状极显著相关(Frayling et al. 2007;Scuteri et al. 2007)。之后,这种相关性在不同种族的人群中都得到了相同的重复结果。每个 *FTO* 风险等位基因提高了 $0.40 \sim 0.66 kg/m^2$ 的 BMI(等同于 $1 \sim 1.5 kg$ 的体重)和约 30% 肥胖症的发病风险。

Rampersaud 等(2008)指出只有 *FTO* 危险等位基因(如 rs1861868)纯合的个体,增强体育锻炼才与 BMI 降低相关,在有保护性等位基因的携带者中未观察到这种相关性(信息栏 11.3,图 3)。这些数据提示肥胖症的遗传易感性可以降低体育锻炼的效应。一项基于丹麦人群的大样本研究,根据体育锻炼的自我评定数据也有相似的发现(Andreasen et al. 2008)。

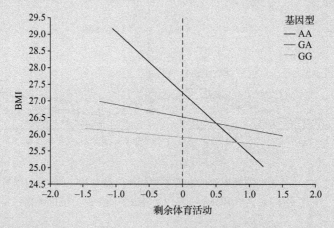

图 3 根据 *FTO* rs1861868 基因型预测 BMI 与剩余体育活动加速度计计数的函数关系。提高体育锻炼与降低 BMI 相关;但是,这种相关性在携带 A/A 基因型的个体更具有显著性意义。
(经允许,选自 Rampersaud et al. 2008)

11.5 研 究 设 计

各种经典的流行病学研究设计已经用于鉴定基因-环境交互作用,包括截面和前瞻性研究设计、队列和病例-对照设计及随机干预设计。

11.5.1 横断面病例-对照研究

传统横断面病例-对照设计是应用最广泛的研究设计之一,尽管其具有众多周知的缺点和限制(Sackett 1979),此设计已证明可以有效研究发病风险的遗传和环境暴露的主效应。病例-对照研究是在遗传暴露或环境暴露条件下,对具有代表性的病例样本和来源于相同人群的对照样本的发病率进行比较。这种研究设计成本较低,能够快速开展工作,并需要较小的样本量。当疾病比较罕见或暴露频繁时这种方法具有显著优势。

当研究某种遗传变异的影响时这种研究设计的横断面性质没有局限性;但是,这种性质在研究基因-环境交互作用时却是一个主要的局限性。在横断面研究中,环境暴露的数据是在疾病诊断后回顾性收集的,使这种设计特别容易受到回忆偏倚影响。尤其是像 2 型糖尿病之类的疾病,回忆偏倚对基因-环境分析的结果有持续的影响,因为应对该情况初始的处理方式通常包括对体育锻炼和饮食摄入进行教育和劝告,而这些可能就是我们要研究的生活方式的暴露。对照没有接受生活方式的教育,因此,病例回忆这些行为时可能会不同于对照。在肥胖症的病例中,因为不仅有回忆偏倚,还有潜在的影响环境暴露评估的偏倚,因此情况会变得更复杂。根据肥胖的程度不同,记录的饮食摄入的总能量完全不同(Lissner 2002)。

11.5.2 单纯病例研究设计

单纯病例设计或前瞻性研究设计的应用部分避免了阻碍横断面病例-对照设计的偏倚。病例-对照研究面临的一个重要挑战是招募足够的对照以避免选择偏倚。因此单纯病例(或者病例-病例)设计被认为是研究基因-环境交互作用的有效方法。当疾病的研究设计完成时,招募一组合适的病例通常比招募对照要容易些,并且因为这种设计只需要病例,成本相对较低并且实施起来要快些。主要参数是遗传标记与环境危险因素之间的交互项(Khoury and Flanders 1996)。尽管这种设计可以得出这种交互作用是否存在的结论,它的主要缺点是不能量化个体,并且合并风险效应(Clayton and McKeigue 2001)。

单纯病例设计的前提是假设遗传和环境因素是相互独立的(Piegorsch et al. 1994),这种假设很容易被环境因素所干扰,如遗传因素影响饮食的摄入或经常性的体育锻炼。

11.5.3 前瞻性队列研究设计

在前瞻性队列研究设计中,代表性人群样本的遗传和环境暴露的数据是在疾病发病前的基线水平收集的。这群人在一段时间内全面遵循设计原则直到发生某种特殊疾病。然后将病例与同样可能发生该疾病的对照进行比较。这就在最初的人群中产生了一个病例-对照研究。环境暴露的信息是在整个人群的基线水平收集的,但只在形成疾病的随访人群和选择的对照中进行处理和分析。

这种设计的真正价值在于其纵向性,即最小化回忆偏倚,这是回顾性病例-对照设计的主要缺点。根据疾病的转归几乎不能评价生活方式暴露的差别。如果随访的频率较高,并且疾病的状态是独立的,这样病例和对照就代表人群,这种设计就是有效的。事实上,对人群进行定期的重复测量能够准确地反应环境暴露和发病周期的模式。

　　但是这种研究设计不适用于罕见疾病,因为少发案例需要研究整个人群才具有指示意义。即使是常见疾病,也需要大样本的案例才能进行有效能病例-对照分析。前瞻性研究周期很长,通常需要很多年甚至是几十年来获得病例。系统性的随访和大样本的需求使前瞻性队列研究耗时并花费高昂。

11.6　基因-环境交互作用研究中的统计效能和样本量

　　有效检测关联性所需样本量的大小主要依赖三个因素:①暴露(遗传或环境)的流行度;②预期的统计效应大小;③暴露和转归的准确测量。遗传变异的最小等位基因频率越低,环境暴露的流行度越低;预期的统计效应值越小,样本量的需求越大。作为一种法则,研究两种暴露之间的相互作用的样本量,必须是分别检测每种暴露主效应的 4 倍(Smith and Day 1984)。对于病例-对照设计,如检测常见基因变异(等位基因频率是 25%)5% 的显著性差异的中等交互作用的效应要达到80% 的统计效能,至少需要 7500 个样本量($\theta=[OR_{EIG=1}]/[OR_{EIG=0}]=1.5$)(Luan et al. 2001)。因此,即使是相对常见的疾病,如 2 型糖尿病,一个 500 000 人的队列需要 5 年的研究以得到足够的病例。一些这种规模的考察常见疾病的基因和环境影响的前瞻性研究正在进行中(信息栏 11.4)。这种研究因其规模太大,对环境因素测量的准确度会大打折扣,如饮食的摄入和体育锻炼。

信息栏 11.4　大规模的基因-环境交互作用研究

　　Diogenes 计划(http://www.diogenes-eu.org/)。一个欧盟(EU)第六框架综合计划,考察基因变异和饮食(血糖指数和蛋白质含量)的交互作用与体重增加的关系。此研究旨在前瞻性的病例队列研究,包括来自 5 个欧洲国家的 EPIC(欧洲对肿瘤和营养的前瞻性研究)队列确定 6000 个病例(体重增加者)和6000 个队列(cohort)个人。

　　InterAct(http://www.inter-act.edu/)。一个欧盟(EU)第六框架综合计划,考察遗传变异和生活方式(饮食和体育锻炼)的交互作用与 2 型糖尿病发病率的关系。此研究旨在前瞻性的病例-对照研究,包括12 000 个散发 2 型糖尿病病例和 12 000 个对照,这些人都由来自于 10 个欧洲国家的 EPIC 队列确定。

　　GENEVA 基因-环境相互作用研究(http://www.genevastudy.org)。此研究是基因、环境和健康倡议(GEI)的遗传项目的一部分,运用 GWAS 方法确定常见情况下的遗传变异,如蛀牙、心脏病、癌症和糖尿病等,并评价它们与非遗传风险因素的相互作用。

　　但是测量的准确性是决定相关性和交互作用效能的关键因素。测量的准确性越好,研究的统计效能越好。环境因素,如体育锻炼和饮食的摄入,因为其复杂性,涉及多方面的行为,在流行病学研究中不易评估。这些数据的收集常常以基本的问卷调查的方式进行,以减少这些行为的复杂性,得到一个总体的自我报告指数,这种指数通常是相对不准确的测量结果。在连续分布的结果中分析检测基因-生活方式交互作用的研究效能时,采用适当准确的测量方法检测少于 10 000 人暴露和结果的相互作用,与采用准确性较差的测量方法检测超过 150 000 人的研究的统计效能相当(Wong et al. 2003)(信息栏 11.5)。除了对环境因素和结果的准确测量,基因分型的质量对基因-环境交互作用研究的效能也有贡献。尽管原则上,对遗传变异的测量比对结果和环境因素更为准确和客观,但也认识到基因分型有测量误差,尤其是高通量的基因分型,尽管技术上已经有很大进步,但是对人群的分类很容易出现错误。基因分型成功率的质控测量,实验重复的一致性和哈-温平衡的检测都需要在分析前进行(见第 8 章和第 16 章,基因分型数据的质量控制和误差检测)。

信息栏 11.5　基因-环境交互作用研究中测量准确性对样本量大小的影响

环境因素,如习惯性的体育锻炼和饮食摄入不易评价。尤其在大规模研究中,如那些需要分析基因-环境交互作用的研究,环境信息常常限于调查问卷的数据,因为在大队列研究中客观的测量方法往往比较昂贵和耗时。但是,这就导致了恶性循环,因为测量的准确性对研究效能至关重要。因此,运用较小样本量更准确的测量,与运用相对不准确测量大规模研究得到的统计效能是相同的。

信息栏 11.5,表 1 显示了对环境和结果不同水平的测量准确性如何影响样本量的大小需要确定合理的交互作用($\beta_1/\beta_2 = 2$)在 95% 效能具有显著性($\rho = 10^{-4}$),并且基因变异最小等位基因的频率是 20%(Wong et al. 2003)。观察和"真实"测量的暴露(ρ_{TY})和结果(ρ_{TX})之间的相互关系式是关键。"真实"测量可以通过标准研究测量,使用金标准技术。

例如,对于环境暴露和结果的差评研究($\rho_{TX} = 0.3, \rho_{TY} = 0.4$),需要至少 150 000 人的样本量来检测给定的交互作用。但是,在研究中采用稍微准确的测量方法($\rho_{TX} = 0.6, \rho_{TY} = 0.6$),可以用少于 15 000 人来确定相同的交互作用。比较而言,体育锻炼的能量消耗的调查问卷评价和金标准评价方法之间的相互作用只有 0.3(Wareham et al. 2002;Friedenreich et al. 2006)。

表 1　95% 的效能和显著性水平为 10^{-4} 的条件下,在不同程度的准确性(ρ_{TY}/ρ_{TX})时确定在持续分布的暴露和结果的交互作用($\beta_1/\beta_2 = 2$)需要的样本量

		ρ_{TX}						
		0.3	0.4	0.5	0.6	0.7	0.8	0.9
ρ_{TY}	0.4	150,989	84,787	54,116	37,501	27,464	20,950	16,484
	0.5	87,705	49,191	31,364	21,680	15,841	12,051	9,453
	0.6	53,329	29,854	18,988	13,086	9,527	7,217	5,633
	0.7	32,602	18,195	11,526	7,904	5,720	4,302	3,330
	0.8	19,149	10,627	6,683	4,541	3,249	2,410	1,836

经牛津大学出版社允许,改编自 Wong,2003

在此计算中,固定的参数是 95% 的效能,α 水平是 10^{-4},最小等位基因频率是 $p = 0.2$,基因错误分类 $P_A = P_a = 0.025$,交互作用 $\beta_1/\beta_2 = 2$(如一个风险等位基因的携带者的相互关系比非携带者大 2 倍)。(P_A 和 P_a)每个等位基因错误分类的可能性;(α 水平)交互作用的显著性水平

　　总之,这些样本量的计算结果清楚地显示了准确测量结果、环境因素和遗传标记带来的好处。因为客观的测量通常比自我检测的调查问卷更准确,但是在大规模的研究中可行性更低些,在研究遗传和生活方式共同对疾病,如肥胖症和 2 型糖尿的决定作用时,选择合适样本量显得非常关键。

11.7　结果的重复性和 Meta 分析

　　对于接受在两个或更多研究中的新发现来说,可重复性是一个很重要的部分。通常发现主效应相关性的重复性适中或者更低;而基因-环境交互作用的重复性可能更低。在常见疾病,如 2 型糖尿病和肥胖症中,重复性不佳的主要原因之一可能是相关性和交互作用所期望的效应值通常较小。因此,只有大样本研究具有足够的效能来检测这些小的效能。新的大规模的研究,尤其是设计用来检测基因-环境交互作用的研究正在进行中(信息栏 11.4),但是,目前可以实施的大多数的研究确定基因-环境交互作用时往往都是低效能的,并且,只有较少的案例显示具有非常好的重复性(Hunter et al. 2007)。

　　事实上,我们可以将可用的研究合并进行 Meta 分析。但是,在基因-环境交互作用研究中实施被证明尤其困难。Meta 分析至少需要研究 3 个成分(基因、环境和结果)之间具有的某种程度的标准化。这对于结果和遗传标记来说相当容易,但是对于环境因素来说相当困难。即使在相同疾病中研究相同的遗传标记,环境因素也会不同。即使研究相同的环境因素,运用不同的测量工具往往会测量出不同的结果。实施 Meta 分析的难度在于环境因素的测量缺乏统一性。

11.8　候选基因与全基因组研究

　　候选基因的方法是建立在目前对特定疾病的生物学和病理生理学的理解的基础上进行假设驱动的方法。该方法是近年来检测遗传变异和特定结果之间相关性的主要方法。在动物模型、细胞系统或者在人群水平检测极端/单基因疾病时,发现基因表现出与性状具有相关性的证据。在基因-环境交互作用的背景下,候选基因的方法是主要方法。例如,在研究基因-环境交互作用与 2 型糖尿病的关系时,$PPAR\gamma$ 基因的变异,尤其是 Pro12Ala 位点的变异,是一个研究得比较清楚的候选基因,不仅因为该基因在脂肪细胞的分化过程中和形成噻唑烷的靶标中发挥重要作用,而且因为该基因能在分子水平与饮食中的脂肪反应(Nakano et al. 2006)。一个明确的先验交互作用假说可以在生物学水平减少假阳性率的风险。但是,尽管先验假说可以在基因水平用公式表示,但这通常不能缩小为单一的遗传变异。因此,我们应经常对假阳性结果保持警惕,尤其是具有高度变异的基因。

最近,全基因组相关分析确定疾病相关遗传变异的方法已经实现。全基因组相关分析是一个假设-生成的方法,目的是通过全基因组扫描的方式,确定新的、意外地与疾病或性状相关的遗传变异。这种方法已经被证明非常成功,并且能够鉴定以往与常见疾病没有联系的新遗传变异(Manolio et al. 2008)。这些令人欣喜地发现为我们提出了这样一个问题:在不需要之前的生物学知识的条件下,是否全基因组相关分析可以用于基因-环境交互作用的鉴定。这可能并不是那么简单。常见疾病或者性状,如2型糖尿病或者肥胖症的主效应GWAS,需要合并数万人的数据和Meta分析的结果来发现新的遗传学变异,同预期的结果一样,具有较小的效应(Loos et al. 2008;Zeggini et al. 2008)。由于基因-环境交互作用研究比主效应研究需要更大的样本量,并且在Meta分析中将此类型的研究合并需要标准化,尤其对环境暴露而言,因此,运用全基因组关联分析方法鉴定基因-环境间的交互作用实施起来是有难度的。主效应GWAS产生了大量的假阳性结果,但是不恰当的设计全基因组基因-环境交互作用研究有可能产生更多的假阳性结果。

现在,全基因组关联分析的价值在于鉴定与疾病明确相关的新的遗传变异。接下来,这些变异可以用来检测基因-环境交互作用,如FTO的变异(信息栏11.3)(Andreasen et al. 2008;Rampersaud et al. 2008)。

11.9 概括与结论

基因-环境交互作用研究的一个主要目标是增进我们对隐藏在疾病中的生物学通路的理解。最终,理解基因-环境交互作用可以为我们对疾病的预防和治疗提出个性化建议。尽管我们有越来越多的证据,但是现在始终缺乏一致的数据,因此阻碍了我们提出确切的建议。我们需要精心设计,进行大规模的研究,结合现有的分子生物学知识对环境暴露进行准确测量,建立好基因导向预防和治疗的基础。

设计并引导基因-环境交互作用研究需要面临相当大的挑战。为了减少极有可能出现的假阳性结果,此类研究需要为调查相互作用做专门的设计,而且,检测应该基于以往的被生物学证据支持的假设。此外,通过GWAS检测与疾病极度相关,而具有未知生物学功能的遗传变异,可以用来检测基因-环境交互作用,以期拓展我们对其在人群水平的生物学作用的理解。

对大规模的具有疾病随访资料的队列进行设计具有巨大潜能,作为建立未来巢式病例-对照研究的框架。但是,检测基因-环境交互作用的能力严格依赖于分析中所有成分尤其是环境因素测量的准确性。样本量和测量准确性都不可或缺地对效能做出贡献。我们可以对一个大的研究项目花费大量的时间和金钱,但是要克服测量环境因素不准确性的局限还是有困难。反之亦然,我们可以集中精力对暴露进行准确和昂贵的测量,但是,对于一个给定的效能,你将拥有较小样本量的优势。客观测量特定暴露的有效性和可行性将大大推动样本量和测量准确性之间的选择。

与主效应研究相比,基因-环境交互作用研究对结果的可重复性的要求更高,因为大量的试验使此类研究更容易出现假阳性结果。测量的标准化需要某种程度的协调性,以提高研究之间的相容性,允许大规模的 Meta 分析,从而鉴定较小的效应值。

在基因-环境交互作用研究中,假阳性结果和发表偏倚尤其受关注。基因-环境交互作用的结果通常作为主效应遗传学文献的附件发表。但是,如果不具有显著性,它们可能被遗漏,造成潜在的发表偏倚。

在疾病的发生发展过程中,基因和环境之间存在着复杂的交互作用。尽管进行基因-环境交互作用研究存在大量的挑战,但是新的大规模精心设计的队列研究正在进行,并且有希望诠释相关未解的问题。

参 考 文 献

Andreasen, C. H., Stender-Petersen, K. L., Mogensen, M. S., Torekov, S. S., Wegner, L., Andersen, G., Nielsen, A. L., Albrechtsen, A., Borch-Johnsen, K., Rasmussen, S. S., et al. 2008. Low physical activity accentuates the effect of the FTO rs9939609 polymorphism on body fat accumulation. *Diabetes* **57**: 264-268.

Bouchard, C., Tremblay, A., Despres, J. P., Nadeau, A., Lupien, P. J., Theriault, G., Dussault, J., Moorjani, S., Pinault, S., and Fournier, G. 1990. The response to long-term overfeeding in identical twins. *N. Engl. J. Med.* **322**: 1477-1482.

Bouchard, C., Tremblay, A., Despres, J. P., Theriault, G., Nadeau, A., Lupien, P. J., Moorjani, S., Prud'homme, D., and Fournier, G. 1994. The response to exercise with constant energy intake in identical twins. *Obes. Res.* **2**: 400-410.

Cauchi, S., El Achhab, Y., Choquet, H., Dina, C., Krempler, F., Weitgasser, R., Nejjari, C., Patsch, W., Chikri, M., Meyre, D., et al. 2007. TCF7L2 is reproducibly associated with type 2 diabetes in various ethnic groups: A global meta-analysis. *J. Mol. Med.* **85**: 777-782.

Clayton, D. and McKeigue, P. M. 2001. Epidemiological methods for studying genes and environmental factors in complex diseases. *Lancet* **358**: 1356-1360.

Diabetes Prevention Program Research Group. 2002. Reduction in the incidence of Type 2 diabetes with lifestyle intervention or Metformin. *N. Engl. J. Med.* **346**: 393-403.

Esparza, J., Fox, C., Harper, I. T., Bennett, P. H., Schulz, L. O., Valencia, M. E., and Ravussin, E. 2000. Daily energy expenditure in Mexican and USA Pima indians: Low physical activity as a possible cause of obesity. *Int. J. Obes. Relat. Metab. Disord.* **24**: 55-59.

Florez, J. C., Jablonski, K. A., Bayley, N., Pollin, T. I., de Bakker, P. I. W., Shuldiner, A. R., Knowler, W. C., Nathan, D. M., Altshuler, D., and The Diabetes Prevention Program Research Group. 2006. TCF7L2 polymorphisms and progression to diabetes in the Diabetes Prevention Program. *N. Engl. J. Med.* **355**: 241-250.

Frayling, T. M. , Timpson, N. J. , Weedon, M. N. , Zeggini, E. , Freathy,R. M. , Lindgren, C. M. , Perry, J. R. B. , Elliott, K. S. , Lango, H. ,Rayner, N. W. , et al. 2007. A common variant in the FTO gene is associated with body mass index and predisposes to childhood and adult obesity. *Science* **316**; 889-894.

Friedenreich, C. M. , Courneya, K. S. , Neilson, H. K. , Matthews, C. E. ,Willis, G. , Irwin, M. , Troiano, R. , and Ballard-Barbash, R. 2006. Reliability and validity of the Past Year Total Physical Activity Questionnaire. *Am. J. Epidemiol.* **163**; 959-970.

Grant, S. F. A. , Thorleifsson, G. , Reynisdottir, I. , Benediktsson, R. ,Manolescu, A. , Sainz, J. , Helgason, A. , Stefansson, H. , Emilsson,V. , Helgadottir, A. , et al. 2006. Variant of transcription factor 7-like 2 (TCF7L2) gene confers risk of type 2 diabetes. *Nat. Genet.* **38**; 320-323.

Hainer, V. , Stunkard, A. J. , Kunesova, M. , Parizkova, J. , Stich, V. , and Allison, D. B. 2000. Intrapair resemblance in very low calorie dietinduced weight loss in female obese identical twins. *Int. J. Obes. Relat. Metab. Disord.* **24**; 1051-1057.

Hunter, D. J. , Kraft, P. , Jacobs, K. B. , Cox, D. G. , Yeager, M. , Hankinson, S. E. , Wacholder, S. , Wang, Z. , Welch, R. , Hutchinson, A. , et al. 2007. A genome-wide association study identifies alleles in FGFR2 associated with risk of sporadic postmenopausal breast cancer. *Nat. Genet.* **39**; 870-874.

Ioannidis, J. P. A. , Gwinn, M. , Little, J. , Higgins, J. P. T. , Bernstein, J. L. ,Boffetta, P. , Bondy, M. , Bray, M. S. , Brenchley, P. E. , Buffler, P. A. ,et al. 2006. A road map for efficient and reliable human genome epidemiology. *Nat. Genet.* **38**; 3-5.

Khoury, M. J. and Flanders, W. D. 1996. Nontraditional epidemiologic approaches in the analysis of gene-environment interaction; Casecontrol studies with no controls! *Am. J. Epidemiol.* **144**; 207-213.

Kurokawa, N. , Young, E. H. , Oka, Y. , Satoh, H. , Wareham, N. J. , Sandhu,M. S. , and Loos, R. J. F. 2008. The ADRB3 Trp64Arg variant and BMI;A meta-analysis of 44,833 individuals. *Int. J. Obes.* **32**; 1240-1249.

Lissner, L. 2002. Measuring food intake in studies of obesity. *Public Health Nutr.* **5**; 889-892.

Loos, R. J. , Lindgren, C. M. , Li, S. , Wheeler, E. , Zhao, J. H. ,Prokopenko, I. , Inouye, M. , Freathy, R. M. , Abecasis, G. R. , Albai,G. , et al. 2008. Common variants near MC4R are associated with fat mass, weight and risk of obesity. *Nat. Genet.* **40**; 768-775.

Luan, J. A. , Wong, M. Y. , Day, N. E. , and Wareham, N. J. 2001. Sample size determination for studies of gene-environment interaction. *Int. J. Epidemiol.* **30**; 1035-1040.

Ludovico, O. , Pellegrini, F. , Di, P. R. , Minenna, A. , Mastroianno, S. ,Cardellini, M. , Marini, M. A. , Andreozzi, F. , Vaccaro, O. , Sesti, G. ,et al. 2007. Heterogeneous effect of peroxisome proliferator-activated receptor γ2 Ala12 variant on type 2 diabetes risk. *Obesity* **15**; 1076-1081.

Maes, H. H. , Neale, M. C. , and Eaves, L. J. 1997. Genetic and environmental factors in relative body weight and human obesity. *Behav. Genet.* **27**; 325-351.

Manolio, T. A. , Brooks, L. D. , and Collins, F. S. 2008. A HapMap harvest of insights into the genetics of common disease. *J. Clin. Invest.* **118**; 1590-1605.

Mokdad, A. H. , Marks, J. S. , Stroup, D. F. , and Gerberding, J. L. 2004. Actual causes of death in the United States, 2000. *JAMA* **291**; 1238-1245.

Nakano, R. , Kurosaki, E. , Yoshida, S. , Yokono, M. , Shimaya, A. ,Maruyama, T. , and Shibasaki, M. 2006. Antagonism of peroxisome proliferator-activated receptor [gamma] prevents high-fat diet-induced obesity in vivo. *Biochem. Pharmacol.* **72**; 42-52.

Piegorsch, W. W., Weinberg, C. R., and Taylor, J. A. 1994. Non-hierarchical logistic models and case-only designs for assessing susceptibility in population-based case-control studies. *Stat. Med.* **13**: 153-162.

Poulsen, P., Kyvik, K. O., and Beck-Nielsen, H. 1999. Heritability of Type Ⅱ (non-insulin-dependent) diabetes mellitus and abnormal glucose tolerance—A population based twin study. *Diabetologia* **42**: 139-145.

Rampersaud, E., Mitchell, B. D., Pollin, T. I., Fu, M., Shen, H., O'Connell, J. R., Ducharme, J. L., Hines, S., Sack, P., Naglieri, R., et al. 2008. Physical activity and the association of common FTO gene variants with body mass index and obesity. *Arch. Intern. Med.* **168**: 1791-1797.

Ravussin, E. and Bouchard, C. 2000. Human genomics and obesity: Finding appropriate drug targets. *Eur. J. Pharmacol.* **410**: 131-145.

Ravussin, E., Valencia, M. E., Esparza, J., Bennett, P. H., and Schulz, O. 1994. Effects of a traditional lifestyle on obesity in Pima Indians. *Diabetes Care* **17**: 1067-1074.

Sackett, D. L. 1979. Bias in analytic research. *J. Chronic. Dis.* **32**: 51-63.

Scuteri, A., Sanna, S., Chen, W.-M., Uda, M., Albai, G., Strait, J., Najjar, S., Nagaraja, R., Orru, M., Usala, G., et al. 2007. Genomewide association scan shows genetic variants in the FTO gene are associated with obesity-related traits. *PLos Genet.* **3**: e115.

Smith, P. G. and Day, N. E. 1984. The design of case-control studies: The influence of confounding and interaction effects. *Int. J. Epidemiol.* **13**: 356-365.

Thomas, D. C. 2004. *Statistical methods in genetic epidemiology.* Oxford University Press, Oxford.

von Elm, E. and Egger, M. 2004. The scandal of poor epidemiological research. *BMJ* **329**: 868-869.

Wang, J., Kuusisto, J., Vanttinen, M., Kuulasmaa, T., Lindstrom, J., Tuomilehto, J., Uusitupa, M., and Laakso, M. 2007. Variants of transcription factor 7-like 2 (TCF7L2) gene predict conversion to type 2 diabetes in the Finnish Diabetes Prevention Study and are associated with impaired glucose regulation and impaired insulin secretion. *Diabetologia* **50**: 1192-1200.

Wareham, N. J., Jakes, R. W., Rennie, K. L., Mitchell, J., Hennings, S., and Day, N. E. 2002. Validity and repeatability of the EPIC-Norfolk Physical Activity Questionnaire. *Int. J. Epidemiol.* **31**: 168-174.

Wareham, N. J., van Sluijs, E. M., and Ekelund, U. 2005. Physical activity and obesity prevention: A review of the current evidence. *Proc. Nutr. Soc.* **64**: 229-247.

Wong, M. Y., Day, N. E., Luan, J. A., Chan, K. P., and Wareham, N. J. 2003. The detection of gene-environment interaction for continuous traits: Should we deal with measurement error by bigger studies or better measurement? *Int. J. Epidemiol.* **32**: 51-57.

Young, E. H., Wareham, N. J., Farooqi, S., Hinney, A., Hebebrand, J., Scherag, A., O'Rahilly, S., Barroso, I., and Sandhu, M. S. 2007. The V103I polymorphism of the MC4R gene and obesity: Population based studies and meta-analysis of 29,563 individuals. *Int. J. Obes.* **31**: 1437-1441.

Zeggini, E., Scott, L. J., Saxena, R., Voight, B. F., Marchini, J. L., Hu, T., de Bakker, P. I., Abecasis, G. R., Almgren, P., Andersen G., et al. 2008. Meta-analysis of genome-wide association data and largescale replication identifies additional susceptibility loci for type 2 diabetes. *Nat. Genet.* **40**: 638-645.

互联网信息

http://www. diogenes-eu. or The Diogenes Project.

http://www. genevastudy. org GENEVA (Gene Environment Association) Studies.

http://www. inter-act. eu InterAct.

12 基于家系的遗传学关联分析

Eden R. Martin and Evadnie Rampersaud

Miami Institute for Human Genomics, Leonard M. Miller School of Medicine, University of Miami, Miami, Florida 33136

引　　言

长久以来,家系的遗传学研究主要集中于连锁分析。这些分析评价了家系内疾病表型的发生与遗传标记等位基因分离的一致性关系,并且提供了标记位点与潜在的疾病位点间的遗传重组的相关信息。也就是说,连锁分析是配子从父母到后代的一种传递状态。相反,关联分析则是配子在人群中的一种传递状态。在疾病及非疾病个体中的标记等位基因的频率可以为我们提供大量标记等位基因及疾病状态之间的关联或相互作用的信息。家系资料不仅可以通过观察传递状况提供连锁信息,同时也可以通过观察家系间等位基因状态和疾病表型的存在获得关联信息。本章描述了基于家系关联分析方法的发展及该方法的应用情况。

12.1　为什么要开展基于家系的关联研究?

采用不相关个体进行的病例对照研究已经广泛应用于流行病学研究,它可以评价健康相关因素的关联程度,如暴露的环境因素与疾病的状况。众所周知,疾病组及对照组需要进行匹配来排除潜在的混杂因素,如性别或年龄,否则,会得到虚假的结果。在遗传研究中,突出遗传标记的主要的混杂因素是人群的起源。来自不同国家、地区或者种族(如日本人和犹太人)的个体,其标记基因型和疾病情况的关系可能千差万别,因此在进行关联分析时必须要考虑混杂因素的影响。在统计时我们用"无效"来表示在原假设下未能维持正确的Ⅰ型误差(也就是我们所说的零假设为真时拒绝了零假设)。

下面的例子阐述了在病例-对照样本中进行关联分析时如何严格控制人群起源。这些研究中主要存在两个方面的问题,即群体分层和人群混合。我们担心隐藏的"群体分层"(即我们认为的单一杂交群体,其实是由有区别的亚群所组成)。群体分层问题可以导致在不同亚组分析中疾病流行情况与等位基因频率出现不同的情况。图12.1展示了群体分层时得到了DRD2 A1等位基因和酒精依赖关系的一个虚假关联。图 12.1A 显示美国原住居民的 DRD2 A1 等位基因频率明显高于高加索人(Kidd et al. 1998),图 12.1B 显示酒精依赖在美国原住居民中比高加索人中更流行,图 12.1C 显示 DRD2 A1 等位基因与酒精依赖的虚假关联。即使看到两者无关,然而,在分层样本中仍然可能出现虚假关联。

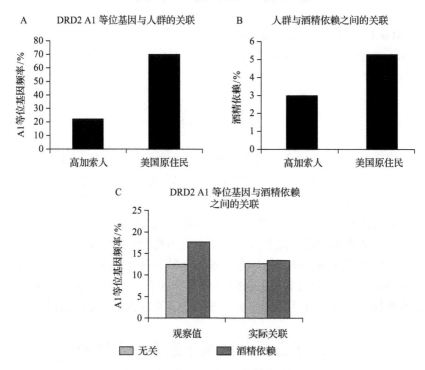

图 12.1　DRD2 A1 等位基因与酒精依赖的关联分析实例

A. 美国原住民的 DRD2 A1 等位基因频率明显高于高加索人; B. 酒精依赖在美国原住民中要比高加索人中盛行; C. 即使两者无关,然而在分层样本中仍然可能出现虚假关联。(改编自 Hutchison et al. 2004)

另一问题即"人群混合",即使在混合人群中某一位点与疾病不相关,但当混合度在病例和对照样本中不一致时仍可以导致关联。下面的例子是在来自亚利桑那州 Pima 镇的美国原住居民人群中分析 2 型糖尿病与 GM 单体型的关联研究。研究发现,由于高加索人的混入,使人免疫球蛋白 Gm 系统中的 GM 单体型 Gm3;5,13,14 与 2 型糖尿病存在很强的负相关(Knowler et al. 1988)。在 4920 个美国原住民样本中,Gm3;5,13,14 与糖尿病关联性研究的原始 OR 等于 0.21(95% CI=0.14—0.31),结果提示该单体型(或者是位于同一染色体上的多个位点上的等位基因联合起来一起向下传递)不是疾病的危险因素。由于美国原住民的遗传度是该关联分析中的一个潜在的混杂因素,因此,Gm3;5,13,14 同样也可以作为高加索混合人群的一个遗传标记。根据美国原住民遗传度(无、一半或全部)得到分层特异 OR 结果,显示 Gm3;5,13,14 与糖尿病无显著关联,其对应遗传度 OR 值分别是 0.75、0.69 和 0.63。进一步校正混杂因素年龄时,发现标记和疾病出现了一个弱的关联。因此,Gm3;5,13,14 与 2 型糖尿病的关联在遗传标记和高加索人中出现了完全相反的观点(Knowler et al. 1988)。

相比之下,以家系为对照样本的家系关联分析可以避免传统病例-对照实验的内部匹配出现的一些问题。基于家系的研究设计有很多的优点;第一,家系成员的基因型具有一致性,纳入的家系信息可以减少基因型的错误(Gordon et al. 2001);第二,根据家系数据可进行连锁分析和关联分析;第三,基于家系的研究方法可以检测母系和父系的基因型效应,也可用于母亲-胎儿基因型交互作用分析。一般来讲,尽管基于家系的关联分析相比病例-对照研究需要更多的比较个体(如三人核心家系提供了匹配配对),但人群结构保护和其他优点已经足以抵消其对效能的担心。所以。基于家系的关联分析可以得到很好的发展和应用。

12.2　早期基于家系的关联研究与病例-对照研究

基于家系的关联分析是在传统的病例-对照研究基础上发展起来的,可以减少病例-对照研究中人群来源对结果的影响。Rubinstein 和他的团队在 1981 年第一次提出了病例与家系内的对照来匹配。在其最早期的设计中,家系只有一个单一的受累者及其两位父母(三人核心家系)(Rubinstein et al. 1981)。"病例"基因型是一对父母传递给受累后代的等位基因,"对照"基因型则是没有传递给后代的等位基因(图 12.2)。Rubinstein(1981)等随后的 Falk 和 Rubinstein(1987)定义了单体型相对危险度(haplotype relative risk,HRR),该风险度可以比较向下传递给受累后代的标记等位基因和没有向下传递的等位基因的差别。HRR 与病例-对照实验中的相对危险度(relative risk,RR)类似,是一个评估两组事件发生概率的指标。例如,GG 基因型组与 AA 基因型组的 RR 比较。随后在 HRR 基础上又提出了更具效力的基于 HRR 检验的单体型分析(haplotye-based HRR test,HHRR),它考虑了父母单独向下传递的情况(Terwilliger and Ott 1992)。在 1995 年 Thomson 发展了 AFBAC(affected family-based controls test)分析,该分析是从 HHRR 到多等位基因的扩展。由于当时微卫星标记在遗传研究中作为最主要的遗传标记,所以该方法意义尤其重大。

HRR、HHRR 和 AFAC 分析可以很好地控制病例组和对照组匹配时产生的偏倚,但是方差估计有效的前提必须基于随机婚配(如哈-温平衡,HWE),这就意味着对人群进行分层统计分析时仍然可能出现 I 型错误(Spielman and Ewens,1996)。此外,实验设计不是连锁分析,而是一个特殊的关联分析实验。如果都是采用非直接的连锁分析,那么将使得假阳性结果的可能性增大((Ewens and

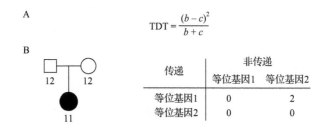

$$\text{TDT} = \frac{(b-c)^2}{b+c}$$

传递	非传递	
	等位基因1	等位基因2
等位基因1	0	2
等位基因2	0	0

图 12.2　传递不平衡检验(transmission disequilibrium test,TDT)的统计量(A)以及 TDT 家系实例(B)

图 A 中字母 b 是父母基因型 12 的等位基因 1 传递给受累后代出现的次数,字母 c 是父母基因型 12 的 等位基因 2 传递给受累后代出现的次数

Spielman 1995；Spielman and Ewens 1996)。基于 HRR 的很多数学模型常作为 传递不平衡检验(TDT)发展的一个起点(Spielman and Ewens 1996)。

12.3　传递不平衡检验是一种连锁分析

与集中于关联分析的基于家系的研究相比,TDT 设计是检测遗传标记与疾病 位点之间的一个连锁分析。TDT 的目的是证实已经发现的关联是由于连锁的维 持,而不是其他效应,如群体分层等导致的结果。Spielman 及其团队发展起来的 TDT 方法明确了胰岛素依赖的糖尿病(IDDM)基因(Spielman et al. 1993)。依据 Spielman 文章中的实例(Spielman et al. 1993),不少研究采用非相关病例-对照样 本,发现 11p 上胰岛素基因的 $5'$ 端,多态性 1 类等位基因与疾病存在很强的关联, 同时还在受累同胞对中证实了该连锁关系。问题随即就产生了,是否真的存在连 锁,或者是病例-对照研究正在检测虚假关联。

作为连锁分析的一种方法,TDT 也可以采用三人核心家系、受累同胞对家系、 甚至是延伸家系。像前面讨论的部分,TDT 区别出父母与受累同胞对之间等位基 因的传递情况,但不像其他分析,TDT 仅仅考虑了杂合子父母传递情况,在群体分 层中该检验同样有效。图 12.2 阐明了 TDT 的计算方法。关键的部分就是当没 有连锁存在的时候,杂合子父母对两个等位基因的传递情况是均一的。如果存在 连锁,疾病相关的连锁不平衡的等位基因将会在受累后代中过度传递。需要注意 的是,TDT 需要疾病与标记等位基因之间的连锁不平衡关系来检测连锁情况。因 此,TDT 常常在关联存在的情况下作为连锁分析的方法。

Spielman 及其团队运用 TDT 方法检测 IDDM 数据。数据类型是一个三人核心 家系和受累同胞对家系的混合家系。从 124 个杂合子父母中,他们观察到等位基因 1 传递了 78 次,而其他的等位基因仅仅传递了 46 次。因此可以看出,等位基因 1 存在过度传递。TDT 检验 p 值为 0.004,提示存在一个显著的连锁。相比之下,在 ASP 家系中,基于 IBD 的 mean haplotype-sharing 连锁分析,p 值为 0.20。该例子展示了 TDT 的一些优点:第一,该检验适用于基于 IBD 的传统连锁方法不能用的三人核心家系数据;第二,即使都是可用的 ASP 数据,在复杂疾病的分析中,TDT 检测连锁时同样高效,尤其是对微效疾病基因分析(Risch and Merikangas 1996)。

12.4　传递不平衡检验是一种关联和连锁分析

尽管 TDT 起初提出是为了在关联存在的情况下进行连锁分析,但是研究者们对连锁情况下检测关联更感兴趣。究其原因,直到最近出现的全基因组关联分析(GWAS),才有这么一个范例使得在多家系数据中进行连锁分析,然后定位于连锁区域并进行了关联分析。通过基因组扫描来确定连锁区域工作量是相当巨大的,常常涉及成百上千的基因。检测特定的候选基因是很有必要的,但是连锁方法常常缺乏分辨率。关联分析的方法,需要遗传标记和疾病位点之间的 LD,它有着更高的分辨率,适合用于候选基因的分析。随着基于家系的分析,如依赖 LD 的 TDT 的到来,研究者意识到在检测连锁时,同样的数据具有进行关联分析的潜能,并且可以很好地减少遗传异质性。

在三人核心家系中,当不存在连锁或关联时,对 TDT 来说,遵循适当的渐近分布并非难事。因此,该方法的确提供了连锁和关联的同步分析。然而,当家系成员含有多个受累个体时,该方法不一定都准确。特别强调的是,在连锁存在的多家系中 TDT 不适用于检测关联。下面的实例可以解释其原因。假设我们有一个简单的受累同胞对家系,疾病由罕见的显性等位基因引起。假设其中一位父母在该位点是杂合子,并且该父母必须将该疾病基因传递给两个受累后代(图 12.3A)。现在有一个标记位点(等位基因 M1 和 M2)与疾病位点紧密连锁,但是它们之间不存在连锁不平衡(零假设是连锁存在的前提下无关联)。一个非技术可视化的方法考虑到疾病和标记位点本身非常接近,但是不存在 LD。该标记仅仅在父母为杂合子时对 TDT 有贡献。如果假设疾病位点为纯合子的父母其标记位点上是杂合子,然后可以清晰地看出标记等位基因被传递给每个受累后代,并且传递给后代的过程是独立的(图 12.3B)。另外,如果疾病位点以及遗传标记为杂合子的父母,那么我们可以看到在图 12.3C 中的两种类型。标记及疾病等位基因基本类似,但是无论哪个等位基因与父母的疾病等位基因组合时都传递给了受累后代。因此,在这种情况下,我们仍希望标记等位基因以相同的概率传递,但是家系内传递的标记等位基因是有相互关系的。这个例子中,传递给受累兄弟姐妹的关系证实 TDT 统计方法在连锁区域进行关联分析,将增大 I 型错误的可能(也就是原假设为真时错误地拒绝了原假设)。

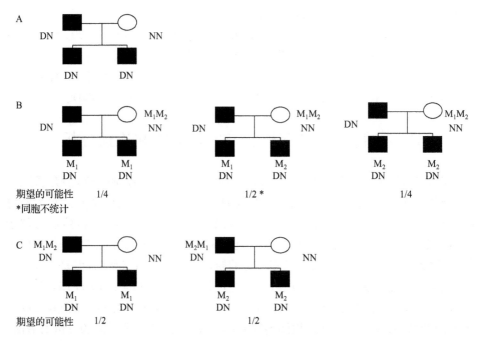

图 12.3　有连锁无关联的协调传递例子

A. ASP家系中一个杂合子的父亲携带罕见的显性疾病等位基因(D),该疾病基因传递给了两个后代;
B. 无病的纯合子父母与杂合子遗传标记 M_1 和 M_2 组合的各种类型;C. 患病杂合子的父母与杂合子遗
传标记组合的各种类型

　　因为传统的连锁方法需要较多的家系,研究者常常可以采用的不仅有三人核心家系,还有 ASP 家系或者更大一点的家系。起初建议采用单一的三人核心家系来精确定位和进行关联分析(Spielman and Ewens 1996),但是结果并不满意,因为这种策略忽略了一些后代信息。其中关键的是我们需要把整个家庭认为是一个抽样单位。Tsp 统计方法(Martin et al. 1997)修正了 TDT 统计的方差变异,使得其可以大致适应于 ASP 家系。在这样的家系中,这个统计方法减少到一个简单的表格,它只取决于家庭成员中传递给两个受累后代的标记等位基因。该方法旨在控制当遗传标记与疾病等位基因间没有关联时所出现的Ⅰ型错误的发生,忽略了连锁的水平,并且可以认为比采用单一的三人家系的 TDT 更具有效力(Martin et al. 1997)。Tsp 方法后产生了家系连锁不平衡分析(PDT)(Martin et al. 2000,2001),该方法在一般家系中采用实验估计方差来提供一个有效的分析。PDT 方法将在下面进行深入讨论。

12.5　基于家系的关联分析具有广泛的应用范围

12.5.1　用于迟发型疾病的分析

在研究迟发型疾病时,如阿尔茨海默病、2 型糖尿病、肌萎缩性脊髓侧索硬化症时,可能很难在受累后代的父母中找到可以作为标志的基因型。这种情形严重地限制了 TDT 的运用,Spielman 和 Ewens 于 1998 年在 TDT 的基础上提出了同胞-传递不平衡分析方法(sib TDT 或 S-TDT)(Spielman and Ewens 1998)。该方法解决了 TDT 方法必须拥有受累后代父母数据的限制,通过比较患病同胞的等位基因频率和没有关联的期望值之间的差别来检验遗传标记与疾病是否存在连锁关系。

S-TDT 方法要求每组同胞必须满足下面两个条件:①表型不一致同胞对(a discordant sibling pair,DSP)中至少有一个患病同胞和一个未患病同胞;②同胞中所有成员的基因型不能完全相同。观察的项目有标记基因型,及其在每家同胞中患病及未患病的数目。从根本上讲,S-TDT 用于确定在受累及未受累后代中标记等位基因频率是否有显著差异。该方法在家系内比较患病及未患病个体,未连锁的疾病关联不会导致差异,标记等位基因频率排除了随机样本的影响。使用S-TDT 时,零假设为疾病与标记之间不连锁,像 TDT 方法一样,S-TDT 也是一种分析疾病存在关联或者连锁的方法。

直接比较受累和未受累兄弟姐妹的基因型/等位基因频率是一种分析缺失父母家系数据的方法。另外,也发展了根据家系中可用的基因型评估父母的期望基因型的方法。该方法在 TRANSMIT 项目(Clayton 1999)中实施,它是一个局部的基因似然方法,将父母的等位基因频率作为一个多余参数,从而评估缺失父母基因型的可能性,并对标记等位基因对受累后代的传递进行 TDT-like 检测。因为进行父母基因型推理假设传递给多个受累后代是相互独立的,当存在缺失数据及标记和疾病位点连锁时,TRANSMIT 扩大了 I 型错误概率(Martin et al. 2003)。APL 分析通过计算 IBD 参数来正确推断缺失的父母数据(Martin et al. 2003;Chung et al. 2006)。基于家系的关联分析(FBAT)是通过调整充分的统计量来处理缺失父母基因型的另外一种方法(如任何可以观察到的父母基因型和后代基因型构成)。

12.5.2　用于一般核心家系的关联和连锁分析

大多数遗传研究很少仅仅收集一个特殊类型的系谱(如三人家系或同胞群),同时还收集核心家系、同胞群、含有多个核心家系的延伸系谱和包含有各种类型的缺失数据。为了校正样本的组成变异,很多有效的分析方法,如 APL、FBAT、PDT 及 UHPHASED 可以采用一般家系的信息,并且适合的分析系谱里的由疾病和标记位点引起的相互关系(Martin et al. 2000,2001,2003;Rabinowitz and Laird 2000;Dudbridge 2008)。FBAT(Rabinowitz and Laird 2000)和 PDT(Martin et al. 2000,2001)两者在结构上类似。它们集合了父母基因型的家系及 DSP 家系,将每个核心家系作为一个观测集群,利用实际方差来阐明核心家系中受累后代间的相互关系。APL 也可联合有或者没有父母数据的家系,并且在核心家系中当很多家系缺失父母基因型时也具有很强的效力。然而,当在延伸系谱中有连锁时,APL 不能有效地进行关联分析(Martin et al. 2003,Chung et al. 2006)。

　　一个基于相似性的分析方法 UNPHASED,可以处理任何大小的核心家系以及单个或两个家系合并后的数据(Dudbridge 2008)。UNPHASED 和 APL 比 FBAT 具有更高的效力,然而,当缺失基因型以及存在群体分层时两者会出现更高的Ⅰ型错误概率(Dudbridge 2008)

　　上述这些分析方法都不能有效处理巨大系谱下基于家系的关联分析的二进制特征的计算要求。MQLS(更强大的拟似然得分分析,more powerful quasi-likelihood score test)是可以分析巨大复杂家系的具有二进制特征的关联分析,要求家庭关系应用关系系数被指定(Thornton and McPeek 2007)。一个相关的方法在 SOLAR 项目的方差分量框架中得到运用(Almasy and Blangero 1998),该方法运用阈值模型,在该模型中,个体是否受累的可能性作为个体基因型的根据被建模。

12.5.3　用单体型进行分析

　　除了传统的独立考虑每个标记的单一位点分析外,一些考虑了标记单体型的基于家系的关联分析得到了发展。这些分析寻找不同等位基因位点中疾病状况和特殊组合的相关关系(也就是标记单体型),该分析比单独的标记需要提供更多信息。假设的关键是关联的产生是由于疾病等位基因存在一个或少数祖先单体型。在疾病等位基因和特殊标记等位基因或者单体型间的关联很大程度取决于相关等位基因或者单体型的频率。当确定的相关标记等位基因或者单体型的频率与风险等位基因频率相似时可发现很强的关联性。因此,单体型可以作为低频率危险等位基因中的标记。此外,当存在多个风险突变时,基因单体型的分析具有明显优势(Morris and Kaplan 2002)。

　　单体型关联分析存在一个困难,当用多个标记或多个等位基因标记时会存在很多单体型,并且经常不知道哪个单体型有关联。低频率的单体型可以贡献于小数目的观察分析,所以应用单体型及解释其结果必须谨慎。小数目的单体型可以合并进行有效渐近分析,但该效应在正负相关单体型被合并时减弱。也就是说,以整体作为一个独立单体型分析,但是单个的单体型分析仅仅在方法相似的一些特别单体型作为零假设时有效。需要多重分析来解释大量的单个的单体型分析。许多计算机程序可以进行家系的单体型分析,包括 Haploview(Barrett et al. 2005)、HBAT(Horvath et al. 2004)、TRANSMIT(Clayton 1999)、APL(Chung et al. 2006)和 UNPHASED(Schulze and McMahon 2002; Dudbridge 2008)。

12.5.4 对连续数量性状的关联研究

以家族为基础的数量性状的研究进展与二进制的进展速度相似。一些对于家族的数量性状研究已经被提出。在这些研究中,他们的后代有标准的数量性状,如身体体重指数或者突发疾病年龄(Allison 1997; Rabinowitz 1997; Lange et al. 2002; Kistner and Weinberg 2004)。这些研究的目的是明确在接收和没接收来自杂合双亲的标记等位基因的后代中数量性状的分布是否有区别。有多个同胞的家族是可以得到的,家族内数量性状之间的关系应该被考虑进去(Monks and Kaplan 2000)。当父母缺失基因数据时,数量性状的关联研究可以被使用(Allison et al. 1999)。最近,数量性状的关联研究已经被延伸到使用方差分析框架的一般家系结构研究中(Abecasis et al. 2000a; Rabinowitz and Laird 2000)。对于庞大的家系(如阿米什人或者哈特派人),方差分量估计方法植入到了 SOLAR 程序中,在这个程序中家庭关系在关系系数矩阵中被特定化,并且在回归模型中作为随机效应使用(Almasy and Blangero 1998)。这个方差分量获得了表型特征的变异百分数,它可以通过系谱结构来解释。

12.5.5 X 连锁遗传的关联研究

对于以家族为基础的 X 染色体研究进展速度比不上对常染色体研究的进展速度。首先被提出来的对于 X 染色体的研究方法是XS-TDT 和XRC-TDT,由 Horvath 和他的同事们提出(Horvath et al. 2000)。XS-TDT 被比作是受影响和未受影响的同胞,而 XRC-TDT 还可以包括父母双亲的数据,在一些情况下可以重新构建缺失的双亲基因型数据。像传统的 TDT、XS-TD 和 XRC-TDT 通常只能分析有关联的连锁关系,而不能对有连锁的多个家系进行关联分析。所以这些技术没有被广泛地应用。直到 2006 年 Ding 和 Ling 提出 XPDT(Ding et al. 2006),X 染色体遗传的家族分析才有了进展。紧随其后 Chung 在 2007 年提出 XAPL 技术(Chung et al. 2007)。从上述讨论可知,XPDT 和 XAPL 是对基于常染色体研究的 PDT 和 APL 的延伸,它们可作为 X 染色体研究的标志。正如 PDT、XPDT 对普遍血统(中心和延伸的)的联系和关联同时进行研究是有效的。APL、XAPL 使用 IBD 评估可以准确评估出双亲基因型的可能性和推断丢失的双亲基因型,这也表明在双亲基因数据丢失时 XAPL 比 XPDT 更具有效力,如迟发性疾病。

另外一种不同于 XPDT 和 XAPL 的方法是基于现实可能性的 XLRT(Zhang et al. 2008)。如果父母失踪,这种方法只考虑每个家庭被遗传的单个后代所被传递的遗传信息,但是能利用复杂的没被影响的遗传信息去推断基因型。LRT 的优势在于它可以灵活地测试到各种各样对于基因型效应的不同的假说,而且也可提供基因型 RR。在数量上而言,XQTL(Zhang et al. 2009)测试把 Abecasis 的垂直模型延伸到对 X 染色体的分析(Abecasis et al. 2000a)。

12.5.6　对父母起源和母源效应的研究

在一个家庭中,人们可以检测出是否具有遗传病,因为等位基因的易感性是不成比例的,偏向父亲或母亲。例如,与亲源衍生的等位基因相比,变异的母源遗传信息传递给受影响的后代表明源的等位基因具有差异性表达的特点(这可通过基因印记发生)。可以测试出母源的基因型是否导致了后代遗传病的风险,如检测子宫内母亲和婴儿基因型的关联。这并不是在病例对照研究中所能检测到的。

一例基因印记的例子是来自对新生儿短暂型糖尿病的研究,在这个例子中我们发现两者之间的基因联系存在于新生儿短暂型糖尿病和父系遗传中,对 6q24 的复制(Cave et al. 2000),而不是母系遗传。后来发现重要的重叠复制的区域包括了440kb 的长度(Gardner et al. 2000),并且包含两个印记基因,即 ZAC 和 HYMAI。如果不考虑父母起源问题,传统的关联研究方法不能解释这种联系。

Weinberg 和他的同事们发展了一种普通形式的对数-线性模型来准确地检测母性起源和父性起源的问题(Weinberg et al. 1998;Weinberg 1999a,1999b)。期望值最大的算法 E-M 被植入到该方法中,用来处理丢失的亲代的基因型或者处理来源于个体都是杂合子的家庭的孩子,他们具有亲缘变异的等位基因的模糊性(Weinberg 1999a,1999b;Rampersaud et al. 2007)。Sinsheimer 和他的同事们进而提出了母胎不相容性试验来检测母胎基因型的融合是否会对胎儿的发育产生不良影响(Sinsheimer et al. 2003)。条件性逻辑回归方法,包括双亲基因型的条件 CPG 和延伸的父母的基因交换条件 CEPG 模型都被发展来处理多重等位基因标记、多重连锁位点以及在多重未连锁区域的多重连锁位点(Cordell et al. 2004)。对数量性状而言,研究亲源效应 POE 和母源效应的方法已经被 Kistner 和 Weinberg(2004)、Kistner 等(2006)以及 Wheeler 和 Cordell(2007)所概括。

12.5.7　基因间和基因与环境间相互作用的研究

复杂的疾病涉及很多的遗传和环境因素。它们独立作用或者相互作用来影响疾病的易感性。研究基因间和基因与环境间之间的关系有助于阐明它们之间的关系。

一个用来评估基因间和基因与环境间关系的方法是使用条件式逻辑回归分析

CLR 或者广义估计方程式 GEE,这些方法允许相关的家庭成员间存在关联
(Schaid 1999)。基于家系的研究不仅能避免群体分层导致的假阳性,还比传统的
研究基因与环境间关系的关联研究更有效,尤其是当基因影响因素很小时(Witte
et al. 1999)。当一个家庭中多个受累或未受累同胞存在时,Siegmund 和他的同
事们提出的变异调整可以修正在受累同胞中由于连锁所导致的关联(Siegmund
et al. 2000)。D. Hancock 和同事们进行模拟显示(Hancock et al. 2007),即使
GEE 在检测基因间和基因与环境间的关系比 CLR 更有效,但当它们之间无连锁
而有关联存在时,会使 Ⅰ 型错误的概率发生波动(由于群体分层)。Umbach 和
Weinberg 于 2000 年提出了相关的对数-线性模型来检测家族三代里基因与环境
的相互作用(Umbach and Weinberg 2000)。

　　为了检测高阶相互作用(如基因间三个基因座的关系,或者很多基因和多重环
境因素间的关系),需要评估大量交互作用而使传统研究方法受到限制。为了克服
这些局限性,计算密集型的方法被提出(如组合划分方法 CPM、综合降维 MDR 和
机器学习方法)。MDR-PDT(Martin et al. 2006)方法是一种通过把 PDT 数据引
入到 MDR 方法来进行基于家系研究的方法(Ritchie et al. 2001),该方法使用数据
简化技术来提高检测高阶相互作用的效力。作为 MDR 的延伸,MDR-Phenomics 方
法是在系谱数据里通过整合离散变量表型来处理遗传异质性的方法(Mei et al.
2005,2007)。现今对 MDR 及类似研究方法具有挑战,主要有以下几个方面:①同
时考虑多个基因座时,计算量太大;②把样本拆分为用于试验和训练的数据集很可
能把许多空白单元格引入到偶发表格中,特别是对高阶相互作用;③对高阶相互作
用结果的解释可能具有一定的难度。

12.6　结　　语

　　在过去的 20 年里,基于家系的关联研究的研究方法及应用范围明显增加。基
于家系的关联研究和病例对照研究有各自的优缺点。虽然基于家系的关联研究有
不足之处,但它们一直会是与病例对照研究相互补充的方法,同时家系一直会是遗
传学研究的中心所在。随着 GWAS 分析的挑战,需要将大量的经费、家系以及病
例对照样本整合到一起才能充分利用有用的数据。

致谢

　　非常感谢 Drs. Richard Morris、Todd Ewards 和 Adam Naj 在文章审稿方面做
出的贡献。

参 考 文 献

Abecasis, G. R. , Cardon, L. R. , and Cookson, W. O. 2000a. A general test of association for quantitative traits in nuclear families. *Am. J. Hum. Genet.* **66**: 279-292.

Abecasis, G. R. , Cookson, W. O. , and Cardon, L. R. 2000b. Pedigree tests of transmission disequilibrium. *Eur. J. Hum. Genet.* **8**: 545-551.

Allison, D. B. 1997. Transmission-disequilibrium tests for quantitative traits. *Am. J. Hum. Genet.* **60**: 676-690.

Allison, D. B. , Heo, M. , Kaplan, N. , and Martin, E. R. 1999. Siblingbased tests of linkage and association for quantitative trials. *Am. J. Hum. Genet.* **64**: 1754-1764.

Almasy, L. and Blangero, J. 1998. Multipoint quantitative-trait linkage analysis in general pedigrees. *Am. J. Hum. Genet.* **62**: 1198-1211.

Arima, T. , Drewell, R. A. , Oshimura, M. , Wake, N. , and Surani, M. A. 2000. A novel imprinted gene, HYMAI, is located within an imprinted domain on human chromosome 6 containing *ZAC*. *Genomics* **67**: 248-255.

Barrett, J. C. , Fry, B. , Maller, J. , and Daly, M. J. 2005. Haploview: Analysis and visualization of LD and haplotype maps. *Bioinformatics* **21**: 263-265.

Cave, H. , Polak, M. , Drunat, S. , Denamur, E. , and Czernichow, P. 2000. Refinement of the 6q chromosomal region implicated in transient neonatal diabetes. *Diabetes* **49**: 108-113.

Chung, R. H. , Hauser, E. R. , and Martin, E. R. 2006. The APL test: Extension to general nuclear families and haplotypes and the examination of its robustness. *Hum. Hered.* **61**: 189-199.

Chung, R. H. , Morris, R. W. , Zhang, L. , Li, Y. J. , and Martin, E. R. 2007. X-APL: An improved family-based test of association in the presence of linkage for the X chromosome. *Am. J. Hum. Genet.* **80**: 59-68.

Clayton, D. 1999. A generalization of the transmission/disequilibrium test for uncertain-haplotype transmission. *Am. J. Hum. Genet.* **65**:1170-1177.

Cordell, H. J. , Barratt, B. J. , and Clayton, D. G. 2004. Case/pseudocontrol analysis in genetic association studies: A unified framework for detection of genotype and haplotype associations, gene-gene and gene-environment interactions, and parent-of-origin effects. *Genet. Epidemiol.* **26**: 167-185.

Ding, J. , Lin, S. , and Liu, Y. 2006. Monte Carlo pedigree disequilibrium test for markers on the X chromosome. *Am. J. Hum. Genet.* **79**: 567-573.

Dudbridge, F. 2003. Pedigree disequilibrium tests for multilocus haplotypes. *Genet. Epidemiol.* **25**: 115-121.

Dudbridge, F. 2008. Likelihood-based association analysis for nuclear families and unrelated subjects with missing genotype data. *Hum. Hered.* **66**: 87-98.

Ewens, W. J. and Spielman, R. S. 1995. The transmission/disequilibrium test: History, subdivision, and admixture. *Am. J. Hum. Genet.* **57**:455-464.

Falk, C. T. and Rubinstein, P. 1987. Haplotype relative risks: An easy reliable way to construct a proper control sample for risk calculations. *Ann. Hum. Genet.* **51**: 227-233.

Gardner, R. J. , Mackay, D. J. , Mungall, A. J. , Polychronakos, C. , Siebert, R. , Shield, J. P. , Temple, I. K. , and Robinson, D. O. 2000. An imprinted locus associated with transient neonatal diabetes mellitus.

Hum. Mol. Genet. **9**: 589-596.

Gordon, D., Heath, S. C., Liu, X., and Ott, J. 2001. A transmission/disequilibrium test that allows for genotyping errors in the analysis of single-nucleotide polymorphism data. *Am. J. Hum. Genet.* **69**: 371-380.

Hancock, D. B., Martin, E. R., Li, Y. J., and Scott, W. K. 2007. Methods for interaction analyses using family-based case-control data: Conditional logistic regression versus generalized estimating equations. *Genet. Epidemiol.* **31**: 883-893.

Horvath, S., Laird, N. M., and Knapp, M. 2000. The transmission/disequilibrium test and parental-genotype reconstruction for X-chromosomal markers. *Am. J. Hum. Genet.* **66**: 1161-1167.

Horvath, S., Xu, X., Lake, S. L., Silverman, E. K., Weiss, S. T., and Laird, N. M. 2004. Tests for associating haplotypes with general phenotype data: Application to asthma genetics. *Genet. Epidemiol.* **26**: 61-69.

Hutchison, K. E., Stallings, M., McGeary, J., and Bryan, A. 2004. Population stratification in the candidate gene study: Fatal threat or red herring? *Psychol. Bull.* **130**: 66-79.

Kidd, K. K., Morar, B., Castiglione, C. M., Zhao, H., Pakstis, A. J., Speed, W. C., Bonne-Tamir, B., Lu, R. B., Goldman, D., Lee, C., et al. 1998. A global survey of haplotype frequencies and linkage disequilibrium at the DRD2 locus. *Hum. Genet.* **103**: 211-227.

Kistner, E. O. and Weinberg, C. R. 2004. Method for using complete and incomplete trios to identify genes related to a quantitative trait. *Genet. Epidemiol.* **27**: 33-42.

Kistner, E. O., Infante-Rivard, C., and Weinberg, C. R. 2006. A method for using incomplete triads to test maternally mediated genetic effects and parent-of-origin effects in relation to a quantitative trait. *Am. J. Epidemiol.* **163**: 255-261.

Knowler, W. C., William, R. C., Pettitt, D. J., and Steinberg, A. 1988. GM3;5,13,14 and type 2 diabetes mellitus: An association in American Indians by genetic admixture. *Am. J. Hum. Gen.* **43**: 520-526.

Lange, C., Demeo, D. L., and Laird, N. M. 2002. Power and design considerations for a general class of family-based association tests: Quantitative traits. *Am. J. Hum. Genet.* **71**: 1330-1341.

Martin, E. R., Bass, M. P., Hauser, E. R., and Kaplan, N. L. 2003. Accounting for linkage in family-based tests of association with missing parental genotypes. *Am. J. Hum. Genet.* **73**: 1016-1026.

Martin, E. R., Bass, M. P., and Kaplan, N. L. 2001. Correcting for a potential bias in the pedigree disequilibrium test. *Am. J. Hum. Genet.* **68**: 1065-1067.

Martin, E. R., Kaplan, N. L., and Weir, B. S. 1997. Tests for linkage and association in nuclear families. *Am. J. Hum. Genet.* **61**: 439-448.

Martin, E. R., Monks, S. A., Warren, L. L., and Kaplan, N. L. 2000. A test for linkage and association in general pedigrees: The pedigree disequilibrium test. *Am. J. Hum. Genet.* **67**: 146-154.

Martin, E. R., Ritchie, M. D., Hahn, L., Kang, S., and Moore, J. H. 2006. A novel method to identify gene-gene effects in nuclear families: The MDR-PDT. *Genet. Epidemiol.* **30**: 111-123.

Mei, H., Cuccaro, M. L., and Martin, E. R. 2007. Multifactor dimensionality reduction-phenomics: A novel method to capture genetic heterogeneity with use of phenotypic variables. *Am. J. Hum. Genet.* **81**: 1251-1261.

Mei, H., Ma, D., Ashley-Koch, A., and Martin, E. E. 2005. Extension of multifactor dimensionality reduction for identifying multilocus effects in the GAW14 simulated data. *BMC Genet. Suppl.* **1**: S145.

Monks，S. A. and Kaplan，N. L. 2000. Removing the sampling restrictions from family-based tests of association for a quantitative-trait locus. *Am. J. Hum. Genet.* **66**：576-592.

Morris，R. W. and Kaplan，N. L. 2002. On the advantage of haplotype analysis in the presence of multiple disease susceptibility alleles. *Genet. Epidemiol.* **23**：221-233.

Ott，J. 1989. Statistical properties of the haplotype relative risk. *Genet. Epidemiol.* **6**：127-130.

Rabinowitz，D. 1997. A transmission disequilibrium test for quantitative trait loci. *Hum. Hered.* **47**：342-350.

Rabinowitz，D. and Laird，N. 2000. A unified approach to adjusting association tests for population admixture with arbitrary pedigree structure and arbitrary missing marker information. *Hum. Hered.* **50**：211-223.

Rampersaud，E.，Morris，R. W.，Weinberg，C. R.，Speer，M. C.，and Martin，E. R. 2007. Power calculations for likelihood ratio tests for offspring genotype risks，maternal effects，and parent-of-origin (POO) effects in the presence of missing parental genotypes when unaffected siblings are available. *Genet. Epidemiol.* **31**：18-30.

Risch，N. and Merikangas，K. 1996. The future of genetic studies of complex human disorders. *Science* **273**：1516-1517.

Ritchie，M. D.，Hahn，L. W.，Roodi，N.，Bailey，L. R.，Dupont，W. D.，Parl，F. F.，and Moore，J. H. 2001. Multifactor-dimensionality reduction reveals high-order interactions among estrogen-metabolism genes in sporadic breast cancer. *Am. J. Hum. Genet.* **69**：138-147.

Rubinstein，P.，Walker，M.，Carpenter，C.，Carrier，C.，Krassner，J.，Falk，C.，and Ginsberg，F. 1981. Genetics of HLA disease associations：The use of the haplotype relative risk (HRR) and the "haplo-delta"(dh) estimates in juvenile diabetes from three radical groups. *Hum. Immunol.* **3**：384.

Schaid，D. J. 1999. Case-parents design for gene-environment interaction. *Genet. Epidemiol.* **16**：261-273.

Schulze，T. G. and McMahon，F. J. 2002. Genetic association mapping at the crossroads：Which test and why? Overview and practical guidelines. *Am. J. Med. Genet.* **114**：1-11.

Siegmund，K. D.，Langholz，B.，Kraft，P.，and Thomas，D. C. 2000. Testing linkage disequilibrium in sibships. *Am. J. Hum. Genet.* **67**：244-248.

Sinsheimer，J. S.，Palmer，C. G.，and Woodward，J. A. 2003. Detecting genotype combinations that increase risk for disease：Maternalfetal genotype incompatibility test. *Genet. Epidemiol.* **24**：1-13.

Spielman，R. S. and Ewens，W. J. 1996. The TDT and other family-based tests for linkage disequilibrium and association. *Am. J. Hum. Genet.* **59**：983-989.

Spielman，R. S. and Ewens，W. J. 1998. A sibship test for linkage in the presence of association：The sib transmission/disequilibrium test. *Am. J. Hum. Genet.* **62**：450-458.

Spielman，R. S.，McGinnis，R. E.，and Ewens，W. J. 1993. Transmission test for linkage disequilibrium：The insulin gene region and insulin-dependent diabetes mellitus (IDDM). *Am. J. Hum. Genet.* **52**：506-516.

Terwilliger，J. D. and Ott，J. 1992. A haplotype-based "haplotype relative risk" approach to detecting allelic associations. *Hum. Hered.* **42**：337-346.

Thomson，G. 1995. Mapping disease genes：Family-based association studies. *Am. J. Hum. Genet.* **57**：487-498.

Thornton，T. and McPeek，M. S. 2007. Case-control association testing with related individuals：A more powerful quasi-likelihood score test. *Am. J. Hum. Genet.* **81**: 321-337.

Umbach, D. M. and Weinberg, C. 2000. The use of case-parent triads to study joint effects of genotype and exposure. *Am. J. Hum. Genet.* **66**: 251-261.

Weinberg, C. R. 1999a. Allowing for missing parents in genetic studies of case-parent triads. *Am. J. Hum. Genet.* **64**: 1186-1193.

Weinberg, C. R. 1999b. Methods for detection of parent-of-origin effects in genetic studies of case-parents triads. *Am. J. Hum. Genet.* **65**: 229-235.

Weinberg, C. R., Wilcox, A. J., and Lie, R. T. 1998. A log-linear approach to case-parent-triad data: Assessing effects of disease genes that act either directly or through maternal effects and that may be subject to parental imprinting. *Am. J. Hum. Genet.* **62**: 969-978.

Wheeler, E. and Cordell, H. J. 2007. Quantitative trait association in parent offspring trios: Extension of case/pseudocontrol method and comparison of prospective and retrospective approaches. *Genet. Epidemiol.* **31**: 813-833.

Witte, J. S., Gauderman, W. J., and Thomas, D. C. 1999. Asymptotic bias and efficiency in case-control studies of candidate genes and gene-environment interactions: Basic family designs. *Am. J. Epidemiol.* **149**: 693-705.

Zhang, L., Martin, E. R., Chung, R. H., Li, Y. J., and Morris, R. W. 2008. X-LRT: A likelihood approach to estimate genetic risks and test association with X-linked markers using a case-parents design. *Genet. Epidemiol.* **32**: 370-380.

Zhang, L., Martin, E. R., Morris, R. W., and Li, Y. J. 2009. Association test for X-linked QTL in family-based designs. *Am. J. Hum. Genet.* **84**: 431-444.

互联网信息

http://www.biostat.harvard.edu/~fbat/fbat.htm Rabinowitz and Laird 2000. FBAT (family-based association test).

http://www.broad.mit.edu/personal/jcbarret/haploview/Barrett et al. 2005. HAPLOVIEW.

http://www.chg.duke.edu/research/apl.html Chung et al. 2006, APL; Chung et al. 2007, XAPL; Zhang et al. 2008, XLRT; Zhang et al. 2009, XQTL.

http://chgr.mc.vanderbilt.edu/ritchielab/ Ritchie et al. 2001, MDR; Martin et al. 2006, MDR-PDT.

http://www-gene.cimr.cam.ac.uk/clayton/software/ Clayton 1999. TRANSMIT.

http://www.mihg.org and http://www.chg.duke.edu/software/pdt.html Martin et al. 2000. PDT (pedigree disequilibrium test).

http://www.mrc-bsu.cam.ac.uk/personal/frank/software/unphased ftp://ftp.hgmp.mrc.ac.uk/pub/linkage/Dudbridge 2003. UNPHASED.

http://www.sph.umich.edu/csg/abecasis/QTDT/ Abecasis et al. 2000a,b. QTDT (quantitative [trait] transmission/disequilibrium test).

http://www.vipbg.vcu.edu/software_docs/solar/doc/00.contents.html Almasy and Blangero et al. 1998. SOLAR (sequential oligogenic linkage analysis routines).

13　拷贝数变异与人类常见疾病

Dheeraj Malhotra and Jonathan Sebat

Cold Spring Harbor Laboratory, Cold Spring Harbor, New York 11724

引　言

对复杂疾病遗传基础的解析就需要我们对遗传标记有清晰的认识。近几年来,随着技术的不断创新,人类基因组很多新的标记被挖掘。芯片技术尤其是二代测序技术使我们对人类基因组的各种遗传标记有了全面的了解。这些遗传标记的发现也促进了基于大样本的全基因组关联研究(GWAS)的发展,加速了复杂疾病的遗传学研究进展。这些新技术的产生不仅促进了对人类基因组的遗传变异的新的发现,也为复杂疾病的遗传学研究提供了新策略。例如,最初的两个全基因组研究发现,在人类基因组中存在大量的结构变异,尤其是拷贝数变异(CNV)。拷贝数变异被定义为大于 1kb 的 DNA 片段在不同人的基因组中具有不同的拷贝数。

紧接着,对正常人全基因组一系列大规模的 CNV 扫描发现,人类基因组中的 CNV 广泛存在而且结构复杂。理论上认为,在与复杂疾病易感性相关的变异中 CNV 可能占主要部分。基于候选基因也就是单个基因的拷贝数与复杂疾病的关联或者是全基因组的关联分析都发现 CNV 在人类复杂疾病中是非常重要的。

本章主要讨论人类基因组 CNV 的最新研究进展以及 CNV 的研究进展如何影响我们对复杂疾病遗传结构的认识。最后,讲述怎样用芯片和测序技术来研究人类复杂疾病的遗传变异。

13.1　人类基因组中的拷贝数变异

如今,建立全基因的 CNV 数据信息主要通过以下两个策略:①利用细菌人工染色体或者寡核苷酸探针基于芯片的比较基因组杂交(aCGH);②全基因组鸟枪法测序数据的生物信息学挖掘。虽然这两种策略都有其局限性,但至今还没有采用某一种方法就可以鉴定出整个基因组的 CNV 图谱,这两种策略在完善基因组 CNV 图谱中起到相互补充的作用,基因组变异数据库(http://projects.tcag.ca/variation/)提供了最全面的人类正常健康个体的基因组变异数据,到目前为止(2009 年 3 月 11 日)6558 个拷贝数变异座位已经被发现(大约 850Mb,占 29% 的人类基因组)。由于测序和芯片两种方法在对大部分 CNV 序列层面上的定义还存在局限性,因此我们对结构变异的认识还是很有限的。

末端序列配对法(end sequence pair,ESP)通过测序末端序列与参考序列的比对来检测序列长度和方向的偏差,但是这种方法对于基因组中重复序列导致的 CNV 检测就显得力不从心了,这是因为末端序列的读长不能与参考基因组毫无偏差地配对,还有就是测序中克隆文库插入的长度在理论上是有限制的。同样地,基于比较基因组杂交的策略也依赖于减小芯片上探针之间的间隔实现较高的分辨率。

为了克服这些技术上的限制并完整地绘制人类基因组的 CNV 图谱,一些国际组织的合作正在加强,主要有基因组结构变异联盟(Genome Structural Varia-tion Consortium)、NHGRI 结构变异组织(National Human Genome Research In-stitute)、1000 人基因组计划(http://www. 1000genomes. org/page. php)。所有的这些努力促使这一领域取得了巨大的进展。

此外,低成本二代测序技术提供了 4 个不同种族和不同性别的人类基因组序列,并且获得了 8 个人类基因组大于 8kb 的结构变异。这些研究发现超过 20% 的人类基因组变异是结构变异,任意两个个体的基因组变异超过 70% 的序列是 CNV。他们还强调,为了获得完整的基因组多样性和复杂性信息,大样本的测序工作是非常必要的。基于这些研究,我们可以估算出任何两个个体平均 9~24Mb (0.5%~1%) 的 DNA 序列是不同的。解析这类的遗传变异对研究基因组进化和人类健康与疾病的关系显得意义非凡。

越来越多的研究发现基因组结构变异不仅仅在人类存在,在其他物种也存在,包括小鼠、兔、猩猩、恒河猴、果蝇等物种中已经建立了全基因组 CNV 的数据信息。在这些物种中发现的 CNV 与片段重复(SD)相关,也就是说他们成簇存在于基因组的重复区。最令人感兴趣的是近交系小鼠从头重排(de novo rearrange-ment)使得 CNV 区域的动态属性更加突出,并且对近交系小鼠基因组同源性 (isogenicity)的概念提出了挑战(Egan et al. 2007)。

13.2　结构变异的形成机制

对大量遗传性疾病和两个全基因组水平的、精细结构变异的研究发现:大部分人类基因组的结构变异是基于 3 个主要的基因组重排机制形成的:非等位同源重组(NAHR)、非同源末端连接(NHEJ)、复制叉停滞和模板转换(FoSTeS)。非等位同源重组介导的基因组重排与被称为低拷贝重复(LCR)或 SD(DNA 片段大于 1kb,在人群中>90%的序列同源性)有直接的相关性。SD 占了约 5% 的人类基因组,SD 间存在 4~10 倍的 CNV 富集并且 CNV 区域内有显著的基因富集。非等位同源重组发生在减速分裂和有丝分裂期,这种重组需要有两个足够长度和高度同源的可以作为重组元件的 SD 在基因组中随机排列。基于这一机制,很多新的疾病相关基因区域被揭示,如 Sharp 等(2006)、Shaw-Smith 等(2006)、Koolen 等(2006)、Mefford 等(2007)、Sharp 等(2007)、Sharp 等(2008)。

最近通过精细结构变异研究证实大部分非病理状态的 CNV 是由于基因组重排形成的。对于罕见的 CNV,主要是基于微同源介导的断裂诱导重复模型(microhomology-mediated break-induced replication model,MMBIR 模型)来推测它的形成,但是到目前为止还没有足够的实验数据可以预测特定的 DNA 元件与NHEJ-、MMBIR-、FoSTeS 介导的 DNA 重排相关。在不久的将来通过更加敏感的全基因组的分析方法可以得到更加精确的 CNV 序列特征,这也为已知或目前还未知的 CNV 的产生机制及在基因组中的分布提供了确切的实验证据。

进化在人类基因组中 CNV 形成的驱动效应还不是特别清楚。人类基因组中CNV 分布模式显示是一种自适应选择的结果,这是由于与 CNV 相关联的基因存在功能偏倚。但是,最近有研究也支持这样一种概念,就是突变效应偏倚和选择压力(正选择和负选择)的相互作用可能是这种拷贝数变异形成的主要力量。

13.3　拷贝数变异对基因表达的影响

鉴于人类基因组中 CNV 的广泛存在,其中一些 CNV 会产生表型效应也是毋庸置疑的。结构变异可以通过大量不同的方式改变主要功能元件(基因和调控区域),包括改变基因剂量、破坏基因结构、产生融合基因、致命隐性等位基因的再显性和(或)基因调控元件的修饰等。CNV 对基因表达水平的影响在人类淋巴母细胞系尤其是小鼠和兔的不同组织中已有研究。然而,在可检测到的影响人类基因表达表型的遗传变异中 CNV 占了>15%,随着人类基因组的整个 CNV 谱的阐明,发现 CNV 对个体间基因表达水平差异的贡献实质上是非常巨大的。

13.4　CNV 的群体特征

理解和认识拷贝数变异的表型效应就必须了解 CNV 基本的群体遗传学特性。从某种意义上来说 CNV 和 SNP 一样,只是另一种形式的遗传变异。但是,这两种变异也存在功能差异,而这种差异在对复杂疾病遗传贡献方面有重要的应用。SNP 与 CNV 最重要的差异就是它们的突变率不同。对人类核苷酸替换率的直接和间接研究发现,每个核苷酸每代的随机新发点突变率为 10^{-8}。然而,可以产生长 CNV 的基因组重排的新发基因座特异的突变率为 $10^{-6}\sim10^{-4}$,至少是点突变率的 2～4 倍。但是对于形成中等长度的 CNV 的突变率还没有清楚的认识,将来利用高密度的二代测序技术对父母-子女对的测序可能会对这一类型 CNV 的突变率有一个直接的认识。

基因组相对高的结构突变率和一些基因座位的常见突变倾向的发生增加了不依赖基因组单倍型背景的常见结构变异产生的可能。这也从一方面解释了 CNV 与 SNP 单倍型之间连锁不平衡降低的原因。但是,最新的高通量高分辨的 CNV 研究发现,大部分常见 CNV 实际上在人类进化过程中是一种稳定的、可遗传的、与邻近 SNP 存在连锁不平衡的古老的多态性。利用新的更加准确的芯片和生物信息学平台对双等位的 CNV 进行准确分型发现,双等位的 CNV 在数量上远大于多等位的 CNV。

13.5　人类常见疾病的遗传结构:基于 SNP-和 CNV-的 GWAS

要评价一个遗传变异对复杂疾病危险度的贡献程度就必须全面了解这些遗传变异在这一疾病中的等位基因架构。等位基因架构是指疾病相关变异的数量、频率、对疾病的贡献度、变异之间相互作用的模式等。基因座与基因座之间或疾病与疾病之间等位基因谱(如疾病相关基因位点的数量和每一等位基因的频率)是千差万别的。由于大部分复杂疾病存在遗传异质性(等位基因异质性或基因座异质性)、疾病表型的复杂性、遗传因素之间以及与环境因素相互作用,这对常见复杂疾病遗传易感性研究提出了挑战。

最近对复杂疾病等位基因谱的描绘最主要的方法是通过标签 SNP(基因组中高 LD 的具有区域代表性的 SNP 位点)作为遗传标记的大样本全基因组关联分析(GWAS)。这种方法是基于常见疾病/常见变异(common disease/common variant,CDCV)的假说,这一假说是指常见复杂疾病的遗传易感性是由大量微效等位基因(如基因型相对危险度为 1.1～1.5)累加而形成的。在过去的 2～3 年间已经成功地通过 GWAS 发现了大量的基因座与常见复杂表型的统计学上的关联性。这些结果无疑为很多复杂疾病的分子靶标和通路的挖掘提供了新的思路。

当然,GWAS 也有它必然的局限性,而这些局限性对研究致病变异的实验设计是至关重要的,最重要的是这些研究只能解释 2%～10% 的与疾病相关的可遗传变异。对于大部分疾病相关变异来说,对疾病易感性/保护性的贡献是非常小的。而且通过间接的遗传标记(标签 SNP)与复杂疾病统计学关联性的方法来寻找真正致病变异是非常困难的。虽然对总的危险性来说常见变异贡献了很小部分的结论下得还为时过早,但对 GWAS 局限性的认识越来越透彻。因此另一种假说就越来越受到追捧,那就是多个罕见变异导致常见疾病(multiple rare variant/common disease MRV/CD)。

MRV/CD 假说认为大部分常见复杂疾病的易感性是一系列低频、显性、不同基因上独立作用的、可检测的、极大地增加相对危险度的遗传变异位点累加的结果。最近很多的研究都支持这一假说,这些研究集中发现了大量低频变异(频率0.5%～1%)和极低频率的 SNP(频率<0.5%)在复杂疾病表型中的价值。

13.6　CNV 的研究是怎样改变我们对复杂疾病遗传结构认识的?

对 CNV 影响人类性状的认识起源于基因病的研究,这是一类在临床上异质性非常高的,由于基因组重排导致疾病相关的计量敏感性基因的缺失或获得的一类疾病。几乎所有的基因病都是与某一特定的基因座连锁的,并且几乎所有的基因座都是 100% 外显的。另外,它们有一共同的基因组重排机制,那就是这一特定疾病连锁基因座两侧 LCR 之间的非等位同源重组。基因病在人群中是非常罕见的,但是它为研究复杂疾病的危险因素提供了重要的依据。CNV 除了参与散发基因病外,在一些孟德尔遗传病中也发挥一定的作用,科学家们也提出了新的假说去预测一些由于 CNV 区域内基因导致的严重表型的显性孟德尔遗传病的总体外显率和(或)变异度。

分别分析常见和罕见 CNV 与复杂疾病的关联性是最近才出现的研究策略。随着常见双等位 CNV 基因分型算法的发展,我们可以像 SNP 的关联分析那样利用常见 CNV 对复杂疾病进行关联分析。但是,至今为止还没有一个全基因组关联分析直接检测和鉴定出与复杂疾病表型相关联的常见双等位 CNV。但是通过CNV 与 SNP 连锁不平衡的信息发现,IRGM 基因调控区的一个长约 20kb 的缺失多态性与 Crohn's 病显著相关。利用候选基因的策略也发现了一些与复杂疾病相关的常见 CNV。有趣的是,在这些报道的关联研究中也包括很多多等位的 CNV。但是由于疾病的易感性主要是与基因的剂量相关而不是与任何单等位基因相关,因此这些位点必须进行直接基因分型。

对 CNV 的全基因组关联分析主要集中在长的、低频的 CNV 上,并且基于MRV/CD 假说,这种假说就是假定每一个低频的、高外显率、多等位的 CNV 对复杂疾病危险性的贡献是显著的,并且这种复杂疾病的患病率是其遗传异质性的反应。这种假说假定了具有很大贡献的罕见等位对高遗传度的复杂疾病是非常重要的,并且对患病个体生育能力都有很大的影响。最近大量全基因组的研究都充分支持这一假说,并且在高遗传度和强适合度的疾病精神,如精神分裂症、自闭症中发现了致病的罕见 CNV。这些研究也得出了一些非常重要的观点:第一,患者罕见 CNV 的全基因组分布要比正常人中大得多;第二,在一些基因组的热点区域,缺失或复制在疾病患者中的频率较正常人要高得多;第三,大部分的 CNV 遍布整个基因组,涉及很多不同的基因。

　　基于 CNV 关联分析的成功可能是由于高分辨芯片技术可以直接检测人类基因组中的罕见 CNV。罕见 CNV 与复杂疾病的关联分析有很多方式,包括比较单个变异的频率(单标记关联分析)、比较相同基因不同变异的频率(基于候选基因的关联分析),或者比较病例和对照所有罕见 CNV 的累加频率(全基因组的关联分析)(图 13.1),在对罕见 CNV 的研究中,最关键的是要避免不同芯片平台灵敏度不一致带来的混杂效应和在对病例对照 CNV 分型过程中出现的偏倚。

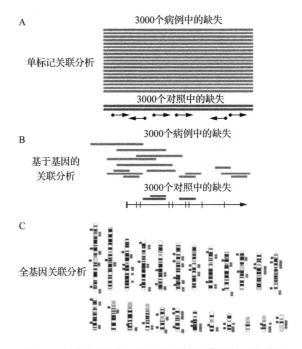

图 13.1　罕见 CNV 与复杂疾病关联分析的三种方法
比较病例组与对照组单个变异的频率(单标记关联分析)(A),比较单个基因或区域内多个变异位点的总频率(基于基因的关联分析)(B),所有罕见变异的总频率(全基因组关联分析)(C),A、B 主要显示 CNV以及注释的基因;C 显示 CNV 在基因组上的分布

　　对神经发育和精神疾病的全基因组 CNV 的研究为研究这些疾病的遗传结构提供了新的认识。这些疾病中,大效应的突变确实存在的这种理论越来越得到证实。例如,精神分裂症染色体 1q21.1、15q13.3、22q11.2 区域微缺失的相对危险度分别是 7～15、11～18、30(Karayiorgou et al. 1995; International Schizophrenia Consortium 2008; Stefansson et al. 2008)。这些等位基因很有可能以一种显性的方式相互作用,但是在一个多代的大家系中很少看到它们共分离。相反,所有观察到的都是一些罕见新发事件。对多种不同复杂疾病基因座位相似 CNV 热点区域的研究为理解疾病的遗传病因学增加了另一条途径。

　　研究复杂疾病长的、高外显率 CNV 的重要因素将会是新突变的频率以及检验这些 CNV 是否仅仅是由于突变产生的，还是发生在一些特定的遗传背景下。此外，对新发罕见变异的外显率和表现度的评价也是非常重要的，因为这些随着疾病的严重程度、发病的年龄等不同而存在差异，在研究中还必须考虑可以解释这些变异致病性的其他独立危险因素和模型。

　　如果现在研究发现的那些罕见的、高外显率的 CNV 在其他复杂疾病中也存在作用，那么就需要对大样本进行全面扫描以寻找与复杂疾病危险性统计上显著相关的罕见变异。最近两个关于精神分裂症的关联分析就发现了更多相关的罕见 CNV。全基因组关联分析(database of genotypes and pheotypes,dbGAP,http://www. ncbi. nlm. nih. gov/sites/entrez? Db＝gap)收集的大样本为罕见 CNV 的疾病关联研究提供了高效能的样本资源。另外，基于家系的研究方法对于非复发、高外显率、罕见变异的关联分析提供了更高的检验效能。总结这些研究发现，一些罕见遗传变异导致的遗传危险性是很高的，但是利用携带罕见变异来检测疾病还是远远不够的。利用更加完善的研究设计和 CNV 的挖掘平台来全面检验这些假说将为 CNV 在复杂疾病中的作用提供一个更加完整的图画。

13.7　CNV 检测技术进展及在复杂疾病研究中的应用

　　对 CNV 在复杂疾病中作用的认识大部分都是利用 BAC 探针或寡核苷酸探针的低通量 aCGH 或者一些商业化的低通量 SNP 平台(Affy 500k, Illumina 550k)。除了芯片技术之外，CNV 的分型还有其他一些方法，如定量聚合酶链反应 (quantitative polymerase chain reaction, q-PCR)、多重连接依赖的探针扩增 (multiplex ligation-dependent probe amplification, MLPA)、多重扩增探针杂交 (multiplex amplifiable probe hybridization,MAPH)，但是这些方法只能高通量地分型已知位点。

　　测序技术，如末端配对作图(paired-end mapping,PEM)、完整序列组装比对等逐渐成为序列变异(CNV、转座、倒位等)分型的主要方法。高通量二代测序技术的发展无疑为未来序列变异提供了更加清晰的蓝图。但是，这些技术对于利用成百上千样本量的复杂疾病关联研究来说花费是非常巨大的。

　　芯片技术在接下来的几年内仍然是 CNV 研究最经济最优的选择。第二代高密度的 aCGH 和基于 SNP 的平台，现在已经有包括＞100 万个探针高密度的 aCGH 和 SNP 分析平台，当然这些产品还在发展当中，在不久的将来可能将会提供 500 万～1000 万个探针的芯片。这些高通量的芯片平台提高了 CNV 检测的灵敏度，它们可以用来检测常见和罕见 CNV 与复杂疾病易感性的关联性。

最后,对从全基因组 CNV 扫描中获得的候选基因的鉴定和精细作图可以通过嵌合分辨阵列(tiling resolution arrays)和高通量测序来全面分析。对获得的候选基因整个突变图谱的分析将为复杂疾病的遗传结构提供更准确的估计,也为复杂疾病潜在的分子机制提供新的视角。

13.8 结　语

随着遗传变异挖掘平台的发展,对复杂疾病的遗传病因学的理解正不断地走向成熟。由于遗传异质性、新的罕见突变和(或)表观遗传改变的存在使得对大部分高遗传度复杂疾病的主效危险等位基因的定位显得力不从心。对这些危险因子的成功定位在于直接解决遗传异质性这一问题的研究设计和方法。疾病之间遗传异质性的程度是不同的,有些疾病涉及很多基因的多个单独的罕见突变可以导致疾病表型。如果是这一情况的话,依赖于 GWAS 的方法是很难鉴定到相关基因的。

基于 CNV 的研究方法的成功提示我们可以用二代测序技术对大量候选基因进行深度再测序来鉴定罕见点突变。CNV 的研究也只是复杂疾病研究的第一步,这些研究的遗传学发现也从另一个侧面证实,参与不同通路的候选基因的突变与复杂疾病的相关性,已报道这些通路对疾病病理生理是非常重要的。这些研究可以对发掘一些新的疾病治疗策略提供帮助。如今对整个基因组的再测序已成为现实,这也为基因组突变提供更加完整的目录。在接下来的 5~6 年,对不同类型的遗传变异和它们之间相互作用的系统研究无疑将为人类复杂疾病的遗传结构提供更加有力的依据。

参 考 文 献

Adams, D. J. , Dermitzakis, E. T. , Cox, T. , Smith, J. , Davies, R. , Banerjee, R. , Bonfield, J. , Mullikin, J. C. , Chung, Y. J. , Rogers, J. , et al. 2005. Complex haplotypes, copy number polymorphisms and coding variation in two recently divergent mouse strains. *Nat. Genet.* **37**:532-536.

Aitman, T. J. , Dong, R. , Vyse, T. J. , Norsworthy, P. J. , Johnson, M. D. , Smith, J. , Mangion, J. , Roberton-Lowe, C. , Marshall, A. J. , Petretto, E. , et al. 2006. Copy number polymorphism in Fcgr3 predisposes to glomerulonephritis in rats and humans. *Nature* **439**:851-855.

Bailey, J. A. , Gu, Z. , Clark, R. A. , Reinert, K. , Samonte, R. V. , Schwartz, S. , Adams, M. D. , Myers, E. W. , Li, P. W. , and Eichler, E. E. 2002. Recent segmental duplications in the human genome. *Science* **297**:1003-1007.

Barnes, C. , Plagnol, V. , Fitzgerald, T. , Redon, R. , Marchini, J. , Clayton, D. , and Hurles, M. E. 2008. A robust statistical method for casecontrol association testing with copy number variation. *Nat. Genet.* **40**:1245-1252.

Beckmann, J. S. , Estivill, X. , and Antonarakis, S. E. 2007. Copy number variants and genetic traits:

Closer to the resolution of phenotypic to genotypic variability. *Nat. Rev. Genet.* **8**: 639-646.

Bentley, D. R., Balasubramanian, S., Swerdlow, H. P., Smith, G. P., Milton, J., Brown, C. G., Hall, K. P., Evers, D. J., Barnes, C. L., Bignell, H. R., et al. 2008. Accurate whole human genome sequencing using reversible terminator chemistry. *Nature* **456**: 53-59.

Breunis, W. B., van Mirre, E., Geissler, J., Laddach, N., Wolbink, G., van der Schoot, E., de Haas, M., de Boer, M., Roos, D., and Kuijpers, T. W. 2009. Copy number variation at the FCGR locus includes FCGR3A, FCGR2C and FCGR3B but not FCGR2A and FCGR2B. *Hum. Mutat.* **30**: E640-E650.

Chanock, S. J. and Hunter, D. J. 2008. Genomics: When the smoke clears. *Nature* **452**: 537-538.

Ciccarelli, F. D., von Mering, C., Suyama, M., Harrington, E. D., Izaurralde, E., and Bork, P. 2005. Complex genomic rearrangements lead to novel primate gene function. *Genome Res.* **15**: 343-351.

Cohen, J., Pertsemlidis, A., Kotowski, I. K., Graham, R., Garcia, C. K., and Hobbs, H. H. 2005. Low LDL cholesterol in individuals of African descent resulting from frequent nonsense mutations in PCSK9. *Nat. Genet.* **37**: 161-165.

Cohen, J. C., Boerwinkle, E., Mosley, Jr., T. H., and Hobbs, H. H. 2006. Sequence variations in PCSK9, low LDL, and protection against coronary heart disease. *N. Engl. J. Med.* **354**: 1264-1272.

Cohen, J. C., Kiss, R. S., Pertsemlidis, A., Marcel, Y. L., McPherson, R., and Hobbs, H. H. 2004. Multiple rare alleles contribute to low plasma levels of HDL cholesterol. *Science* **305**: 869-872.

Conrad, D. F., Andrews, T. D., Carter, N. P., Hurles, M. E., and Pritchard, J. K. 2006. A high-resolution survey of deletion polymorphism in the human genome. *Nat. Genet.* **38**: 75-81.

Cooper, G. M., Zerr, T., Kidd, J. M., Eichler, E. E., and Nickerson, D. A. 2008. Systematic assessment of copy number variant detection via genome-wide SNP genotyping. *Nat. Genet.* **40**: 1199-1203.

Cutler, G., Marshall, L. A., Chin, N., Baribault, H., and Kassner, P. D. 2007. Significant gene content variation characterizes the genomes of inbred mouse strains. *Genome Res.* **17**: 1743-1754.

de Cid, R., Riveira-Munoz, E., Zeeuwen, P. L., Robarge, J., Liao, W., Dannhauser, E. N., Giardina, E., Stuart, P. E., Nair, R., Helms, C., et al. 2009. Deletion of the late cornified envelope LCE3B and LCE3C genes as a susceptibility factor for psoriasis. *Nat. Genet.* **41**: 211-215.

de Smith, A. J., Tsalenko, A., Sampas, N., Scheffer, A., Yamada, N. A., Tsang, P., Ben-Dor, A., Yakhini, Z., Ellis, R. J., Bruhn, L., et al. 2007. Array CGH analysis of copy number variation identifies 1284 new genes variant in healthy white males: Implications for association studies of complex diseases. *Hum. Mol. Genet.* **16**: 2783-2794.

de Vries, B. B., Pfundt, R., Leisink, M., Koolen, D. A., Vissers, L. E., Janssen, I. M., Reijmersdal, S., Nillesen, W. M., Huys, E. H., Leeuw, N., et al. 2005. Diagnostic genome profiling in mental retardation. *Am. J. Hum. Genet.* **77**: 606-616.

Dopman, E. B. and Hartl, D. L. 2007. A portrait of copy-number polymorphism in *Drosophila melanogaster*. *Proc. Natl. Acad. Sci.* **104**: 19920-19925.

Egan, C. M., Sridhar, S., Wigler, M., and Hall, I. M. 2007. Recurrent DNA copy number variation in the laboratory mouse. *Nat. Genet.* **39**: 1384-1389.

Eichler, E. E., Nickerson, D. A., Altshuler, D., Bowcock, A. M., Brooks, L. D., Carter, N. P., Church, D. M., Felsenfeld, A., Guyer, M., Lee, C., et al. 2007. Completing the map of human genetic variation. *Nature* **447**: 161-165.

Emerson, J. J., Cardoso-Moreira, M., Borevitz, J. O., and Long, M. 2008. Natural selection shapes genome-wide patterns of copy-number polymorphism in Drosophila melanogaster. *Science* **320**: 1629-1631.

Fanciulli, M., Norsworthy, P. J., Petretto, E., Dong, R., Harper, L., Kamesh, L., Heward, J. M., Gough, S. C., de Smith, A., Blakemore, A. I., et al. 2007. FCGR3B copy number variation is associated with susceptibility to systemic, but not organ-specific, autoimmunity. *Nat. Genet.* **39**: 721-723.

Fearnhead, N. S., Winney, B., and Bodmer, W. F. 2005. Rare variant hypothesis for multifactorial inheritance: Susceptibility to colorectal adenomas as a model. *Cell Cycle* **4**: 521-525.

Fellermann, K., Stange, D. E., Schaeffeler, E., Schmalzl, H., Wehkamp, J., Bevins, C. L., Reinisch, W., Teml, A., Schwab, M., Lichter, P., et al. 2006. A chromosome 8 gene-cluster polymorphism with low human β-defensin 2 gene copy number predisposes to Crohn disease of the colon. *Am. J. Hum. Genet.* **79**: 439-448.

Feuk, L., Carson, A. R., and Scherer, S. W. 2006. Structural variation in the human genome. *Nat. Rev. Genet.* **7**: 85-97.

Frazer, K. A., Murray, S. S., Schork, N. J., and Topol, E. J. 2009. Human genetic variation and its contribution to complex traits. *Nat. Rev. Genet.* **10**: 241-251.

Glessner, J. T., Wang, K., Cai, G., Korvatska, O., Kim, C. E., Wood, S., Zhang, H., Estes, A., Brune, C. W., Bradfield, J. P., et al. 2009. Autism genome-wide copy number variation reveals ubiquitin and neuronal genes. *Nature* **459**: 569-573.

Goldstein, D. B. 2009. Common genetic variation and human traits. *N. Engl. J. Med.* **360**: 1696-1698.

Gonzalez, E., Kulkarni, H., Bolivar, H., Mangano, A., Sanchez, R., Catano, G., Nibbs, R. J., Freedman, B. I., Quinones, M. P., Bamshad, M. J., et al. 2005. The influence of CCL3L1 gene-containing segmental duplications on HIV-1/AIDS susceptibility. *Science* **307**: 1434-1440.

Graubert, T. A., Cahan, P., Edwin, D., Selzer, R. R., Richmond, T. A., Eis, P. S., Shannon, W. D., Li, X., McLeod, H. L., Cheverud, J. M., et al. 2007. A high-resolution map of segmental DNA copy number variation in the mouse genome. *PLoS Genet.* **3**: e3.

Gu, W., Zhang, F., and Lupski, J. R. 2008. Mechanisms for human genomic rearrangements. *Pathogenetics* **1**: 4.

Guryev, V., Saar, K., Adamovic, T., Verheul, M., van Heesch, S. A., Cook, S., Pravenec, M., Aitman, T., Jacob, H., Shull, J. D., et al. 2008. Distribution and functional impact of DNA copy number variation in the rat. *Nat. Genet.* **40**: 538-545.

Hastings, P. J., Ira, G., and Lupski, J. R. 2009. A microhomology-mediated break-induced replication model for the origin of human copy number variation. *PLoS Genet.* **5**: e1000327.

Henrichsen, C. N., Vinckenbosch, N., Zollner, S., Chaignat, E., Pradervand, S., Schutz, F., Ruedi, M., Kaessmann, H., and Reymond, A. 2009. Segmental copy number variation shapes tissue transcriptomes. *Nat. Genet.* **41**: 424-429.

Hinds, D. A., Kloek, A. P., Jen, M., Chen, X., and Frazer, K. A. 2006. Common deletions and SNPs are in linkage disequilibrium in the human genome. *Nat. Genet.* **38**: 82-85.

Hirschhorn, J. N. and Altshuler, D. 2002. Once and again issues surrounding replication in genetic association studies. *J. Clin. Endocrinol. Metab.* **87**: 4438-4441.

Hollox, E. J., Huffmeier, U., Zeeuwen, P. L., Palla, R., Lascorz, J., Rodijk-Olthuis, D., van de Kerkhof, P. C., Traupe, H., de Jongh, G., den Heijer, M., et al. 2008. Psoriasis is associated with increased β-defensin genomic copy number. *Nat. Genet.* **40**: 23-25.

Iafrate, A. J. , Feuk, L. , Rivera, M. N. , Listewnik, M. L. , Donahoe, P. K. ,Qi, Y. , Scherer, S. W. , and Lee, C. 2004. Detection of large-scale variation in the human genome. *Nat. Genet.* **36**: 949-951.

International Schizophrenia Consortium. 2008. Rare chromosomal deletions and duplications increase risk of schizophrenia. *Nature* **455**: 237-241.

Ji, W. , Foo, J. N. , O'Roak, B. J. , Zhao, H. , Larson, M. G. , Simon, D. B. ,Newton-Cheh, C. , State, M. W. , Levy, D. , and Lifton, R. P. 2008. Rare independent mutations in renal salt handling genes contribute to blood pressure variation. *Nat. Genet.* **40**: 592-599.

Johnson, M. E. , Viggiano, L. , Bailey, J. A. , Abdul-Rauf, M. , Goodwin, G. , Rocchi, M. , and Eichler, E. E. 2001. Positive selection of a gene family during the emergence of humans and African apes. *Nature* **413**: 514-519.

Karayiorgou, M. , Morris, M. A. , Morrow, B. , Shprintzen, R. J. , Goldberg,R. , Borrow, J. , Gos, A. , Nestadt, G. , Wolyniec, P. S. , Lasseter, V. K. ,et al. 1995. Schizophrenia susceptibility associated with interstitial deletions of chromosome 22q11. *Proc. Natl. Acad. Sci.* **92**: 7612-7616.

Kehrer-Sawatzki, H. and Cooper, D. N. 2007. Structural divergence between the human and chimpanzee genomes. *Hum. Genet.* **120**:759-778.

Khaja, R. , Zhang, J. , MacDonald, J. R. , He, Y. , Joseph-George, A. M. , Wei, J. , Rafiq, M. A. , Qian, C. , Shago, M. , Pantano, L. , et al. 2006. Genome assembly comparison identifies structural variants in the human genome. *Nat. Genet.* **38**: 1413-1418.

Kidd, J. M. , Cooper, G. M. , Donahue, W. F. , Hayden, H. S. , Sampas, N. ,Graves, T. , Hansen, N. , Teague, B. , Alkan, C. , Antonacci, F. , et al. 2008. Mapping and sequencing of structural variation from eight human genomes. *Nature* **453**: 56-64.

Kondrashov, A. S. 2003. Direct estimates of human per nucleotide mutation rates at 20 loci causing Mendelian diseases. *Hum. Mutat.* **21**:12-27.

Konrad, M. , Saunier, S. , Heidet, L. , Silbermann, F. , Benessy, F. , Calado,J. , Le Paslier, D. , Broyer, M. , Gubler, M. C. , and Antignac, C. 1996. Large homozygous deletions of the 2q13 region are a major cause of juvenile nephronophthisis. *Hum. Mol. Genet.* **5**: 367-371.

Koolen, D. A. , Vissers, L. E. , Pfundt, R. , de Leeuw, N. , Knight, S. J. ,Regan, R. , Kooy, R. F. , Reyniers, E. , Romano, C. , Fichera, M. , et al. 2006. A new chromosome 17q21. 31 microdeletion syndrome associated with a common inversion polymorphism. *Nat. Genet.* **38**: 999-1001.

Korbel, J. O. , Urban, A. E. , Affourtit, J. P. , Godwin, B. , Grubert, F. , Simons, J. F. , Kim, P. M. , Palejev, D. , Carriero, N. J. , Du, L. , et al. 2007. Paired-end mapping reveals extensive structural variation in the human genome. *Science* **318**: 420-426.

Kotowski, I. K. , Pertsemlidis, A. , Luke, A. , Cooper, R. S. , Vega, G. L. ,Cohen, J. C. , and Hobbs, H. H. 2006. A spectrum of PCSK9 alleles contributes to plasma levels of low-density lipoprotein cholesterol. *Am. J. Hum. Genet.* **78**: 410-422.

Kousoulidou, L. , Parkel, S. , Zilina, O. , Palta, P. , Puusepp, H. , Remm,M. , Turner, G. , Boyle, J. , van Bokhoven, H. , de Brouwer, A. , et al. 2007. Screening of 20 patients with X-linked mental retardation using chromosome X-specific array-MAPH. *Eur. J. Med. Genet.* **50**: 399-410.

Lakich, D. , Kazazian, Jr. , H. H. , Antonarakis, S. E. , and Gitschier, J. 1993. Inversions disrupting the factor VIII gene are a common cause of severe haemophilia A. *Nat. Genet.* **5**: 236-241.

Lee, A. S. , Gutierrez-Arcelus, M. , Perry, G. H. , Vallender, E. J. , Johnson, W. E. , Miller, G. M. ,

Korbel, J. O., and Lee, C. 2008. Analysis of copy number variation in the rhesus macaque genome identifies candidate loci for evolutionary and human disease studies. *Hum. Mol. Genet.* **17**: 1127-1136.

Lee, J. A., Carvalho, C. M., and Lupski, J. R. 2007. A DNA replication mechanism for generating nonrecurrent rearrangements associated with genomic disorders. *Cell* **131**: 1235-1247.

Li, J., Jiang, T., Mao, J. H., Balmain, A., Peterson, L., Harris, C., Rao, P. H., Havlak, P., Gibbs, R., and Cai, W. W. 2004. Genomic segmental polymorphisms in inbred mouse strains. *Nat. Genet.* **36**: 952-954.

Lupski, J. R. 2007. Genomic rearrangements and sporadic disease. *Nat. Genet.* (suppl. 7) **39**: S43-S47.

Lupski, J. R. and Stankiewicz, P. 2005. Genomic disorders: Molecular mechanisms for rearrangements and conveyed phenotypes. *PLoS Genet.* **1**: e49.

Lupski, J. R., de Oca-Luna, R. M., Slaugenhaupt, S., Pentao, L., Guzzetta, V., Trask, B. J., Saucedo-Cardenas, O., Barker, D. F., Killian, J. M., Garcia, C. A., et al. 1991. DNA duplication associated with Charcot-Marie-Tooth disease type 1A. *Cell* **66**: 219-232.

Mamtani, M., Rovin, B., Brey, R., Camargo, J. F., Kulkarni, H., Herrera, M., Correa, P., Holliday, S., Anaya, J. M., and Ahuja, S. K. 2008. CCL3L1 gene-containing segmental duplications and polymorphisms in CCR5 affect risk of systemic lupus erythaematosus. *Ann. Rheum. Dis.* **67**: 1076-1083.

Manolio, T. A., Brooks, L. D., and Collins, F. S. 2008. A HapMap harvest of insights into the genetics of common disease. *J. Clin. Invest.* **118**: 1590-1605.

Mardis, E. R. 2008. The impact of next-generation sequencing technology on genetics. *Trends Genet.* **24**: 133-141.

Marshall, C. R., Noor, A., Vincent, J. B., Lionel, A. C., Feuk, L., Skaug, J., Shago, M., Moessner, R., Pinto, D., Ren, Y., et al. 2008. Structural variation of chromosomes in autism spectrum disorder. *Am. J. Hum. Genet.* **82**: 477-488.

McCarroll, S. A., Hadnott, T. N., Perry, G. H., Sabeti, P. C., Zody, M. C., Barrett, J. C., Dallaire, S., Gabriel, S. B., Lee, C., Daly, M. J., et al. 2006. Common deletion polymorphisms in the human genome. *Nat. Genet.* **38**: 86-92.

McCarroll, S. A., Huett, A., Kuballa, P., Chilewski, S. D., Landry, A., Goyette, P., Zody, M. C., Hall, J. L., Brant, S. R., Cho, J. H., et al. 2008a. Deletion polymorphism upstream of IRGM associated with altered IRGM expression and Crohn's disease. *Nat. Genet.* **40**: 1107-1112.

McCarroll, S. A., Kuruvilla, F. G., Korn, J. M., Cawley, S., Nemesh, J., Wysoker, A., Shapero, M. H., de Bakker, P. I., Maller, J. B., Kirby, A., et al. 2008b. Integrated detection and population-genetic analysis of SNPs and copy number variation. *Nat. Genet.* **40**: 1166-1174.

Mefford, H. C., Clauin, S., Sharp, A. J., Moller, R. S., Ullmann, R., Kapur, R., Pinkel, D., Cooper, G. M., Ventura, M., Ropers, H. H., et al. 2007. Recurrent reciprocal genomic rearrangements of 17q12 are associated with renal disease, diabetes, and epilepsy. *Am. J. Hum. Genet.* **81**: 1057-1069.

Mefford, H. C., Sharp, A. J., Baker, C., Itsara, A., Jiang, Z., Buysse, K., Huang, S., Maloney, V. K., Crolla, J. A., Baralle, D., et al. 2008. Recurrent rearrangements of chromosome 1q21.1 and variable pediatric phenotypes. *N. Engl. J. Med.* **359**: 1685-1699.

Murphy, K. C., Jones, L. A., and Owen, M. J. 1999. High rates of schizophrenia in adults with velo-cardio-facial syndrome. *Arch. Gen. Psychiatry* **56**: 940-945.

Nguyen, D. Q., Webber, C., and Ponting, C. P. 2006. Bias of selection on human copy-number variants.

PLoS Genet. 2：e20. O'Donovan, M. C. , Kirov, G. , and Owen, M. J. 2008. Phenotypic variations on the theme of CNVs. *Nat. Genet.* **40**: 1392-1393.

Perry, G. H. , Tchinda, J. , McGrath, S. D. , Zhang, J. , Picker, S. R. , Caceres, A. M. , Iafrate, A. J. , Tyler-Smith, C. , Scherer, S. W. , Eichler, E. E. , et al. 2006. Hotspots for copy number variation in chimpanzees and humans. *Proc. Natl. Acad. Sci.* **103**: 8006-8011.

Popesco, M. C. , Maclaren, E. J. , Hopkins, J. , Dumas, L. , Cox, M. , Meltesen, L. , McGavran, L. , Wyckoff, G. J. , and Sikela, J. M. 2006. Human lineage-specific amplification, selection, and neuronal expression of DUF1220 domains. *Science* 313: 1304-1307.

Pulver, A. E. , Nestadt, G. , Goldberg, R. , Shprintzen, R. J. , Lamacz, M. , Wolyniec, P. S. , Morrow, B. , Karayiorgou, M. , Antonarakis, S. E. , Housman, D. , et al. 1994. Psychotic illness in patients diagnosed with velo-cardio-facial syndrome and their relatives. *J. Nerv. Ment. Dis.* **182**: 476-478.

Redon, R. , Ishikawa, S. , Fitch, K. R. , Feuk, L. , Perry, G. H. , Andrews, T. D. , Fiegler, H. , Shapero, M. H. , Carson, A. R. , Chen, W. , et al. 2006. Global variation in copy number in the human genome. *Nature* **444**: 444-454.

Reich, D. E. and Lander, E. S. 2001. On the allelic spectrum of human disease. *Trends Genet.* **17**: 502-510.

Sebat, J. 2007. Major changes in our DNA lead to major changes in our thinking. *Nat. Genet.* (suppl. 7) **39**: S3-S5.

Sebat, J. , Lakshmi, B. , Troge, J. , Alexander, J. , Young, J. , Lundin, P. , Maner, S. , Massa, H. , Walker, M. , Chi, M. , et al. 2004. Large-scale copy number polymorphism in the human genome. *Science* **305**:525-528.

Sebat, J. , Lakshmi, B. , Malhotra, D. , Troge, J. , Lese-Martin, C. , Walsh, T. , Yamrom, B. , Yoon, S. , Krasnitz, A. , Kendall, J. , et al. 2007. Strong association of de novo copy number mutations with autism. *Science* **316**: 445-449.

Sharp, A. J. , Locke, D. P. , McGrath, S. D. , Cheng, Z. , Bailey, J. A. , Vallente, R. U. , Pertz, L. M. , Clark, R. A. , Schwartz, S. , Segraves, R. , et al. 2005. Segmental duplications and copy-number variation in the human genome. *Am. J. Hum. Genet.* **77**: 78-88.

Sharp, A. J. , Hansen, S. , Selzer, R. R. , Cheng, Z. , Regan, R. , Hurst, J. A. , Stewart, H. , Price, S. M. , Blair, E. , Hennekam, R. C. , et al. 2006. Discovery of previously unidentified genomic disorders from the duplication architecture of the human genome. *Nat. Genet.* **38**:1038-1042.

Sharp, A. J. , Mefford, H. C. , Li, K. , Baker, C. , Skinner, C. , Stevenson, R. E. , Schroer, R. J. , Novara, F. , De Gregori, M. , Ciccone, R. , et al. 2008. A recurrent 15q13. 3 microdeletion syndrome associated with mental retardation and seizures. *Nat. Genet.* **40**: 322-328.

Sharp, A. J. , Selzer, R. R. , Veltman, J. A. , Gimelli, S. , Gimelli, G. , Striano, P. , Coppola, A. , Regan, R. , Price, S. M. , Knoers, N. V. , et al. 2007. Characterization of a recurrent 15q24 microdeletion syndrome. *Hum. Mol. Genet.* **16**: 567-572.

Shaw-Smith, C. , Pittman, A. M. , Willatt, L. , Martin, H. , Rickman, L. , Gribble, S. , Curley, R. , Cumming, S. , Dunn, C. , Kalaitzopoulos, D. , et al. 2006. Microdeletion encompassing MAPT at chromosome 17q21. 3 is associated with developmental delay and learning disability. *Nat. Genet.* **38**: 1032-1037.

She, X. , Cheng, Z. , Zollner, S. , Church, D. M. , and Eichler, E. E. 2008. Mouse segmental duplication and copy number variation. *Nat. Genet.* **40**: 909-914.

Snijders, A. M., Nowak, N. J., Huey, B., Fridlyand, J., Law, S., Conroy, J., Tokuyasu, T., Demir, K., Chiu, R., Mao, J. H., et al. 2005. Mapping segmental and sequence variations among laboratory mice using BAC array CGH. *Genome Res.* **15**: 302-311.

Stefansson, H., Helgason, A., Thorleifsson, G., Steinthorsdottir, V., Masson, G., Barnard, J., Baker, A., Jonasdottir, A., Ingason, A., Gudnadottir, V. G., et al. 2005. A common inversion under selection in Europeans. *Nat. Genet.* **37**: 129-137.

Stefansson, H., Rujescu, D., Cichon, S., Pietilainen, O. P., Ingason, A., Steinberg, S., Fossdal, R., Sigurdsson, E., Sigmundsson, T., BuizerVoskamp, J. E., et al. 2008. Large recurrent microdeletions associated with schizophrenia. *Nature* **455**: 232-236.

Stranger, B. E., Forrest, M. S., Dunning, M., Ingle, C. E., Beazley, C., Thorne, N., Redon, R., Bird, C. P., de Grassi, A., Lee, C., et al. 2007. Relative impact of nucleotide and copy number variation on gene expression phenotypes. *Science* **315**: 848-853.

Tuzun, E., Sharp, A. J., Bailey, J. A., Kaul, R., Morrison, V. A., Pertz, L. M., Haugen, E., Hayden, H., Albertson, D., Pinkel, D., et al. 2005. Fine-scale structural variation of the human genome. *Nat. Genet.* **37**: 727-732.

Walsh, T., McClellan, J. M., McCarthy, S. E., Addington, A. M., Pierce, S. B., Cooper, G. M., Nord, A. S., Kusenda, M., Malhotra, D., Bhandari, A., et al. 2008. Rare structural variants disrupt multiple genes in neurodevelopmental pathways in schizophrenia. *Science* **320**: 539-543.

Wang, J., Wang, W., Li, R., Li, Y., Tian, G., Goodman, L., Fan, W., Zhang, J., Li, J., Guo, Y., et al. 2008. The diploid genome sequence of an Asian individual. *Nature* **456**: 60-65.

Wang, W. Y., Barratt, B. J., Clayton, D. G., and Todd, J. A. 2005. Genomewide association studies: Theoretical and practical concerns. *Nat. Rev. Genet.* **6**: 109-118.

Wheeler, D. A., Srinivasan, M., Egholm, M., Shen, Y., Chen, L., McGuire, A., He, W., Chen, Y. J., Makhijani, V., Roth, G. T., et al. 2008. The complete genome of an individual by massively parallel DNA sequencing. *Nature* **452**: 872-876.

Willcocks, L. C., Lyons, P. A., Clatworthy, M. R., Robinson, J. I., Yang, W., Newland, S. A., Plagnol, V., McGovern, N. N., Condliffe, A. M., Chilvers, E. R., et al. 2008. Copy number of FCGR3B, which is associated with systemic lupus erythematosus, correlates with protein expression and immune complex uptake. *J. Exp. Med.* **205**: 1573-1582.

Wong, K. K., deLeeuw, R. J., Dosanjh, N. S., Kimm, L. R., Cheng, Z., Horsman, D. E., MacAulay, C., Ng, R. T., Brown, C. J., Eichler, E. E., and Lam, W. L. 2007. A comprehensive analysis of common copy-number variations in the human genome. *Am. J. Hum. Genet.* **80**: 91-104.

Xavier, R. J. and Rioux, J. D. 2008. Genome-wide association studies: A new window into immune-mediated diseases. *Nat. Rev. Immunol.* **8**: 631-643.

Xu, B., Roos, J. L., Levy, S., van Rensburg, E. J., Gogos, J. A., and Karayiorgou, M. 2008. Strong association of de novo copy number mutations with sporadic schizophrenia. *Nat. Genet.* **40**: 880-885.

Yang, Y., Chung, E. K., Wu, Y. L., Savelli, S. L., Nagaraja, H. N., Zhou, B., Hebert, M., Jones, K. N., Shu, Y., Kitzmiller, K., et al. 2007. Gene copy-number variation and associated polymorphisms of complement component C4 in human systemic lupus erythematosus (SLE): Low copy number is a risk factor for and high copy number is a protective factor against SLE susceptibility in European Americans. *Am. J. Hum. Genet.* **80**: 1037-1054.

互联网信息

http：//projects．tcag．ca/variation The Database of Genomic Variants．

http：//www．1000genomes．org/page．php 1000 Genomes Project．

http：//www．ncbi．nlm．nih．gov/sites/entrez？Db＝gap Database of Genotypes and Phenotypes，dbGAP．

14　肿瘤基因组学

Simon J. Furney, [1-3] **Gunes Gundem,** [1,3] **and Nuria Lopez-Bigas** [1,3]

[1] *Biomedical Genomics Group, Research Unit on Biomedical Informatics—GRIB,*
University Pompeu Fabra, Barcelona Biomedical Research Park, 08003 Barcelona, Spain

引　言

基因的改变在肿瘤中的作用在 20 世纪初期被首先提出(Ponder,2001)。至 70 年代早期,病毒导致的细胞转化在体外首先被证实。1971 年,Alfred Knudson 在罕见的视网膜母细胞瘤的研究中阐述他的"两次基因改变事件"假说,最终在 1983 年,Canenee 等证实视网膜母细胞瘤的发病原因的确是由于抑癌基因等位基因的双重缺失导致。Reddy 以及 Tabin 等进一步的实验研究提示点突变可以致使癌基因的激活从而促进肿瘤的发生。然而,在这个时期,环境因素仍然被认为是导致常见肿瘤发生的原因(Doll and Peto 1981;Peto 2001)。

现在,肿瘤被认为是一种基因病,多种肿瘤发生的遗传机制已经被阐明 (Vogelstein and Kinzler 2004)。通常,从正常的组织异化到侵蚀型的肿瘤需要 5~20 年的时间,该过程既受到父辈遗传因素的影响,同时也与体细胞的基因改变及突变相关,最终导致不可控制的细胞增殖,甚至导致死亡。

在本章中,我们将探讨在肿瘤发生中主要的基因组及基因改变。例如,拷贝数变异、基因组重排、体细胞突变、多态性以及表观遗传改变。随后我们要讨论这些改变导致的转录基因组学的改变(注:"第二代测序技术"在肿瘤中的研究将在相关章节中介绍)。最后,我们还要讨论如何优化组合不同的方法研究待检测目标以及如何对于复杂的实验数据进行分析,通过深入地讨论肿瘤细胞中的这些改变,我们将更深入地理解遗传因素在肿瘤发生中的作用。

14.1　肿瘤的遗传基础

从正常细胞转化为恶性肿瘤的发生经历了多步改变,在每一次中间阶段都经

---

2 当前地址：NIHR 心理健康生物医药研究中心,伦敦国王学院精神研究所,英国。

3 所有作者贡献相同。

历了一次选择性筛除(Vogelstein and Kinzler 1993)。这些改变主要来源于 DNA 序列或者结构的不可逆性异常改变(如异位、突变、拷贝数变异)(图 14.1)。然而,肿瘤的改变也包括潜在的可逆性改变,如表观遗传修饰、DNA 和(或)组蛋白的改变等,多与染色质中 DNA 紧密相关(Esteller 2008)。正常的细胞自稳状态以及分裂都受到严格的控制,需要整合多条通路的信号调控基因表达。其过程受基因突变或者改变将破坏细胞的天然生理平衡从而导致细胞的异化。事实上,肿瘤的进展更多的是体细胞一系列基因的改变(Vogelstein and Kinzler 2004)。

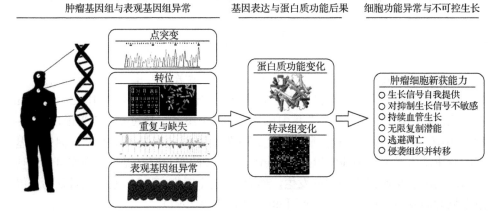

图 14.1　在肿瘤样本中证实基因组和表观基因组的改变,这些改变会引起基因表达水平和蛋白质功能的改变

　　尽管不同类型的肿瘤(甚至在同一个组织中存在不同的亚型)是由不同基因组合的改变引起的(Dyrskjot et al. 2003),研究表明肿瘤发生的基因改变可以归为 6 类基本细胞生理功能改变(Hanahan and Weinberg 2000):增生信号的过度、增生抑制信号的不敏感、逃逸凋亡、复制潜力的无限制、持续的血管生成、组织浸润和转移。这些改变显示了肿瘤发生的复杂遗传本质。进一步的研究还表明这些基因改变的时间顺序不是一成不变的,而且在不同的肿瘤中也存在差异(Hanahan and Weinberg 2000)。

　　由于基因的改变导致肿瘤发生只见于特定的基因。传统上把导致肿瘤的基因分为原癌基因(如 MYC、ERBB2、Her2/neu 以及 EGFR)或抑癌基因(如编码 TP53 的基因、CDKN2A 以及 RB)。原癌基因通常功能上是促进细胞增殖,一旦突变或者失去调控,将促进失控的细胞增长。通常原癌基因是表型显性的,需要经历获得性功能突变或者染色体异常片段的获得才能够成为致癌基因。相反,抑癌基因的主要功能是抑制细胞增殖,通常需要一对等位基因失活后才会导致肿瘤。这种可能发生,如点突变、缺失或者表观遗传沉默。除了原癌基因和抑癌基因之外,基因稳定性(如碱基损伤修复基因和错配修复基因)作为发挥弱化基因改变并使得其最小化的基因近年来也被认为是另外一种类型的癌基因(Vogelstein and Kinzler 2004)。

过去10年,癌症的遗传学基础经历了一个显著的转变。直到今天,绝大多数肿瘤基因仍然是通过定位克隆的方法来确定的(Futreal et al. 2004),研究者们通常集中研究在肿瘤发生过程中的特定候选基因。目前,高通量技术使得研究者们可以同时分析大量的基因及其改变。细胞遗传学方法,如比较基因组杂交已经被用于分析结构改变和基因组内的获得、缺失。cDNA芯片技术使得在癌症研究中同时对几千个基因进行分析成为普通的研究方法。研究表明,基因的表达谱系在乳腺癌和淋巴瘤的预测中具有临床相关性(Van't Veer et al. 2002;Dave et al. 2004),而且能够进一步区分肿瘤的亚型以及治疗的敏感性(Ramaswamy and Golub 2002)。过去几年对于肿瘤基因组的多层次研究已经获得了一些重要的研究结果(Benvenuti et al. 2005)。肿瘤组织大规模外显子再测序技术已经被用于在多种不同类型的肿瘤中确定候选基因的点突变(Davies et al. 2002,2005;Bardelli et al. 2003;Stephens et al. 2004;Sjoblom et al. 2006;Greenman et al. 2007;Wood et al. 2007;Jones et al. 2008;Mclendon et al. 2008;Parsons et al. 2008),高通量DNA甲基化以及乙酰化调控谱系也正在被用于确定肿瘤中的表观遗传改变。此外,几个高通量检测常见肿瘤大规模全基因组基因改变的重大项目也正在进行之中(http://www.icgc.org/)。

这些高通量基因组规模的技术已经深刻地改变了肿瘤研究领域,提供了强有力的方法理解疾病的发病机制。同时,这些技术也有望用于预测肿瘤可能的治疗靶点,发现肿瘤早期诊断的新的分子标记,提高对某些特定肿瘤的诊断、预测以及对治疗的反应性等多个方面(Baak et al. 2005;Chin and Gray 2008)。然而,这些方法将产生多种类型的海量数据也对我们的分析提出了巨大挑战。其中,一个主要的挑战就是如何区分大量细胞分裂过程中基因组不稳定性导致的始发性改变以及肿瘤细胞有丝分裂检查点错误的继发改变,还是和肿瘤发展不直接相关的改变。区分肿瘤发生过程中候选基因的新方法还有待于进一步去发展(Haber and settleman 2007;Higgins et al. 2007;Furney et al. 2008a)。

从独立基因的水平进行分析能够提供有益的信息,但是不足以把握生物系统的全面性和复杂性。从而,在更普遍的水平上去鉴别肿瘤细胞的改变是一项重要的工作。进行这类研究的一个方法就是将多个基因加入到功能性或者调节性的研究单元中,检测该单元的改变而不是某一个基因的改变。这一类的方法已经被用于基因芯片数据的分析,如绘制"单元图"(Ihmels et al. 2002;Segal et al. 2004;Tanay et al. 2004)或者"分子概念图"(Tomlins et al. 2007)。

近年来,在肿瘤的研究中有更多的设计精妙的研究从不同的技术以及不同类型的基因改变用于探索肿瘤的发生机制。一系列的研究已经表明整合功能基因组学在肿瘤研究中非常实用,通过互补的多层次的实验数据为我们理解肿瘤发生的过程提供了全新的视角(Rhodes et al. 2004;Lu et al. 2005b;Bild et al. 2006;Carter et al. 2006;Liu et al. 2006;Stransky et al. 2006;Tomlins et al. 2007;Jones et al. 2008;Mclendon et al. 2008;Parsons et al. 2008)。

14.2　肿瘤中基因组学以及基因改变研究

14.2.1　肿瘤中拷贝数变异分析

肿瘤细胞中,特别是在人体癌细胞中经常可以观察到非整倍体。细胞遗传学的一些方法,如核型分析、荧光原位杂交、比较基因组杂交(Kallioniemi et al. 1992)已经广泛而有效地用于研究肿瘤染色体大片段的改变、特定基因的缺失或者获得以及基因组范围的获得或者缺失。在过去 10 年,基于芯片技术的比较基因组杂交(Pinkel et al. 1998)已经成为研究肿瘤拷贝数变异的重要研究方法,被用于区分分类肿瘤,确定标志物,描述染色体非整倍体的结构(Kallioniemi 2008)。近年来,对肿瘤的 CGH 数据进行 Meta 分析的结果表明肿瘤能够通过这些数据进行分类(Baudis 2007;Jong et al. 2007)。许多 CGH 的研究可以通过网络数据库获得,如 NCBI/NCI Cancer Chromosomes(Knutsen et al. 2005)以及 Progenetix(Baudis and Cleary 2001)

高分辨率单核苷酸多态性芯片的发展使得能够在一个更高的分辨率水平研究拷贝数变异,而且分辨出等位基因杂合子的缺失(Mullighan et al. 2007;Weir et al. 2007)。例如,Mullighan 等应用该技术检测了 200 余例儿童淋巴母细胞瘤白血病,而且发现了一系列的体细胞缺失和重复扩增。

14.2.2　基因组重排的发现

染色体易位以及基因序列融合在肿瘤发生的始动环节中扮演了重要的角色。已有 360 余种基因融合被实验证实(Mitelman et al. 2007)。易位被认为是白血病以及淋巴瘤发生的一个较为普遍的机制(Mitelman et al. 1997;Rowley 1998),然而在实体瘤却比较罕见(Mitelman 2000)。这是限于研究技术和分析方法在实体瘤中应用的局限,以及这些实体瘤较高的异质性造成的(Mitelman 2007)。也许最为人熟知的肿瘤染色体易位是 1960 年由 Peter Nowell 和 David Hungerford 发现的费城染色体(Nowell 2007)。先前的细胞遗传学和分子生物学研究发现它由 9 号染色体和 22 号染色体易位形成,导致一个嵌合型的组成性活化的酪氨酸激酶 BCR-ABL 融合蛋白,从而导致慢性髓性白血病(Groffen et al. 1984;Shtivelman et al. 1985)。

易位在肿瘤中的作用

在分子水平,绝大多数肿瘤染色体易位导致如下其中之一的作用。①易位导致两个基因融合成新的融合蛋白,一个在突破点,如 BCR-ABL 融合基因(Groffen et al. 1984;Shtiveman et al. 1985)。作为这种融合的结果,非受体酪氨酸激酶 ABL 的活性失调。由于 Gleeve 能够抑制酪氨酸激酶的活性,因而治疗此类型肿瘤有效(Druker 2002)。许多其他类型的染色体易位导致的融合蛋白也被阐明(Rabbitts 1994;Mitelman 2000;Rowley 2001)。②染色体易位融合到调控区导致某个基因的调控失常。这种结果将导致原本正常的基因异常表达。例如,在 Burkitt 淋巴瘤中,由于 8 号染色体经常会与 2 号、14 号或者 22 号染色体易位,使得 MYC 基因的异常易位于免疫球蛋白基因编码免疫球蛋白的重链(IGH)或者轻链 Kappa 链(IGK)抑或 Lamda 链附近。由于免疫球蛋白调控元件的影响将使得易位的 MYC 基因被持续性的表达(kuppers 2005)。

目前已经建立旨在分类染色体异常及其与肿瘤特性的数据库——Mitelman 肿瘤染色体异常数据库(现已并入 NCI/NCBI 肿瘤染色体数据库)。该数据库收集作者发表的相关文献进行人工整理后分类入库。

染色体重排的检测方法

目前已经有众多的方法检测染色体的重排(见 Morozova and Marra 2008 年 Review)。最早的检测方法是应用染色体显带技术后通过显微镜观察。一个重要的分子细胞遗传学的进展是由 Buongiorno-Nardelli 和 Amaldu 于 1970 年发展的原位杂交技术(Buongiorno-Nardelli and Amaldu 1970)。其基于应用标记探针与靶序列互补原理,而后通过显微镜检测探针数量。从经典的 FISH 方法上还衍生了多重 FISH 技术(M-FISH)(Speicher et al. 1996;Speicher and Ward 1996 等)、光谱核型分析法(SKY)(Schrock et al. 1996)、隐合二进制比例标签(combined binary ratio labeling,COBRA)(Tanke et al. 1999),可以同时用 24 种颜色显示所有的染色体。FISH 技术在检测大片段异常方面具有优势,但是对于小规模的染色体异常的检测就力不从心了。

近年来,Arul Chinnaiyan 和同事们用一种称为肿瘤异常谱分析的整合分析技术分析基因组及其转录异常之间的关系(MacDonald and Ghost 2006),该方法使得他们能够确认一个前列腺癌家系。

测序法也已经被用于检测染色体异常。在该技术中,来源于肿瘤的 DNA 大片段被克隆到载体中,然后进行测序,进而与正常个体 DNA 序列进行比对后定位。与正常个体 DNA 成对比较后如果超过了克隆过程中的最大可容纳片段距离通常预示着存在染色体结构异常(Volik et al. 2003,2006;Krzywinski et al. 2007)。最近,结合了超速 DNA 测序和生物信息学分析后使得该技术能够有更高的分辨率以及多重的末端配对定位(PEM)(Korbel et al. 2007)。这种新技术包含几个步骤:首先分离大约3kb的序列片段,而后应用罗氏454测序仪技术进行末端测序,进一步通过计算机比对技术与正常参考DNA序列进行比对后检测异常。Campbell和同事等应用此种技术从2个患者中鉴定了生殖细胞和肺癌细胞的基因组结构异常。在序列比较水平,该种分析共确定了306个生殖细胞结构变异以及103个体细胞重排(Campbell et al. 2008)。此外,Maher等(2009)应用高通量长短测序技术相结合的方法对转录组进行测序,发现了细胞系以及肿瘤中多种新的融合转录。

14.2.3　肿瘤中的体细胞突变

体细胞突变是基因核苷酸序列改变,如单碱基突变导致的小的插入或缺失。突变可按不同方法分类:①同义突变(对氨基酸编码无影响)、错义突变(将原有的氨基酸改变为新的氨基酸)和无义突变(将原有的氨基酸密码变为终止密码);②功能缺失(功能丧失或者削弱)或者功能获得(编码的蛋白质变得更加活跃)或者获得一个新的或者异常的功能;③转换或者颠换。

突变模式

肿瘤中存在众多不同的突变类型,然而,可以观察到一些比较普遍的突变规律。例如,癌基因通常在肿瘤中获得功能,一个典型的例子就是BRAF。在其中,BRAF激酶通常可以观察到在599号氨基酸位置上(该位置位于激酶活化的结构域的loop上)由缬氨酸替换成谷氨酰胺。该种替换将导致BRAF在缺失活化信号的前提下仍然持续性的活化。此种打开(turn on)BRAF激酶活化后磷酸化下游的靶基因将导致异常的细胞生长(Wan et al. 2004)。另外,肿瘤抑制基因通常倾向于通过功能缺失突变导致无功能。TP53基因的点突变将使得其不能结合到受其调控转录的基因DNA序列上(Vogelstein 2000)。此种"失能"的TP53将无法完成其在细胞应激时抑制细胞增殖及促进细胞死亡的使命。

数据库

这些众多关于突变分析的实验积累都储存在WEB数据库中。其中有些集中在特定的基因数据库,如P53数据库(Http://www-p53.iarc.fr/; Olivier et al. 2002)、EGFR,有些是组织特异性的数据库,如COSMIC。此外,还有一些文献报道了多种肿瘤来源的体细胞突变。

测序和突变筛查

最初的大规模测序集中在已知存在至少一个基因突变的信号通路上(Davies et al. 2002; Rajagopalan et al. 2002)。除了已知的信号通路外,特定的基因家族也已经被仔细研究,如酪氨酸激酶(Bardelli et al. 2003)、脂质激酶(Samuels et al. 2004)、酪氨酸磷酸化酶(Wang et al. 2004)、酪氨酸激酶受体(Paez et al. 2004)。这些研究结果表明激酶和磷酸化酶突变具有重要作用,而且确定了在肿瘤病变中的一些重要基因,如 *PI3KCA*、*BRAF*、*EGFR*、*JAK* 等。

Sjoblom 等在 2006 年首先报道了人体乳腺癌和结肠癌的体细胞全基因组突变筛查(Sjoblom 2006)。在该研究中研究者应用二步法筛选基因突变。在发现筛查中,研究者们首先对 11 个乳腺癌样本和 11 个结肠癌样本的编码序列进行普查,对可能存在的突变通过 dbSNP 数据库比对后排除同义突变,假阳性结果通过人工检查染色体序列图后进行排除,再经过重测序后确定阳性突变。经过所有的普查程序后在增加的 24 个乳腺癌和结肠癌标本中进行重测序确认。经过再次筛查后,最终在乳腺癌和结肠癌标本中分别有 921 个和 751 个突变被确定。其中,92% 的突变是单碱基替换,而其中多为错义突变。同时在这两类肿瘤中,在 GC 碱基对的突变谱系中存在显著性差异:结肠癌多为 TA 转换,而乳腺癌多为 GC 颠换。在结肠癌中,分别有 44% 和 11% 的突变发生在 5′-CG-3′ 位点和 5′-TpC-3′ 位点。而在乳腺癌中,该比例分别为 17% 和 31%。该结果表明在此两种肿瘤中存在不同的突变机制。

为区分肿瘤中"始发性"突变还是"继发性"突变,一种肿瘤突变程度(CaMP)评分用下述方法进行计算:根据碱基突变的类型、导致的碱基变化、5′ 端以及 3′ 端的临近序列、密码子的使用等将突变分为不同的类别。最终在乳腺癌和结肠癌中分别确定了 122 个和 69 个候选基因。在这些突变基因中,某些与重要的生物学功能相关的基因被反复涉及,如转录因子、与细胞黏附以及信号转导相关的一些基因。

总而言之,首次肿瘤标本大规模测序结果显示大量被确定的突变既往并没有报道,此外,在乳腺癌和结肠癌中突变的基因谱也不尽相同,而且存在不同的核苷酸替代偏倚。更重要的是,即使是相同的肿瘤类型在不同的个体上也存在巨大的异质性,这也表明某些与生物功能相关的基因谱组合相比单个基因能更好地初步诊断肿瘤或者预测肿瘤对治疗的反应等方面。

预测候选肿瘤基因的难点

Sjoblom 等的研究结果提出了许多问题,有些研究者怀疑这种强大的测序方法的意义,而强调反向工程的重要性(Loeb and Bielas 2007;Strauss 2007)。批评者们认为耗费如此巨大的实验经费却仅仅获得如此有限的结果。目前研究者们达成共识的是:虽然高通量的研究方法不能够取代功能性研究,但是生物信息学的分析能够为实验设计提供一个更加有效的方向,特别是性价比高的技术的应用将更加有利于实验进步。另外的争论集中在统计方法的可靠性、突变率的基础值以及小样本带来的偏倚(Forrest and Cavet 2007;Getz et al. 2007;Rubin and Green 2007)。所有这些重要因素将会影响存在显著性突变基因的发现。

在另外的一项研究中，Sjoblom 等(2006)将分析拓展到 RefSeq 的基因(Wood et al. 2007)。通过同样的分析方法，在乳腺癌或者结肠癌的 1718 个基因中，至少有 1 个非自发性突变被确认。突变的谱系和以往的分析结果非常接近。在后续的研究中，Jones 以及 Parsons 等发现乳腺癌的体细胞突变谱系和胰腺癌以及脑瘤不同，乳腺癌更多的突变谱系是在 5′-TpG 位点而较少在 5′-CpG 位点。

在这 1718 个非自发突变的基因中，280 个被预测为肿瘤候选基因。研究者发现在患者中只有非常少的基因突变频率比较高(突变平原上的高山)，这些基因，如 TP53、PTEN、PIK3CA 可能在肿瘤的发生中具有核心作用。此外，大量的基因突变频率很低。由此认为大量的突变对于肿瘤的表现影响是非常有限的。然而，这种观点也被提出质疑：如何区分起始突变和继发突变。近来，Ding 等(2008)在 188 个肺腺癌中筛选出 623 个基因，并鉴定出其中的 26 个基因存在高突变频率。

14.2.4　肿瘤中的常见变异

国际 HapMap 计划(国际 HapMap 联合 2005)极大地推进了全基因组关联研究(GWAS)，试图探寻正常变异(通常是 SNP)对常见病的作用。许多这一类的 GWAS 研究鉴定了与不同肿瘤相关的 SNP。我们在下面的探讨中仅仅提到其中的一部分，因为在这一有限章节中想要对此进行全面的探讨和理解回顾是非常困难的。

在乳腺癌中，Cox 等(2007)发现 Caspase 8 的一个常见编码突变将使得乳腺癌的患病率提高。Easton 等(2007)鉴定了 5 个新的染色体区域(Loci)，包括 FGFR2 和 TOX3，表明其与乳腺癌存在基因组范围的显著相关性。2008 年，Tapper 等(2008)独立的研究也表明 CASP8、TOX3 和乳腺癌发病相关，该研究组确认了 6 个基因中的 SNP 与乳腺癌的初步诊断相关。近来，研究发现了更多数量的基因组座位和乳腺癌相关(Ahmed et al. 2009；Thomas et al. 2009；Zheng et al. 2009)。

在前列腺癌的研究中也鉴定了与该病相关的一些基因座位，包括不同研究组的独立研究发现染色体 8q24 座位与前列腺癌的发病风险存在相关性(Gudmundsson 2007，2008；Haiman 2007a，2007b；Yeager 2007；Thomas 2008)。此外，GWAS 研究在其他类型的肿瘤中已经确定，如肺癌(Amos et al. 2008；Y. Wang et al. 2008)、慢性淋巴细胞白血病(Di Bernado et al. 2008)、结肠癌(Houlston et al. 2008；Tenesa et al. 2008)、膀胱癌(Kiemeney et al. 2008)、弥散性胃癌(Sakamoto et al. 2008)、基底细胞癌(Stacey et al. 2008)以及其他的多种肿瘤类型(Rafnar et al. 2009)。

14.2.5 肿瘤中的表观遗传改变

表观遗传改变在肿瘤发展中的中心作用日益得到认可。在许多肿瘤中,DNA的甲基化改变、组蛋白修饰似乎是一个常见事件(Esteller 2007,2008)

表观遗传改变的类型

相比正常组织,肿瘤中较低水平 DNA 甲基化是在人类肿瘤中发现的第一种表观遗传改变(Feinberg and Vogelstein 1983)。这种低甲基化多发生在基因贫瘠区域(Weber et al. 2005),推测这个基因组的低甲基化的作用将有助于肿瘤细胞产生染色体不稳定性(Eden et al. 2003)、对可转移元件的重复激活(Bestor 2005)以及印记基因的失活(Feinberg 1999;Cui et al. 2003;Kaneda and Feinberg 2005)。

相反,特定基因(如肿瘤抑制基因)启动子区域的 CpG 岛的高甲基化也是肿瘤发生的重要事件。该种事件在多种肿瘤中也得到确认,如在视网膜母细胞瘤中的Rb 基因(Greger et al. 1989;Sakai et al. 1991)、$P16^{INK4a}$(Herman et al. 1994,1995;Gonzalez-Zulueta et al. 1995;Merlo et al. 1995)、hMLH1(Herman and Baylin 2003)以及乳腺癌易感基因 BRCA1 基因的失活(Herman and Baylin 2003)。

组蛋白修饰(如乙酰化或者甲基化)对于基因的转录有直接的调节作用。通常,组蛋白乙酰化与转录激活相关(Bernstein et al. 2007;Mikkelsen et al. 2007);然而,组蛋白甲基化的影响取决于调节的区域(Bernstein et al. 2007;Mikkelsen et al. 2007)。目前已经比较明确的是组蛋白的多种修饰对于转录调节具有重要的作用(Z. Wang et al. 2008)。

一些研究证据指出组蛋白乙酰化修饰的改变与细胞恶性转化的过程相关。例子包括肿瘤中的 CpG 岛的高度甲基化及其与组蛋白乙酰化部分结合的标志物,组蛋白 H3、H4 的去乙酰化,组蛋白 H3 赖氨酸 K4(H3K4)三甲基化,H3K9 获得甲基化以及 H3K27 三甲基化(Fahrner et al. 2002;Ballestar et al. 2003;Vire et al. 2006)。此外,也可以在肿瘤细胞中观察到较为普遍的单乙酰化丢失和组蛋白 H4 的三甲基化(Fraga et al. 2005)。然而,研究者们认为随着国际人类表观遗传组学计划的进展(美国人类肿瘤表观遗传组学研究计划 2008)(http://www.epigenome.org),未来将出现更多的关于肿瘤表观遗传组学的重大研究发现。

检测表观遗传修饰的方法

目前已经有一些方法可以用于研究正常细胞或肿瘤细胞表观遗传修饰改变。其中一些着眼于在基因组水平的表观遗传谱改变,而其他的一些着重于基因特异性的表观遗传改变。

高效液相色谱分析（HPLC）和高效毛细管电泳（HPCE）可以对总的 5-甲基化进行定量（Fraga and Esteller 2002；Esteller 2007）。特定序列的 DNA 甲基化被特定的限制性内切酶（该酶可以区分甲基化或者非甲基化识别位点）酶切后可以进行分类（Esteller 2007）。随后，基于重亚硫酸盐处理后的检测甲基化的方法发展出来，该方法将非甲基化的胞嘧啶转化为尿嘧啶，而不能改变甲基化的胞嘧啶（Clark et al. 1994；Herman et al. 1996）。这种方法与 PCR 以及测序法联用就能够检测特定基因的甲基化改变。同时，该方法也可以与基因组检测方法联用检测基因组范围的 DNA 甲基化模式区别。例如，联合启动子芯片或者 Arbitrary primed PCR，在该种方法下，无需预知特定优先的序列或者基因信息。

此外，还可以应用染色质沉淀技术（CHIP），或者通过应用抗甲基化-CpG 结合结构域蛋白（MBD）抗体的 CHIP-on-chip 技术（Lopez-Serra et al. 2006），由于甲基化-CpG 结合结构域蛋白能够强有力结合甲基化的胞嘧啶，通过应用其抗体即可以将甲基化的胞嘧啶特异性的分离出来。一种直接结合 5-甲基胞嘧啶（methyl-DIP）的抗体也被发展出来进行甲基化检测（Weber et al. 2005；Keshet et al. 2006）。

另外一个检测基因组范围甲基化模式的检测方法是应用基因表达谱芯片。通过应用去甲基化药物处理肿瘤细胞后，检测其处理前后的 mRNA 表达水平（Suzuki et al. 2002；Yamashita et al. 2002）。然而，该方法存在明显数量的假阳性结果，需要通过亚硫酸氢盐基因组测序（bisulfate genomic sequencing）再确认。

组蛋白修饰谱的改变通常通过 CHIP 分析进行检测，通过应用检测特异性组蛋白修饰的抗体进行分离。被免疫沉淀下来的 DNA 序列通过特异性引物的 PCR 反应检测待测序列是否存在或者进一步应用芯片技术检测免疫沉淀后的序列，获得进一步存在组蛋白修饰的基因谱（Azuara et al. 2006；Bernstein et al. 2007）。最近，CHIP 技术通过与超级测序技术进行联用能够获得高分辨率的染色质修饰谱（Z Wang et al. 2008）。

数据库

目前已经建立数个用于收集和注释 DNA 甲基化修饰的数据库（表 14.1）DNA 甲基化数据库（MethDB, Http：//www. methdb. de）是一个应用常规格式储存 DNA 甲基化数据的维护较好的资源库（Grunau et al. 2001）。此外，集中收集肿瘤样本甲基化异常的特殊数据库有 Pubmeth（http：//www. pubmeth. org；Ongenaert et al. 2008）、MeInfoText（Http：//mit. lifescience. ntu. edu. tw/index. html；Fang et al. 2008），以及 MethyCancer（http：//methycancer. psych. ac. cn；He et al. 2008）。MethyCancer 收集其他公共数据库，如 MethDB 等和资源库来源的数据，并且与 CpG 岛预测和基因表达的数据进行整合。PubMeth 和 MeInfoText 从 Medline 发表数据中通过文字挖掘和人工分析提取信息。

表 14. 1　癌基因组学数据库资源

	名字	说明	网址
突变	IARC TP53 突变数据库	包含所有已知人群及肿瘤组织中鉴定出的 TP53 突变。数据来源于经过同行评议的综述文献和综合性的数据库	http://www-p53. iarc. fr
	EGFR 突变数据库	综合了所有癌症患者肿瘤组织中的 EGFR 体细胞突变。数据来源于综述文献	http://research. nhgri. nih. gov/bic/
	乳腺癌突变数据库	包含了关于乳腺癌易感基因的突变和多态性信息	http://research. nhgri. nih. gov/bic/
	COSMIC	肿瘤中体细胞突变统计	http://www. sanger. ac. uk/ genetics/CGP/cosmic
结构变化	Progenetix	关于人类肿瘤中染色体拷贝数异常情况的统计,数据来源于比较基因组杂交实验。一个可靠的数据库,收集了肿瘤患者个体和文献中白血病案例的基因组获得/缺失信息	http://www. progenetix. net/ progenetix
	肿瘤中染色体异常的 Mitelman 数据库	对独立或相关肿瘤病例染色体异常信息的概括	http://cgap. nci. nih. gov/ Chromosomes/Mitelman
	NCBI/NCI 肿瘤染色质	SKY/M-FISH 和 CGH 数据库、Mitelman 数据库、癌症 NCI 周期性畸变数据库	http://www. ncbi. nlm. nih. gov/sites/entrez? db= cancerchromosomes
DNA 甲基化变化	MethyCancer	人类 DNA 甲基化及肿瘤信息数据库,收集其他公众数据库资源并利用 CpG 岛数据对其进行整合	http://methycancer. psych. ac. cn
转录组异常	GEO	基因表达/分子丰度资源库,支持 MIAME 兼容的数据上传和基因表达数据的检索、浏览功能。不限定于肿瘤,但包含了许多肿瘤数据集	http://www. ncbi. nlm. nih. gov/geo/
	ArrayEx-press	关于转录组的公共数据库,旨在存储来源于基因表达芯片(MGED)数据库的 MIAMI 和 MINSEQE 兼容数据,ArrayExpress Warehouse 存储了部分可靠实验的基因表达数据索引图谱。和 GEO 一样,不限定于肿瘤,但包含了许多肿瘤数据集	http://www. ebi. ac. uk/ microarray-as/ae/
	Oncomine	肿瘤芯片数据库和基于网络的数据挖掘平台,旨在促进从全基因组表达分析中取得新的发现	http://www. oncomine. org/

	名字	说明	网址
综合性项目	The Cancer Genome Atlas(TCGA)	通过应用基因组分析技术,包括大规模基因组测序,全面协调加快对癌症分子基础的理解	http://tcga. cancer. gov/
	癌症基因组计划(GCP)	Sanger Center Project 旨在鉴定体细胞中获得性变异序列/突变,进而鉴定出在人类癌症发展中至关重要的基因	http://www. sanger. ac. uk/genetics/CGP/
	国际癌症基因组协会(ICGC)	国际学术联合体,旨在获得 50 种临床类型/亚型肿瘤的基因组、转录组、表观基因组的变化情况数据	http://www. icgc. org/
	NCI-CGAP	由美国国家癌症研究所(NCI)设立和管理,旨在研究肿瘤细胞分子结构并开发有关技术工具的跨学科计划	http://www. ncbi. nlm. nih. gov/ncicgap/
综合性资源	IntOGen	开发肿瘤研究工具,整合多方面的癌基因数据,以便于鉴定出涉及肿瘤发生的基因或基因簇	http://www. intogen. org
	UCSC Cancer Genomics Browser	基于互联网的一套工具,能整合、可视化分析癌基因组和临床数据	http://genome-cancer. ucsc. edu
其他资源	Cancer Gene Census	不间断统计癌症相关基因突变	http://www. sanger. ac. uk/genetics/CGP/Census/
	Cancer-Genes	简化了大型协作项目的基因优先化筛选进程,整合了关键性公众数据库的已注释基因列表	http://cbio. mskcc. org/CancerGenes
	CGPrio	能够帮助对候选癌基因进行优先抉择,这种优先性的实现依赖于一种计算分级法,即对基因序列和功能数据(如序列保守、蛋白质结构域和相互作用、调控等)进行不同组合	http://bg. upf. edu/cgprio

14.3 肿瘤转录组改变

我们所阐述的不同改变类型的积累效应可以在基因产物的表达水平观测到。例如,基因组拷贝数缺失以及表观遗传沉默可能是 MicroRNA 下调基因表达的结果,而进一步导致全基因组水平 mRNA 转录下调(Zhang et al. 2008)。因此,想要描述肿瘤发生的全幅画卷,搞清楚 miRNA 以及 mRNA 的表达水平是至关重要的。实际上,对肿瘤细胞进行高通量基因表达谱的分析已经被较广泛的应用而且大幅度的改变了肿瘤的研究。

14.3.1 研究转录基因组改变的方法

尽管人们早已经知道肿瘤细胞在某些基因上表达水平异常,大规模的表达检测表明在肿瘤细胞中大量的基因存在异常表达。由于表达水平的改变其反映的是不同水平改变的复杂集合,我们就不难理解对于高通量的表达改变分析是极其困难的。我们如何对大量失调基因进行解释? 我们如何决定转录失调的基因是否与肿瘤发生有关?

表达分析

一个有益的建议来源于"基因标签"研究。肿瘤表型不是单个基因而是一系列基因的表达变化水平所组成的特征性标签。为了确定表达改变的基因谱,"非指导性方法"被证明非常有效。在没有任何优先信息的作用下,这些方法能够有助于发现数据的表达模式。而且这些方法带领我们发现和确定以前未知的癌症的亚型(这些亚型没有临床表现的显著差异),如乳腺癌(Perou et al. 2000; Sorlie et al. 2003)、B 细胞淋巴瘤(Alizadeh et al. 2000)、Burkitt 淋巴瘤(Dave et al. 2006)、前列腺癌(Lapointe et al. 2004)、肺癌(Hayes et al. 2006)。除了 mRNA 表达水平的差异,miRNA 表达信息也有助于分析肿瘤(He et al. 2005; Lu et al. 2005b; Volinia et al. 2006)。

同时也有一些其他的方法用于表达分析,如"指导性方法"。使用已知的生物信息作为指导,这种方法已经被成功地用于预测肿瘤的复发、转移、预后、对药物治疗的反应性等(Beer et al. 2002; Promeroy et al. 2002; Shipp et al. 2002; Van de Vijver et al. 2002; Van't Veer et al. 2002; Ramaswamy et al. 2003; Paik et al. 2004; Potti et al. 2006)。

数据库

大量积累的表达数据推动了公共数据库的诞生,如 NCBI 的基因表达数据库(http://www.ncbi.nlm.nih.gov/geo; Barrett et al. 2005)、欧洲的生物信息学研究所芯片表达数据库(http://www.ebi.ac.uk/microarray-as/ae/; Pakinson et al. 2007)、斯坦福大学的芯片表达数据库(http：/smd. standford. edu; Marinelli et al. 2008)，以及 Oncomine 数据库（http://www. oncomine. org; Rhodes et al. 2007)(表 14.1)。前 3 个主要的数据库作为数据储存平台同时可以提供数据分析选项。Oncomine,顾名思义,其设计目的是作为数据挖掘工具,特别是针对肿瘤相关的表达分析。这样的数据库使得研究者们对比不同的基因芯片表达结果成为可能。更深层次的信息能够通过从不同的研究中的表达数据进行 Meta 分析后获得。

模块图和分子概念图谱

由于肿瘤的异质性以及表达数据的嘈杂性,因此在转录水平进行数据分析有必要使用"基因-系列-中心"的方法。一个典型的例子就是"模块图"分析法(Ihmels et al. 2002;Tanay et al. 2004)。这种方法被用于对 2000 个基因芯片的实验结果组合的 300 个基因模块进行 Meta 分析(Segal et al. 2004)。总共有 456 个基因模块被鉴定,随后被用于比较不同类型的肿瘤。研究者在进行基因表达模块分析时发现,起先被认为是不相关的肿瘤类型具有相近的表达模式。例如,成骨细胞瘤表达模块(包括与骨增生和分化相关的基因)被发现在一些乳腺癌中上调而在一些肺癌、肝细胞癌、急性淋巴母细胞瘤中下调。

另外整合研究的实例是用"分子概念图谱"分析肿瘤基因表达信息(Tomlins et al. 2007)。"分子概念图谱"是一系列生物学相关的基因组合外源性的数据库、计算机为基础的调节网络以及 Oncomine 数据库来源的芯片表达谱。基因标记通过 COPA(肿瘤异常值谱分析)方法获得。该方法主要用于鉴定"异常"基因谱,即使该基因的表达水平较低或者仅仅只有少数的肿瘤样本表现异常(Tomlins et al. 2005)。

14.4　候选癌基因的优选

14.4.1　癌基因筛选

2004 年,Futreal 等通过回顾发表的文章发表了人类肿瘤基因的筛查结果。从初始的 291 个癌基因逐步递增到 2008 年的 370 多个癌基因。在筛选过程中,一些基本原则发展起来用于癌基因筛选的进入原则。只有在文献中报道的导致肿瘤的突变基因被选定为癌基因,而且需要两个独立的原始临床标本报道。存在染色体异位或者拷贝数变异的基因也被筛选入内。但是仅仅在肿瘤中存在不同的表达水平或者异常的启动子 DNA 甲基化则被排除在外。

这项筛查同时包含了关于每个癌基因的多种信息。例如,该癌基因突变的类型(体细胞突变、生殖细胞突变,或者两者兼而有之)、与癌基因相关的肿瘤的类型

（白血病/淋巴瘤，来源于间叶细胞或者上皮细胞）、突变基因的表现型（显性还是隐性），以及突变影响基因表达的机制（如异位、缺失或者是可读框偏移）。这些多种信息都被进行了分析。

在对众多基因进行分析的过程中，研究者们发现一些比较普遍的趋势。大约有 90% 的癌基因是体细胞突变，大约有 20% 是生殖细胞突变，而大约有 10% 是两者兼而有之。最普遍的体细胞基因突变的形式是染色体异位，在白血病和淋巴瘤中经常可以检测到。大约有 90% 的体细胞突变其表现型是显性的，而 90% 的生殖细胞突变是隐性突变。

此外，研究还比较了 Pfam 蛋白质功能结构域在肿瘤基因编码的蛋白质与总的人类蛋白质组中的分布差异（Finn et al. 2006）。蛋白激酶结构域、转录调节相关结构域，以及维持 DNA 结构和修复相关的蛋白结构域在肿瘤基因中存在过多表达。

14.4.2　癌基因的计算优选

在探讨不同种类的肿瘤发病机制中仍然存在大量的问题需要解决。例如，评估可能的致癌物、分辨初始和继发致癌改变（Haber and Settleman 2007；Higgins et al. 2007），以及明确癌基因在肿瘤发生中的作用（Hu et al. 2007）。癌症基因组学实验为肿瘤研究者提供了数目众多的候选致癌基因。然而，从如此众多的基因中优选出有重要意义的候选基因就变得尤为重要而急迫了。既往开展了一些计算医学研究旨在预测肿瘤相关的错义突变（Kaminker et al. 2007a, 2007b）

近年来，我们使用不同的策略对优选候选肿瘤基因进行了一些探索，我们先前的研究显示发展一个相对准确的分类方法用以区分普通基因和癌基因是可能的（Furney et al. 2006）。然而，有证据表明原癌基因的改变和肿瘤抑制基因的改变是通过不同的机制促进肿瘤发生的。我们进一步的研究这两类基因还存在序列和调节区域的差异（Furney et al. 2008b）。这些结果促进了我们对原癌基因和抑癌基因的分类区分的认识（Furney et al. 2008a）。基于这些研究我们创建了分类软件，应用多种参数，如不同的序列组合、功能学研究信息包括序列的保守性、蛋白质结构域及其相互作用、表达调控信息等对候选基因进行分析。结果提示：软件分类能够分辨出已知的癌基因或者是其他的非癌基因。更有效的是，通过这些分类软件成功地区分了突变筛查选出的候选癌基因以及非癌基因。我们提供了一个基于 Web 平台的网站（CGPrio），通过该网站肿瘤研究者能够共享我们的结果（http://bg.upf.edu/cgprio）。

14.5　不同类型肿瘤基因组学数据的整合

发展一个更为系统的方法成为一个亟待的任务,这样能够使我们更全面认识肿瘤发生过程中正常细胞功能的失调。在过去的几年里,一系列的研究已经表明整合功能基因组研究在肿瘤研究中的有效性,众多互相补充的实验数据结合在一起使研究者们对肿瘤发生过程有更深入的认识(Rhodes et al. 2004;Lu et al. 2005a;Bild et al. 2006;Carter et al. 2006;Stransky et al. 2006;Tomlins et al. 2007)。

14.5.1　研究方法

整合研究已经结合了不同微阵列实验的数据和表达谱数据、拷贝数变异数据、mRNA 以及 miRNA 表达谱数据等。其他的近期研究还使用了比较癌基因组学的方法来鉴定与癌症发生以及转移相关的基因。例如,Kim 等(2006)从一个黑色素瘤小鼠模型的芯片比较基因组杂交实验中发现一个长度为 850kb 的扩增子在人类的黑色素瘤中也具有高度同源的扩增片段,其片段大小更大。通过使用表达分析实验,他们鉴定出 NEDD9 基因很可能是黑色素瘤转移的使动原因之一。

Zender 等(2006)通过芯片比较基因组杂交鉴定在人肝癌以及小鼠肝细胞癌中同时存在的扩增。候选的癌基因假如不在人肝细胞癌或者小鼠肝细胞癌扩增区中则被排除。通过该种方法,他们发现 cIAP1 和 Yap 基因在 RNA 和蛋白质水平都存在表达,被鉴定为癌基因。

Master 等(2007)将小鼠淋巴瘤和不稳定基因组进行工程化结合后用于模拟人源肿瘤的基因组不稳定性。他们制造一种缺乏 Atm、Terc 和 P53 基因的小鼠淋巴瘤,并通过芯片比较基因组杂交比较这些肿瘤和人 T 细胞急性淋巴母细胞白血病/淋巴瘤。研究者们发现在人和小鼠淋巴瘤中存在一致性的异常扩增或者缺失,进一步对这些一致性改变的区域进行基因再测序研究发现 PTEN 和 FBXW7 存在常见的体细胞突变。

近来,3 个大规模的联合项目对人胶质瘤、胰腺癌进行了整合研究(Jones et al. 2008;Mclendon et al. 2008;Parson et al. 2008)。肿瘤基因组图谱研究网络(http://cancergenome. nih. gov)提供了一个囊括 200 多个患者胶质瘤肿瘤拷贝数、DNA 甲基化、mRNA 表达等一系列整合研究的分析(Mclendon et al. 2008)。此外,他们还测定其中 91 个肿瘤的核酸序列。这笔巨大的数据财富使得作者可以用来鉴定影响胶质瘤发病的核心信号通路,包括酪氨酸激酶受体通路、P53 信号通路以及视网膜母细胞瘤抑制基因通路。

Parson 等(2008)对 22 个胶质母细胞瘤进行了全基因组测序,通过对 20 000

余个蛋白质编码基因的测序,分析拷贝数变异,并对其中的 16 个样本进行了基因表达序列分析。该研究发现大量的肿瘤基因改变属于 P53、视网膜母细胞瘤以及 PI3K 通路。而且,该文作者鉴定的候选癌基因还包括此前被发现的与胶质母细胞瘤相关的基因,如 *P53*、*EGFR* 以及 *NF1* 等。

Jones 等(2008)使用类似的方法对胰腺癌进行了转录序列测定、拷贝数变异分析以及基因表达分析。大约每个肿瘤有 63 个异常改变,其中大多数是点突变。通过通路分析,他们发现 67%～100%的肿瘤在核心的 12 条信号通路中至少一个基因存在遗传改变。

此外,Parson 等发现 IDH1(isocytrate dehydrogenase1)在所有的继发性胶质母细胞中存在突变,该基因可以更好地用于该肿瘤的初步诊断。Mclendon 等(2008)发现整合甲基化谱系研究表明 MGMT(O6-methylguanine-DNA methyl-transferase)启动子的甲基化状态对胶质母细胞瘤突变的整体频率和模式产生了继发性的影响。该研究提示我们烷基化和物,如替莫唑胺(抗肿瘤药,目前已经被用于治疗胶质母细胞瘤)其作用机制可能就在于此。目前,对于胶质母细胞瘤的标准治疗方法就是手术切除并联合放疗或者应用替莫唑胺进行化疗。然而,患者应用该治疗方法目前仅仅只有 15 个月的中位生存期。

这些研究表明在肿瘤中研究不同类型的异常其必要性同时也提示整合这些不同的研究在理解肿瘤的发病机制中是多么的重要。

14.5.2 肿瘤基因组学整合研究计划及资料库

国际肿瘤基因组学联盟

国际肿瘤基因组联盟(ICGC;http://www.icgc.org/)在 2008 年正式建立,该组织建立的宗旨是生成多种肿瘤类型的基因组信息。其三个首要的目标包括:①合作研究 50 个具有全球影响、临床重要性以及社会意义的不同类型(亚型)的肿瘤,全面理解其体细胞突变的情况;②研究这些肿瘤的转录组以及表观遗传基因组学的相关信息;③在最小的限制下,确保相关的研究数据能够被研究人员们迅速、快捷的大量获取。

肿瘤基因组谱

肿瘤基因组谱计划(TCGA;http://tcga.cancer.gov)是美国国立卫生院倡立的,并由美国国家肿瘤研究所和美国国家人类基因组研究所具体执行。该计划的目的是通过系统的运用基因组规模上的不同技术增进对肿瘤的理解。肿瘤基因组谱先导计划(http://cancergenome.nih.gov)先进行了可行性研究。3 个不同的肿瘤类型——脑(多形性胶质瘤)、肺鳞状细胞癌、卵巢重度囊腺癌被选择在先导期进行了研究。该计划由多个组织合作进行,其中包括生物样品核心资源中心、肿瘤基因组测试中心、基因组测序中心以及数据分析中心。最后通过 TCGA 数据门户可以获取相应的数据。目前对于胶质母细胞瘤的研究已经发表，我们可以看到关于胶质母细胞瘤的 TCGA 的分析结果（Mclendon et al. 2008）。

肿瘤基因组计划

肿瘤基因组计划（http：//www. sanger. ac. uk/genetics/CGP/）包括了 Sanger 研究所不同的研究实验，其中有癌基因普查（http：//www. sanger. ac. uk/genetics/CGP/Census/）、COSMIC（http：//www. sanger. ac. uk/genetics/Cosmic/），以及其他的一些肿瘤相关的研究计划。

IntOGen

整合癌基因组学（Integrative OncoGenomics，http：//www. intogen. org）是一个整合了不同类型的癌基因组学数据的资源库。目前，该资源库包括了基因组改变（扩增和缺失）、基因芯片表达谱数据、突变筛查等。实验数据来源于不同的公共数据库或者直接引自作者，肿瘤样本的类型按照国际疾病谱分类法（ICD-10 和 ICD-O）进行分类注释。所有的实验按照一个标准的方法处理后进行统计分析来鉴定发生了显著性改变的基因。同时，将来源不同但分类法相同的疾病研究综合起来进行分析在该类型肿瘤中发生显著改变的基因。

整合癌基因组学的主旨是为肿瘤研究者们提供发掘有用信息的工作。对某一特定基因感兴趣的使用者能够很容易地发现他们感兴趣的基因是否在不同的肿瘤类型或者亚型中已经有所改变（如过表达、突变或者缺失）。此外，对某一特定类型肿瘤感兴趣的研究者们能够搜寻一些在该类型肿瘤中有更加显著性改变的基因（存在突变或者基因组或者转录组改变）。而且，该资源库还对优选候选癌基因有所帮助。该整合癌基因组学已经把优选候选肿瘤基因的方法（前述的 CGPrio）整合入内（Furney et al. 2008）。使用者可以在该网址中上传一系列的候选癌基因并进行优选，通过 CGPrio 比较在其他肿瘤基因学实验中的相关证据，评价目标基因为癌基因的可能性。

整合癌基因组学不仅集中在个体的基因研究，而且探讨功能和调节单元在不同的肿瘤类型中的意义。例如，使用者可以搜寻整合癌基因组学信息库，检测特定肿瘤类型不同细胞功能信号通路的基因改变程度差异，或者检测在不同的肿瘤中一个特定的信号通路中的不同基因的广泛性改变。

总之，通过整合大规模的肿瘤基因组学实验，我们获得了大规模的基因组数据（这些数据是在线共享的）。对这些数据的统计整合分析为研究发现基因在不同类型肿瘤中的作用提供了一个强有力的在线研究手段。

14.6 小 结

最近 10 年是肿瘤研究方法发生深刻改变的 10 年。新出现的技术使得研究者们能够从基因组水平对肿瘤细胞的改变进行研究，这诞生了一个新的研究领域——肿瘤基因组学。同时也让我们认识到由于肿瘤发生的复杂本因，整合多种类型的研究方法是必需的。只有这样我们才能够理解和评估肿瘤发生的过程。对这一点的认识引领我们创立了国际肿瘤基因组联盟（ICGC），其宗旨就是致力于运用存在或者发展新的技术对多种肿瘤进行整合基因组研究。在未来的几年内，在 ICGC 支持下的研究计划将进入肿瘤研究更多的领域。

致谢

我们感谢国际人类前沿科学研究组织（HFSPO）以及西班牙教育部提供的研究经费，也感谢国家生物信息学研究所提供的帮助。

参 考 文 献

Ahmed, S., Thomas, G., Ghoussaini, M., Healey, C. S., Humphreys, M. K., Platte, R., Morrison, J., Maranian, M., Pooley, K. A., Luben, R., et al. 2009. Newly discovered breast cancer susceptibility loci on 3p24 and 17q23. 2. *Nat. Genet.* **41**: 585-590.

Alizadeh, A. A., Eisen, M. B., Davis, R. E., Ma, C., Lossos, I. S., Rosenwald, A., Boldrick, J. C., Sabet, H., Tran, T., Yu, X., et al. 2000. Distinct types of diffuse large B-cell lymphoma identified by gene expression profiling. *Nature* **403**: 503-511.

American Association for Cancer Research Human Epigenome Task Force; European Union, Network of Excellence, Scientific Advisory Board. 2008. Moving AHEAD with an international human epigenome project. *Nature* **454**: 711-715.

Amos, C. I., Wu, X., Broderick, P., Gorlov, I. P., Gu, J., Eisen, T., Dong, Q., Zhang, Q., Gu, X., Vijayakrishnan, J., et al. 2008. Genome-wide association scan of tag SNPs identifies a susceptibility locus for lung cancer at 15q25. 1. *Nat. Genet.* **40**: 616-622.

Azuara, V., Perry, P., Sauer, S., Spivakov, M., Jorgensen, H. F., John, R. M., Gouti, M., Casanova, M., Warnes, G., Merkenschlager, M., et al. 2006. Chromatin signatures of pluripotent cell lines. *Nat. Cell Biol.* **8**: 532-538.

Baak, J. P., Janssen, E. A., Soreide, K., and Heikkilae, R. 2005. Genomics and proteomics—The way forward. *Ann. Oncol.* (suppl. 2) **16**: ii30-ii44.

Ballestar, E., Paz, M. F., Valle, L., Wei, S., Fraga, M. F., Espada, J., Cigudosa, J. C., Huang, T. H., and Esteller, M. 2003. Methyl-CpG binding proteins identify novel sites of epigenetic inactivation in human cancer. *EMBO J.* **22**: 6335-6345.

Bardelli, A., Parsons, D. W., Silliman, N., Ptak, J., Szabo, S., Saha, S., Markowitz, S., Willson, J. K., Parmigiani, G., Kinzler, K. W., et al. 2003. Mutational analysis of the tyrosine kinome in colorectal cancers. *Science* **300**: 949.

Barrett, T., Suzek, T. O., Troup, D. B., Wilhite, S. E., Ngau, W. C., Ledoux, P., Rudnev, D., Lash, A. E., Fujibuchi, W., and Edgar, R. 2005. NCBI GEO: Mining millions of expression profiles—Database and tools. *Nucleic Acids Res.* **33**: D562-D566.

Baudis, M. 2007. Genomic imbalances in 5918 malignant epithelial tumors: An explorative meta-analysis of chromosomal CGH data. *BMC Cancer* **7**: 226.

Baudis, M. and Cleary, M. L. 2001. Progenetix. net: An online repository for molecular cytogenetic aberration data. *Bioinformatics* **17**: 1228-1229.

Beer, D. G., Kardia, S. L., Huang, C. C., Giordano, T. J., Levin, A. M., Misek, D. E., Lin, L., Chen, G., Gharib, T. G., Thomas, D. G., et al. 2002. Gene-expression profiles predict survival of patients with lung adenocarcinoma. *Nat. Med.* **8**: 816-824.

Benvenuti, S., Arena, S., and Bardelli, A. 2005. Identification of cancer genes by mutational profiling of tumor genomes. *FEBS Lett.* **579**:1884-1890.

Bernstein, B. E., Meissner, A., and Lander, E. S. 2007. The mammalian epigenome. *Cell* **128**: 669-681.

Bestor, T. H. 2005. Transposons reanimated in mice. *Cell* **122**: 322-325.

Bild, A. H., Yao, G., Chang, J. T., Wang, Q., Potti, A., Chasse, D., Joshi, M. B., Harpole, D., Lancaster, J. M., Berchuck, A., et al. 2006. Oncogenic pathway signatures in human cancers as a guide to targeted therapies. *Nature* **439**: 353-357.

Buongiorno-Nardelli, M. and Amaldi, F. 1970. Autoradiographic detection of molecular hybrids between RNA and DNA in tissue sections. *Nature* **225**: 946-948.

Campbell, P. J., Stephens, P. J., Pleasance, E. D., O'Meara, S., Li, H., Santarius, T., Stebbings, L. A., Leroy, C., Edkins, S., Hardy, C., et al. 2008. Identification of somatically acquired rearrangements in cancer using genome-wide massively parallel paired-end sequencing. *Nat. Genet.* **40**: 722-729.

Carter, S. L., Eklund, A. C., Kohane, I. S., Harris, L. N., and Szallasi, Z. 2006. A signature of chromosomal instability inferred from gene expression profiles predicts clinical outcome in multiple human cancers. *Nat. Genet.* **38**: 1043-1048.

Cavenee, W. K., Dryja, T. P., Phillips, R. A., Benedict, W. F., Godbout, R., Gallie, B. L., Murphree, A. L., Strong, L. C., and White, R. L. 1983. Expression of recessive alleles by chromosomal mechanisms in retinoblastoma. *Nature* **305**: 779-784.

Chin, L. and Gray, J. W. 2008. Translating insights from the cancer genome into clinical practice. *Nature* **452**: 553-563.

Clark, S. J., Harrison, J., Paul, C. L., and Frommer, M. 1994. High sensitivity mapping of methylated cytosines. *Nucleic Acids Res.* **22**: 2990-2997.

Cox, A., Dunning, A. M., Garcia-Closas, M., Balasubramanian, S., Reed, M. W., Pooley, K. A., Scollen, S., Baynes, C., Ponder, B. A., Chanock, S., et al. 2007. A common coding variant in CASP8 is associated with breast cancer risk. *Nat. Genet.* **39**: 352-358.

Cui, H., Cruz-Correa, M., Giardiello, F. M., Hutcheon, D. F., Kafonek, D. R., Brandenburg, S., Wu, Y., He, X., Powe, N. R., and Feinberg, A. P. 2003. Loss of IGF2 imprinting: A potential marker of colorectal cancer risk. *Science* **299**: 1753-1755.

Dave, S. S., Wright, G., Tan, B., Rosenwald, A., Gascoyne, R. D., Chan, W. C., Fisher, R. I., Braziel, R. M., Rimsza, L. M., Grogan, T. M., et al. 2004. Prediction of survival in follicular lymphoma based on molecular features of tumor-infiltrating immune cells. *N. Engl. J. Med.* **351**:2159-2169.

Dave, S. S. , Fu, K. , Wright, G. W. , Lam, L. T. , Kluin, P. , Boerma, E. J. ,Greiner, T. C. , Weisenburger, D. D. , Rosenwald, A. , Ott, G. , et al. 2006. Molecular diagnosis of Burkitt's lymphoma. *N. Engl. J. Med.* **354**:2431-2442.

Davies, H. , Bignell, G. R. , Cox, C. , Stephens, P. , Edkins, S. , Clegg, S. ,Teague, J. , Woffendin, H. , Garnett, M. J. , Bottomley, W. , et al. 2002. Mutations of the BRAF gene in human cancer. *Nature* **417**: 949-954.

Davies, H. , Hunter, C. , Smith, R. , Stephens, P. , Greenman, C. , Bignell,G. , Teague, J. , Butler, A. , Edkins, S. , Stevens, C. , et al. 2005. Somatic mutations of the protein kinase gene family in human lung cancer. *Cancer Res.* **65**: 7591-7595.

Di Bernardo, M. C. , Crowther-Swanepoel, D. , Broderick, P. , Webb, E. ,Sellick, G. , Wild, R. , Sullivan, K. , Vijayakrishnan, J. , Wang, Y. ,Pittman, A. M. , et al. 2008. A genome-wide association study identifies six susceptibility loci for chronic lymphocytic leukemia. *Nat. Genet.* **40**: 1204-1210.

Ding, L. , Getz, G. , Wheeler, D. A. , Mardis, E. R. , McLellan, M. D. , Cibulskis, K. , Sougnez, C. , Greulich, H. , Muzny, D. M. , Morgan, M. B. , et al. 2008. Somatic mutations affect key pathways in lung adenocarcinoma. *Nature* **455**: 1069-1075.

Doll, R. and Peto, R. 1981. The causes of cancer: Quantitative estimates of avoidable risks of cancer in the United States today. *J. Natl. Cancer Inst.* **66**: 1191-1308.

Druker, B. J. 2002. STI571 (Gleevec) as a paradigm for cancer therapy. *Trends Mol. Med.* (suppl. 4) **8**: S14-S18.

Dyrskjot, L. , Thykjaer, T. , Kruhoffer, M. , Jensen, J. L. , Marcussen, N. ,Hamilton-Dutoit, S. , Wolf, H. , and Orntoft, T. F. 2003. Identifying distinct classes of bladder carcinoma using microarrays. *Nat. Genet.* **33**: 90-96.

Easton, D. F. , Pooley, K. A. , Dunning, A. M. , Pharoah, P. D. , Thompson, D. ,Ballinger, D. G. , Struewing, J. P. , Morrison, J. , Field, H. , Luben, R. , et al. 2007. Genome-wide association study identifies novel breast cancer susceptibility loci. *Nature* **447**: 1087-1093.

Eden, A. , Gaudet, F. , Waghmare, A. , and Jaenisch, R. 2003. Chromosomal instability and tumors promoted by DNA hypomethylation. *Science* **300**: 455.

Esteller, M. 2007. Cancer epigenomics: DNA methylomes and histonemodification maps. *Nat. Rev. Genet.* **8**: 286-298.

Esteller, M. 2008. Epigenetics in cancer. *N. Engl. J. Med.* **358**: 1148-1159.

Fahrner, J. A. , Eguchi, S. , Herman, J. G. , and Baylin, S. B. 2002. Dependence of histone modifications and gene expression on DNA hypermethylation in cancer. *Cancer Res.* **62**: 7213-7218.

Fang, Y. C. , Huang, H. C. , and Juan, H. F. 2008. MeInfoText: Associated gene methylation and cancer information from text mining. *BMC Bioinformatics* **9**: 22.

Feinberg, A. P. 1999. Imprinting of a genomic domain of 11p15 and loss of imprinting in cancer: An introduction. *Cancer Res.* (suppl. 7) **59**:1743s-1746s.

Feinberg, A. P. and Vogelstein, B. 1983. Hypomethylation distinguishes genes of some human cancers from their normal counterparts. *Nature* **301**: 89-92.

Finn, R. D. , Mistry, J. , Schuster-Bockler, B. , Griffiths-Jones, S. , Hollich,V. , Lassmann, T. , Moxon, S. , Marshall, M. , Khanna, A. , Durbin, R. ,et al. 2006. Pfam: Clans, web tools and services. *Nucleic*

Acids Res. **34**: D247-D251.

Forbes, S., Clements, J., Dawson, E., Bamford, S., Webb, T., Dogan, A., Flanagan, A., Teague, J., Wooster, R., Futreal, P. A., et al. 2006. Cosmic 2005. *Br. J. Cancer* **94**: 318-322.

Forrest, W. F. and Cavet, G. 2007. Comment on "The consensus coding sequences of human breast and colorectal cancers." *Science* **317**:1500; author reply 1500.

Fraga, M. F. and Esteller, M. 2002. DNA methylation: A profile of methods and applications. *Biotechniques* **33**: 632, 634, 636-649.

Fraga, M. F., Ballestar, E., Villar-Garea, A., Boix-Chornet, M., Espada, J., Schotta, G., Bonaldi, T., Haydon, C., Ropero, S., Petrie, K., et al. 2005. Loss of acetylation at Lys16 and trimethylation at Lys20 of histone H4 is a common hallmark of human cancer. *Nat. Genet.* **37**:391-400.

Furney, S. J., Higgins, D. G., Ouzounis, C. A., and Lopez-Bigas, N. 2006. Structural and functional properties of genes involved in human cancer. *BMC Genomics* **7**: 3.

Furney, S. J., Madden, S. F., Higgins, D. G., and Lopez-Bigas, N. 2008b. Distinct patterns in the regulation and evolution of human cancer genes. *In Silico Biol.* **8**: 33-46.

Furney, S. J., Calvo, B., Larra? aga, P., Lozano, J. A., and Lopez-Bigas, N. 2008a. Prioritization of candidate cancer genes—An aid to oncogenomic studies. *Nucleic Acids Res.* **36**: e115.

Futreal, P. A., Coin, L., Marshall, M., Down, T., Hubbard, T., Wooster, R., Rahman, N., and Stratton, M. R. 2004. A census of human cancer genes. *Nat. Rev. Cancer* **4**: 177-183.

Getz, G., Hofling, H., Mesirov, J. P., Golub, T. R., Meyerson, M., Tibshirani, R., and Lander, E. S. 2007. Comment on "The consensus coding sequences of human breast and colorectal cancers." *Science* **317**:1500.

Gonzalez-Zulueta, M., Bender, C. M., Yang, A. S., Nguyen, T., Beart, R. W., Van Tornout, J. M., and Jones, P. A. 1995. Methylation of the 5′ CpG island of the p16/CDKN2 tumor suppressor gene in normal and transformed human tissues correlates with gene silencing. *Cancer Res.* **55**: 4531-4535.

Greenman, C., Stephens, P., Smith, R., Dalgliesh, G. L., Hunter, C., Bignell, G., Davies, H., Teague, J., Butler, A., Stevens, C., et al. 2007. Patterns of somatic mutation in human cancer genomes. *Nature* **446**:153-158.

Greger, V., Passarge, E., Hopping, W., Messmer, E., and Horsthemke, B. 1989. Epigenetic changes may contribute to the formation and spontaneous regression of retinoblastoma. *Hum. Genet.* **83**: 155-158.

Groffen, J., Stephenson, J. R., Heisterkamp, N., Bartram, C., de Klein, A., and Grosveld, G. 1984. The human c-abl oncogene in the Philadelphia translocation. *J. Cell. Physiol.* **3**: 179-191.

Grunau, C., Renault, E., Rosenthal, A., and Roizes, G. 2001. MethDB—A public database for DNA methylation data. *Nucleic Acids Res.* **29**:270-274.

Gudmundsson, J., Sulem, P., Manolescu, A., Amundadottir, L. T., Gudbjartsson, D., Helgason, A., Rafnar, T., Bergthorsson, J. T., Agnarsson, B. A., Baker, A., et al. 2007. Genome-wide association study identifies a second prostate cancer susceptibility variant at 8q24. *Nat. Genet.* **39**: 631-637.

Gudmundsson, J., Sulem, P., Rafnar, T., Bergthorsson, J. T., Manolescu, A., Gudbjartsson, D., Agnarsson, B. A., Sigurdsson, A., Benediktsdottir, K. R., Blondal, T., et al. 2008. Common sequence variants on 2p15 and Xp11. 22 confer susceptibility to prostate cancer. *Nat. Genet.* **40**: 281-283.

Haber, D. A. and Settleman, J. 2007. Cancer: Drivers and passengers. *Nature* **446**: 145-146.

Haiman, C. A., Le Marchand, L., Yamamato, J., Stram, D. O., Sheng, X., Kolonel, L. N., Wu, A.

H. , Reich, D. , and Henderson, B. E. 2007a. A common genetic risk factor for colorectal and prostate cancer. *Nat. Genet.* **39**: 954-956.

Haiman, C. A. , Patterson, N. , Freedman, M. L. , Myers, S. R. , Pike, M. C. , Waliszewska, A. , Neubauer, J. , Tandon, A. , Schirmer, C. , McDonald, G. J. , et al. 2007b. Multiple regions within 8q24 independently affect risk for prostate cancer. *Nat. Genet.* **39**: 638-644.

Hanahan, D. and Weinberg, R. A. 2000. The hallmarks of cancer. *Cell* **100**: 57-70.

Hayes, D. N. , Monti, S. , Parmigiani, G. , Gilks, C. B. , Naoki, K. , Bhattacharjee, A. , Socinski, M. A. , Perou, C. , and Meyerson, M. 2006. Gene expression profiling reveals reproducible human lung adenocarcinoma subtypes in multiple independent patient cohorts. *J. Clin. Oncol.* **24**: 5079-5090.

He, L. , Thomson, J. M. , Hemann, M. T. , Hernando-Monge, E. , Mu, D. , Goodson, S. , Powers, S. , Cordon-Cardo, C. , Lowe, S. W. , Hannon, G. J. , et al. 2005. A microRNA polycistron as a potential human oncogene. *Nature* **435**: 828-833.

He, X. , Chang, S. , Zhang, J. , Zhao, Q. , Xiang, H. , Kusonmano, K. , Yang, L. , Sun, Z. S. , Yang, H. , and Wang, J. 2008. MethyCancer: The database of human DNA methylation and cancer. *Nucleic Acids Res.* **36**: D836-D841.

Herman, J. G. and Baylin, S. B. 2003. Gene silencing in cancer in association with promoter hypermethylation. *N. Engl. J. Med.* **349**: 2042-2054.

Herman, J. G. , Graff, J. R. , Myohanen, S. , Nelkin, B. D. , and Baylin, S. B. 1996. Methylation-specific PCR: A novel PCR assay for methylation status of CpG islands. *Proc. Natl. Acad. Sci.* **93**: 9821-9826.

Herman, J. G. , Merlo, A. , Mao, L. , Lapidus, R. G. , Issa, J. P. , Davidson, N. E. , Sidransky, D. , and Baylin, S. B. 1995. Inactivation of the CDKN2/p16/MTS1 gene is frequently associated with aberrant DNA methylation in all common human cancers. *Cancer Res.* **55**: 4525-4530.

Herman, J. G. , Latif, F. , Weng, Y. , Lerman, M. I. , Zbar, B. , Liu, S. , Samid, D. , Duan, D. S. , Gnarra, J. R. , Linehan, W. M. , et al. 1994. Silencing of the VHL tumor-suppressor gene by DNA methylation in renal carcinoma. *Proc. Natl. Acad. Sci.* **91**: 9700-9704.

Higgins, M. E. , Claremont, M. , Major, J. E. , Sander, C. , and Lash, A. E. 2007. CancerGenes: A gene selection resource for cancer genome projects. *Nucleic Acids Res.* **35**: D721-D726.

Houlston, R. S. , Webb, E. , Broderick, P. , Pittman, A. M. , Di Bernardo, M. C. , Lubbe, S. , Chandler, I. , Vijayakrishnan, J. , Sullivan, K. , Penegar, S. , et al. 2008. Meta-analysis of genome-wide association data identifies four new susceptibility loci for colorectal cancer. *Nat. Genet.* **40**: 1426-1435.

Hu, P. , Bader, G. , Wigle, D. A. , and Emili, A. 2007. Computational prediction of cancer-gene function. *Nat. Rev. Cancer* **7**: 23-34.

Ihmels, J. , Friedlander, G. , Bergmann, S. , Sarig, O. , Ziv, Y. , and Barkai, N. 2002. Revealing modular organization in the yeast transcriptional network. *Nat. Genet.* **31**: 370-377.

International HapMap Consortium. 2005. A haplotype map of the human genome. *Nature* **437**: 1299-1320.

Jones, S. , Zhang, X. , Parsons, D. W. , Lin, J. C. , Leary, R. J. , Angenendt, P. , Mankoo, P. , Carter, H. , Kamiyama, H. , Jimeno, A. , et al. 2008. Core signaling pathways in human pancreatic cancers revealed by global genomic analyses. *Science* **321**: 1801-1806.

Jong, K. , Marchiori, E. , van der Vaart, A. , Chin, S. F. , Carvalho, B. , Tijssen, M. , Eijk, P. P. , van den Ijssel, P. , Grabsch, H. , Quirke, P. , et al. 2007. Cross-platform array comparative genomic hybridization meta-analysis separates hematopoietic and mesenchymal from epithelial tumors. *Oncogene* **26**:

1499-1506.

Kallioniemi, A. 2008. CGH microarrays and cancer. *Curr. Opin. Biotechnol.* **19**: 36-40.

Kallioniemi, A. , Kallioniemi, O. P. , Sudar, D. , Rutovitz, D. , Gray, J. W. , Waldman, F. , and Pinkel, D. 1992. Comparative genomic hybridization for molecular cytogenetic analysis of solid tumors. *Science* **258**:818-821.

Kaminker, J. S. , Zhang, Y. , Watanabe, C. , and Zhang, Z. 2007a. CanPredict: A computational tool for predicting cancer-associated missense mutations. *Nucleic Acids Res.* **35**:W595-W598.

Kaminker, J. S. , Zhang, Y. , Waugh, A. , Haverty, P. M. , Peters, B. , Sebisanovic, D. , Stinson, J. , Forrest, W. F. , Bazan, J. F. , Seshagiri, S. , et al. 2007b. Distinguishing cancer-associated missense mutations from common polymorphisms. *Cancer Res.* **67**: 465-473.

Kaneda, A. and Feinberg, A. P. 2005. Loss of imprinting of IGF2: A common epigenetic modifier of intestinal tumor risk. *Cancer Res.* **65**:11236-11240.

Keshet, I. , Schlesinger, Y. , Farkash, S. , Rand, E. , Hecht, M. , Segal, E. , Pikarski, E. , Young, R. A. , Niveleau, A. , Cedar, H. , et al. 2006. Evidence for an instructive mechanism of de novo methylation in cancer cells. *Nat. Genet.* **38**: 149-153.

Kiemeney, L. A. , Thorlacius, S. , Sulem, P. , Geller, F. , Aben, K. K. , Stacey, S. N. , Gudmundsson, J. , Jakobsdottir, M. , Bergthorsson, J. T. , Sigurdsson, A. , et al. 2008. Sequence variant on 8q24 confers susceptibility to urinary bladder cancer. *Nat. Genet.* **40**: 1307-1312.

Kim, M. , Gans, J. D. , Nogueira, C. , Wang, A. , Paik, J. H. , Feng, B. , Brennan, C. , Hahn, W. C. , Cordon-Cardo, C. , Wagner, S. N. , et al. 2006. Comparative oncogenomics identifies NEDD9 as a melanoma metastasis gene. *Cell* **125**: 1269-1281.

Knudson, Jr. , A. G. 1971. Mutation and cancer: Statistical study of retinoblastoma. *Proc. Natl. Acad. Sci.* **68**: 820-823.

Knutsen, T. , Gobu, V. , Knaus, R. , Padilla-Nash, H. , Augustus, M. , Strausberg, R. L. , Kirsch, I. R. , Sirotkin, K. , and Ried, T. 2005. The interactive online SKY/M-FISH & CGH database and the Entrez cancer chromosomes search database: Linkage of chromosomal aberrations with the genome sequence. *Genes Chromosomes Cancer* **44**: 52-64.

Korbel, J. O. , Urban, A. E. , Affourtit, J. P. , Godwin, B. , Grubert, F. , Simons, J. F. , Kim, P. M. , Palejev, D. , Carriero, N. J. , Du, L. , et al. 2007. Pairedend mapping reveals extensive structural variation in the human genome. *Science* **318**: 420-426.

Krzywinski, M. , Bosdet, I. , Mathewson, C. , Wye, N. , Brebner, J. , Chiu, R. , Corbett, R. , Field, M. , Lee, D. , Pugh, T. , et al. 2007. A BAC clone fingerprinting approach to the detection of human genome rearrangements. *Genome Biol.* **8**: R224.

Kuppers, R. 2005. Mechanisms of B-cell lymphoma pathogenesis. *Nat. Rev.* **5**: 251-262.

Lapointe, J. , Li, C. , Higgins, J. P. , van de Rijn, M. , Bair, E. , Montgomery, K. , Ferrari, M. , Egevad, L. , Rayford, W. , Bergerheim, U. , et al. 2004. Gene expression profiling identifies clinically relevant subtypes of prostate cancer. *Proc. Natl. Acad. Sci.* **101**: 811-816.

Liu, E. T. , Kuznetsov, V. A. , and Miller, L. D. 2006. In the pursuit of complexity: Systems medicine in cancer biology. *Cancer Cell* **9**: 245-247.

Loeb, L. A. and Bielas, J. H. 2007. Limits to the Human Cancer Genome Project? *Science* **315**: 762; author reply 764-765.

Lopez-Serra, L., Ballestar, E., Fraga, M. F., Alaminos, M., Setien, F., and Esteller, M. 2006. A profile of methyl-CpG binding domain protein occupancy of hypermethylated promoter CpG islands of tumor suppressor genes in human cancer. *Cancer Res.* **66**: 8342-8346.

Lu, J., Getz, G., Miska, E. A., Alvarez-Saavedra, E., Lamb, J., Peck, D., Sweet-Cordero, A., Ebert, B. L., Mak, R. H., Ferrando, A. A., et al. 2005a. MicroRNA expression profiles classify human cancers. **435**: 834-838.

MacDonald, J. W. and Ghosh, D. 2006. COPA—Cancer outlier profile analysis. *Bioinformatics* **22**: 2950-2951.

Maher, C. A., Kumar-Sinha, C., Cao, X., Kalyana-Sundaram, S., Han, B., Jing, X., Sam, L., Barrette, T., Palanisamy, N., and Chinnaiyan, A. M. 2009. Transcriptome sequencing to detect gene fusions in cancer. *Nature* **458**: 97-101.

Marinelli, R. J., Montgomery, K., Liu, C. L., Shah, N. H., Prapong, W., Nitzberg, M., Zachariah, Z. K., Sherlock, G. J., Natkunam, Y., West, R. B., et al. 2008. The Stanford Tissue Microarray Database. *Nucleic Acids Res.* **36**: D871-D877.

Maser, R. S., Choudhury, B., Campbell, P. J., Feng, B., Wong, K. K., Protopopov, A., O'Neil, J., Gutierrez, A., Ivanova, E., Perna, I., et al. 2007. Chromosomally unstable mouse tumors have genomic alterations similar to diverse human cancers. *Nature* **447**: 966-971.

McLendon, R., Friedman, A., Bigner, D., Van Meir, E. G., Brat, D. J., Mastrogianakis, M., Olson, J. J., Mikkelsen, T., Lehman, N., Aldape, K., et al. 2008. Comprehensive genomic characterization defines human glioblastoma genes and core pathways. *Nature* **455**: 1061-1068.

Merlo, A., Herman, J. G., Mao, L., Lee, D. J., Gabrielson, E., Burger, P. C., Baylin, S. B., and Sidransky, D. 1995. 5' CpG island methylation is associated with transcriptional silencing of the tumor suppressor p16/CDKN2/MTS1 in human cancers. *Nat. Med.* **1**: 686-692.

Mikkelsen, T. S., Ku, M., Jaffe, D. B., Issac, B., Lieberman, E., Giannoukos, G., Alvarez, P., Brockman, W., Kim, T. K., Koche, R. P., et al. 2007. Genome-wide maps of chromatin state in pluripotent and lineage-committed cells. *Nature* **448**: 553-560.

Mitelman, F. 2000. Recurrent chromosome aberrations in cancer. *Mutation Res.* **462**: 247-253.

Mitelman, F., Mertens, F., and Johansson, B. 1997. A breakpoint map of recurrent chromosomal rearrangements in human neoplasia. *Nat. Genet.* **15**: 417-474.

Mitelman, F., Johansson, B., and Mertens, F. 2007. The impact of translocations and gene fusions on cancer causation. *Nat. Rev. Cancer* **7**: 233-245.

Mitelman, F., Johansson, B., and Mertens, F., eds. 2009. *Mitelman database of chromosome aberrations in cancer*. The Cancer Genome Anatomy Project, Washington, D. C.

Morozova, O. and Marra, M. A. 2008. From cytogenetics to next-generation sequencing technologies: Advances in the detection of genome rearrangements in tumors. Biochem. *Cell Biol.* **86**: 81-91.

Mulligan, C. G., Goorha, S., Radtke, I., Miller, C. B., Coustan-Smith, E., Dalton, J. D., Girtman, K., Mathew, S., Ma, J., Pounds, S. B., et al. 2007. Genome-wide analysis of genetic alterations in acute lymphoblastic leukaemia. *Nature* **446**: 758-764.

Nowell, P. C. 2007. Discovery of the Philadelphia chromosome: A personal perspective. *J. Clin. Invest.* **117**: 2033-2035.

Olivier, M., Eeles, R., Hollstein, M., Khan, M. A., Harris, C. C., and Hainaut, P. 2002. The IARC

TP53 Database: New online mutation analysis and recommendations to users. *Human Mutation* **19**: 607-614.

Ongenaert, M., Van Neste, L., De Meyer, T., Menschaert, G., Bekaert, S., and Van Criekinge, W. 2008. PubMeth: A cancer methylation database combining text-mining and expert annotation. *Nucleic Acids Res.* **36**: D842-D846.

Paez, J. G., Janne, P. A., Lee, J. C., Tracy, S., Greulich, H., Gabriel, S., Herman, P., Kaye, F. J., Lindeman, N., Boggon, T. J., et al. 2004. EGFR mutations in lung cancer: Correlation with clinical response to gefitinib therapy. *Science* **304**: 1497-1500.

Paik, S., Shak, S., Tang, G., Kim, C., Baker, J., Cronin, M., Baehner, F. L., Walker, M. G., Watson, D., Park, T., et al. 2004. A multigene assay to predict recurrence of tamoxifen-treated, node-negative breast cancer. *N. Engl. J. Med.* **351**: 2817-2826.

Parkinson, H., Kapushesky, M., Shojatalab, M., Abeygunawardena, N., Coulson, R., Farne, A., Holloway, E., Kolesnykov, N., Lilja, P., Lukk,M., et al. 2007. ArrayExpress—A public database of microarray experiments and gene expression profiles. *Nucleic Acids Res.* **35**:D747-D750.

Parsons, D. W., Jones, S., Zhang, X., Lin, J. C., Leary, R. J., Angenendt, P., Mankoo, P., Carter, H., Siu, I. M., Gallia, G. L., et al. 2008. An integrated genomic analysis of human glioblastoma multiforme. *Science* **321**: 1807-1812.

Perou, C. M., Sorlie, T., Eisen, M. B., van de Rijn, M., Jeffrey, S. S., Rees,C. A., Pollack, J. R., Ross, D. T., Johnsen, H., Akslen, L. A., et al. 2000. Molecular portraits of human breast tumors. *Nature* **406**: 747-752.

Peto, J. 2001. Cancer epidemiology in the last century and the next decade. *Nature* **411**: 390-395.

Pinkel, D., Segraves, R., Sudar, D., Clark, S., Poole, I., Kowbel, D.,Collins, C., Kuo, W. L., Chen, C., Zhai, Y., et al. 1998. High resolution analysis of DNA copy number variation using comparative genomic hybridization to microarrays. *Nat. Genet.* **20**: 207-211.

Pomeroy, S. L., Tamayo, P., Gaasenbeek, M., Sturla, L. M., Angelo, M.,McLaughlin, M. E., Kim, J. Y., Goumnerova, L. C., Black, P. M., Lau,C., et al. 2002. Prediction of central nervous system embryonal tumor outcome based on gene expression. *Nature* **415**: 436-442.

Ponder, B. A. 2001. Cancer genetics. *Nature* **411**: 336-341.

Potti, A., Mukherjee, S., Petersen, R., Dressman, H. K., Bild, A., Koontz,J., Kratzke, R., Watson, M. A., Kelley, M., Ginsburg, G. S., et al. 2006. A genomic strategy to refine prognosis in early-stage non-small-cell lung cancer. *N. Engl. J. Med.* **355**: 570-580.

Rabbitts, T. H. 1994. Chromosomal translocations in human cancer. *Nature* **372**: 143-149.

Rafnar, T., Sulem, P., Stacey, S. N., Geller, F., Gudmundsson, J., Sigurdsson, A., Jakobsdottir, M., Helgadottir, H., Thorlacius, S., Aben, K. K., et al. 2009. Sequence variants at the *TERT-CLPTM1L* locus associate with many cancer types. *Nat. Genet.* **41**: 221-227.

Rajagopalan, H., Bardelli, A., Lengauer, C., Kinzler, K. W., Vogelstein, B., and Velculescu, V. E. 2002. Tumorigenesis: *RAF/RAS* oncogenes and mismatch-repair status. *Nature* **418**: 934.

Ramaswamy, S. and Golub, T. R. 2002. DNA microarrays in clinical oncology. *J. Clin. Oncol.* **20**: 1932-1941.

Ramaswamy, S., Ross, K. N., Lander, E. S., and Golub, T. R. 2003. A molecular signature of metastasis in primary solid tumors. *Nat. Genet.* **33**: 49-54.

Reddy, E. P. , Reynolds, R. K. , Santos, E. , and Barbacid, M. 1982. A point mutation is responsible for the acquisition of transforming properties by the T24 human bladder carcinoma oncogene. *Nature* **300**: 149-152.

Rhodes, D. R. , Yu, J. , Shanker, K. , Deshpande, N. , Varambally, R. , Ghosh D. , Barrette, T. , Pandey, A. , and Chinnaiyan, A. M. 2004. Large-scale meta-analysis of cancer microarray data identifies common transcriptional profiles of neoplastic transformation and progression. *Proc. Natl. Acad. Sci.* **101**: 9309-9314.

Rhodes, D. R. , Kalyana-Sundaram, S. , Mahavisno, V. , Varambally, R. , Yu, J. , Briggs, B. B. , Barrette, T. R. , Anstet, M. J. , Kincead-Beal, C. , Kulkarni, P. , et al. 2007. Oncomine 3. 0: Genes, pathways, and networks in a collection of 18,000 cancer gene expression profiles. *Neoplasia* **9**:166-180.

Rowley, J. D. 1998. The critical role of chromosome translocations in human leukemias. *Annu. Rev. Genet.* **32**: 495-519.

Rowley, J. D. 2001. Chromosome translocations: Dangerous liaisons revisited. *Nat. Rev.* **1**: 245-250.

Rubin, A. F. and Green, P. 2007. Comment on "The consensus coding sequences of human breast and colorectal cancers." *Science* **317**: 1500.

Sakai, T. , Toguchida, J. , Ohtani, N. , Yandell, D. W. , Rapaport, J. M. , and Dryja, T. P. 1991. Allele-specific hypermethylation of the retinoblastoma tumor-suppressor gene. *Am. J. Hum. Genet.* **48**: 880-888.

Sakamoto, H. , Yoshimura, K. , Saeki, N. , Katai, H. , Shimoda, T. , Matsuno, Y. , Saito, D. , Sugimura, H. , Tanioka, F. , Kato, S. , et al. 2008. Genetic variation in PSCA is associated with susceptibility to diffuse-type gastric cancer. *Nat. Genet.* **40**: 730-740.

Samuels, Y. , Wang, Z. , Bardelli, A. , Silliman, N. , Ptak, J. , Szabo, S. , Yan, H. , Gazdar, A. , Powell, S. M. , Riggins, G. J. , et al. 2004. High frequency of mutations of the *PIK3CA* gene in human cancers. *Science* **304**: 554.

Schrock, E. , du Manoir, S. , Veldman, T. , Schoell, B. , Wienberg, J. , Ferguson-Smith, M. A. , Ning, Y. , Ledbetter, D. H. , Bar-Am, I. , Soenksen, D. , et al. 1996. Multicolor spectral karyotyping of human chromosomes. *Science* **273**: 494-497.

Segal, E. , Friedman, N. , Koller, D. , and Regev, A. 2004. A module map showing conditional activity of expression modules in cancer. *Nat. Genet.* **36**: 1090-1098.

Shipp, M. A. , Ross, K. N. , Tamayo, P. , Weng, A. P. , Kutok, J. L. , Aguiar, R. C. , Gaasenbeek, M. , Angelo, M. , Reich, M. , Pinkus, G. S. , et al. 2002. Diffuse large B-cell lymphoma outcome prediction by gene-expression profiling and supervised machine learning. *Nat. Med.* **8**: 68-74.

Shtivelman, E. , Lifshitz, B. , Gale, R. P. , and Canaani, E. 1985. Fused transcript of *abl* and *bcr* genes in chronic myelogenous leukaemia. *Nature* **315**: 550-554.

Sjoblom, T. , Jones, S. , Wood, L. D. , Parsons, D. W. , Lin, J. , Barber, T. D. , Mandelker, D. , Leary, R. J. , Ptak, J. , Silliman, N. , et al. 2006. The consensus coding sequences of human breast and colorectal cancers. *Science* **314**: 268-274.

Sorlie, T. , Tibshirani, R. , Parker, J. , Hastie, T. , Marron, J. S. , Nobel, A. , Deng, S. , Johnsen, H. , Pesich, R. , Geisler, S. , et al. 2003. Repeated observation of breast tumor subtypes in independent gene expression data sets. *Proc. Natl. Acad. Sci.* **100**: 8418-8423.

Speicher, M. R. and Ward, D. C. 1996. The coloring of cytogenetics. *Nat. Med.* **2**: 1046-1048.

Speicher, M. R., Gwyn Ballard, S., and Ward, D. C. 1996. Karyotyping human chromosomes by combinatorial multi-fluor FISH. *Nat. Genet.* **12**: 368-375.

Stacey, S. N., Gudbjartsson, D. F., Sulem, P., Bergthorsson, J. T., Kumar, R., Thorleifsson, G., Sigurdsson, A., Jakobsdottir, M., Sigurgeirsson, B., Benediktsdottir, K. R., et al. 2008. Common variants on 1p36 and 1q42 are associated with cutaneous basal cell carcinoma but not with melanoma or pigmentation traits. *Nat. Genet.* **40**: 1313-1318.

Stephens, P., Hunter, C., Bignell, G., Edkins, S., Davies, H., Teague, J., Stevens, C., O'Meara, S., Smith, R., Parker, A., et al. 2004. Lung cancer: Intragenic ERBB2 kinase mutations in tumors. *Nature* **431**: 525-526.

Stransky, N., Vallot, C., Reyal, F., Bernard-Pierrot, I., de Medina, S. G., Segraves, R., de Rycke, Y., Elvin, P., Cassidy, A., Spraggon, C., et al. 2006. Regional copy number-independent deregulation of transcription in cancer. *Nat. Genet.* **38**: 1386-1396.

Strauss, B. S. 2007. Limits to the Human Cancer Genome Project? *Science* **315**: 762-764; author reply 764-765.

Suzuki, H., Gabrielson, E., Chen, W., Anbazhagan, R., van Engeland, M., Weijenberg, M. P., Herman, J. G., and Baylin, S. B. 2002. A genomic screen for genes upregulated by demethylation and histone deacetylase inhibition in human colorectal cancer. *Nat. Genet.* **31**: 141-149.

Tabin, C. J., Bradley, S. M., Bargmann, C. I., Weinberg, R. A., Papageorge, A. G., Scolnick, E. M., Dhar, R., Lowy, D. R., and Chang, E. H. 1982. Mechanism of activation of a human oncogene. *Nature* **300**: 143-149.

Tanay, A., Sharan, R., Kupiec, M., and Shamir, R. 2004. Revealing modularity and organization in the yeast molecular network by integrated analysis of highly heterogeneous genomewide data. *Proc. Natl. Acad. Sci.* **101**: 2981-2986.

Tanke, H. J., Wiegant, J., van Gijlswijk, R. P., Bezrookove, V., Pattenier, H., Heetebrij, R. J., Talman, E. G., Raap, A. K., and Vrolijk, J. 1999. New strategy for multi-colour fluorescence in situ hybridisation: COBRA: COmbined Binary RAtio labelling. *Eur. J. Hum. Genet.* **7**: 2-11.

Tapper, W., Hammond, V., Gerty, S., Ennis, S., Simmonds, P., Collins, A., and Eccles, D. 2008. The influence of genetic variation in 30 selected genes on the clinical characteristics of early onset breast cancer. *Breast Cancer Res.* **10**: R108.

Tenesa, A., Farrington, S. M., Prendergast, J. G., Porteous, M. E., Walker, M., Haq, N., Barnetson, R. A., Theodoratou, E., Cetnarskyj, R., Cartwright, N., et al. 2008. Genome-wide association scan identifies a colorectal cancer susceptibility locus on 11q23 and replicates risk loci at 8q24 and 18q21. *Nat. Genet.* **40**: 631-637.

Thomas, G., Jacobs, K. B., Kraft, P., Yeager, M., Wacholder, S., Cox, D. G., Hankinson, S. E., Hutchinson, A., Wang, Z., Yu, K., et al. 2009. A multistage genome-wide association study in breast cancer identifies two new risk alleles at 1p11. 2 and 14q24. 1 (RAD51L1). *Nat. Genet.* **41**: 579-584.

Thomas, G., Jacobs, K. B., Yeager, M., Kraft, P., Wacholder, S., Orr, N., Yu, K., Chatterjee, N., Welch, R., Hutchinson, A., et al. 2008. Multiple loci identified in a genome-wide association study of prostate cancer. *Nat. Genet.* **40**: 310-315.

Tomlins, S. A., Mehra, R., Rhodes, D. R., Cao, X., Wang, L., Dhanasekaran, S. M., Kalyana-Sundaram, S., Wei, J. T., Rubin, M. A., Pienta, K. J., et al. 2007. Integrative molecular concept modeling of prostate cancer progression. *Nat. Genet.* **39**: 41-51.

Tomlins, S. A. , Mehra, R. , Rhodes, D. R. , Smith, L. R. , Roulston, D. , Helgeson, B. E. , Cao, X. , Wei, J. T. , Rubin, M. A. , Shah, R. B. , et al. 2006. *TMPRSS2 : ETV4* gene fusions define a third molecular subtype of prostate cancer. *Cancer Res.* **66**: 3396-3400.

Tomlins, S. A. , Rhodes, D. R. , Perner, S. , Dhanasekaran, S. M. , Mehra, R. , Sun, X. W. , Varambally, S. , Cao, X. , Tchinda, J. , Kuefer, R. , et al. 2005. Recurrent fusion of TMPRSS2 and ETS transcription factor genes in prostate cancer. *Science* **310**: 644-648.

van de Vijver, M. J. , He, Y. D. , van't Veer, L. J. , Dai, H. , Hart, A. A. , Voskuil, D. W. , Schreiber, G. J. , Peterse, J. L. , Roberts, C. , Marton, M. J. , et al. 2002. A gene-expression signature as a predictor of survival in breast cancer. *N. Engl. J. Med.* **347**: 1999-2009.

van't Veer, L. J. , Dai, H. , van de Vijver, M. J. , He, Y. D. , Hart, A. A. , Mao, M. , Peterse, H. L. , van der Kooy, K. , Marton, M. J. , Witteveen, A. T. , et al. 2002. Gene expression profiling predicts clinical outcome of breast cancer. *Nature* **415**: 530-536.

Vire, E. , Brenner, C. , Deplus, R. , Blanchon, L. , Fraga, M. , Didelot, C. , Morey, L. , Van Eynde, A. , Bernard, D. , Vanderwinden, J. M. , et al. 2006. The Polycomb group protein EZH2 directly controls DNA methylation. *Nature* **439**: 871-874.

Vogelstein, B. and Kinzler, K. W. 1993. The multistep nature of cancer. *Trends Genet.* **9**: 138-141.

Vogelstein, B. and Kinzler, K. W. 2004. Cancer genes and the pathways they control. *Nat. Med.* **10**: 789-799.

Vogelstein, B. , Lane, D. , and Levine, A. J. 2000. Surfing the p53 network. *Nature* **408**: 307-310.

Volik, S. , Raphael, B. J. , Huang, G. , Stratton, M. R. , Bignel, G. , Murnane, J. , Brebner, J. H. , Bajsarowicz, K. , Paris, P. L. , Tao, Q. , et al. 2006. Decoding the fine-scale structure of a breast cancer genome and transcriptome. *Genome Res.* **16**: 394-404.

Volik, S. , Zhao, S. , Chin, K. , Brebner, J. H. , Herndon, D. R. , Tao, Q. , Kowbel, D. , Huang, G. , Lapuk, A. , Kuo, W. L. , et al. 2003. End-sequence profiling: Sequence-based analysis of aberrant genomes. *Proc. Natl. Acad. Sci.* **100**: 7696-7701.

Volinia, S. , Calin, G. A. , Liu, C. G. , Ambs, S. , Cimmino, A. , Petrocca, F. , Visone, R. , Iorio, M. , Roldo, C. , Ferracin, M. , et al. 2006. A microRNA expression signature of human solid tumors defines cancer gene targets. *Proc. Natl. Acad. Sci.* **103**: 2257-2261.

Wan, P. T. , Garnett, M. J. , Roe, S. M. , Lee, S. , Niculescu-Duvaz, D. , Good, V. M. , Jones, C. M. , Marshall, C. J. , Springer, C. J. , Barford, D. , et al. 2004. Mechanism of activation of the RAF-ERK signaling pathway by oncogenic mutations of B-RAF. *Cell* **116**: 855-867.

Wang, Y. , Broderick, P. , Webb, E. , Wu, X. , Vijayakrishnan, J. , Matakidou, A. , Qureshi, M. , Dong, Q. , Gu, X. , Chen, W. V. , et al. 2008. Common 5p15. 33 and 6p21. 33 variants influence lung cancer risk. *Nat. Genet.* **40**: 1407-1409.

Wang, Z. , Shen, D. , Parsons, D. W. , Bardelli, A. , Sager, J. , Szabo, S. , Ptak, J. , Silliman, N. , Peters, B. A. , van der Heijden, M. S. , et al. 2004. Mutational analysis of the tyrosine phosphatome in colorectal cancers. *Science* **304**: 1164-1166.

Wang, Z. , Zang, C. , Rosenfeld, J. A. , Schones, D. E. , Barski, A. , Cuddapah, S. , Cui, K. , Roh, T. Y. , Peng, W. , Zhang, M. Q. , et al. 2008. Combinatorial patterns of histone acetylations and methylations in the human genome. *Nat. Genet.* **40**: 897-903.

Weber, M. , Davies, J. J. , Wittig, D. , Oakeley, E. J. , Haase, M. , Lam, W. L. ,and Schubeler, D. 2005. Chromosome-wide and promoter-specific analyses identify sites of differential DNA methylation in normal and transformed human cells. *Nat. Genet.* **37**: 853-862.

Weir, B. A. , Woo, M. S. , Getz, G. , Perner, S. , Ding, L. , Beroukhim, R. , Lin, W. M. , Province, M. A. , Kraja, A. , Johnson, L. A. , et al. 2007. Characterizing the cancer genome in lung adenocarcinoma. *Nature* **450**:893-898.

Wood, L. D. , Parsons, D. W. , Jones, S. , Lin, J. , Sjoblom, T. , Leary, R. J. ,Shen, D. , Boca, S. M. , Barber, T. , Ptak, J. , et al. 2007. The genomic landscapes of human breast and colorectal cancers. *Science* **318**:1108-1113.

Yamashita, K. , Upadhyay, S. , Osada, M. , Hoque, M. O. , Xiao, Y. , Mori, M. , Sato, F. , Meltzer, S. J. , and Sidransky, D. 2002. Pharmacologic unmasking of epigenetically silenced tumor suppressor genes in esophageal squamous cell carcinoma. *Cancer Cell* **2**: 485-495.

Yeager, M. , Orr, N. , Hayes, R. B. , Jacobs, K. B. , Kraft, P. , Wacholder, S. , Minichiello, M. J. , Fearnhead, P. , Yu, K. , Chatterjee, N. , et al. 2007. Genome-wide association study of prostate cancer identifies a second risk locus at 8q24. *Nat. Genet.* **39**: 645-649.

Zender, L. , Spector, M. S. , Xue, W. , Flemming, P. , Cordon-Cardo, C. ,Silke, J. , Fan, S. T. , Luk, J. M. , Wigler, M. , Hannon, G. J. , et al. 2006. Identification and validation of oncogenes in liver cancer using an integrative oncogenomic approach. *Cell* **125**: 1253-1267.

Zhang, L. , Volinia, S. , Bonome, T. , Calin, G. A. , Greshock, J. , Yang, N. ,Liu, C. G. , Giannakakis, A. , Alexiou, P. , Hasegawa, K. , et al. 2008. Genomic and epigenetic alterations deregulate microRNA expression in human epithelial ovarian cancer. , *Proc. Natl. Acad. Sci.* **105**:7004-7009.

Zheng, W. , Long, J. , Gao, Y. T. , Li, C. , Zheng, Y. , Xiang, Y. B. , Wen, W. ,Levy, S. , Deming, S. L. , Haines, J. L. , et al. 2009. Genome-wide association study identifies a new breast cancer susceptibility locus at 6q25. 1. *Nat. Genet.* **41**: 324-328.

互联网信息

http://cancergenome. nih. gov Cancer Genome Atlas Research Network.

http://cgap. nci. nih. gov/Chromosomes/Mitelman Mitelman Database of Chromosome Aberrations in Cancer (now part of the NCI/NCBI Cancer Chromosomes database).

http://www. ebi. ac. uk/microarray-as/ae Parkinson et al. 2007. European Bioinformatics Institute's ArrayExpress.

http://www. epigenome. org/International Human Epigenome Project 2008. International Human Epigenome Project.

http://www. hapmap. org Consortium 2005. International HapMap Project.

http://www. icgc. org/International Cancer Genome Consortium.

http://www. methdb. de Grunau et al. 2001. DNA Methylation Database(MethDB).

http://methycancer. psych. ac. cn He et al. 2008. MethyCancer.

http://mit. lifescience. ntu. edu. tw/index. html Fang et al. 2008. MeInfoText.

http://www. ncbi. nlm. nih. giv/projects/SNP dbSNP Single Nucleotide Polymorphism Database.

http://www. ncbi. nlm. nih. gov/geo Barrett et al. 2005. NCBI Gene Expression Omnibus.

http://www. ncbi. nlm. nih. gov/RefSeq Wood et al. 2007. RefSeq genes.

http://www. ncbi. nlm. nih. gov/sites/entrez? db=cancerchromosomes NCBI/NCI's Cancer Chromosomes.

http://www. oncomine. org Rhodes et al. 2007. Oncomine.

http://www-p53. **iarc. fr/** Olivier et al. 2002. p53 Database.

http://www. progenetix. net/progenetix Progenetix.

http://www. pubmeth. org Ongenaert et al. 2008. PubMeth.

http://research. nhgri. nih. gov/bic/ Breast Cancer Mutations Database.

http://www. sanger. ac. uk/genetics/CGP/Cancer Genome Project.

http://www. sanger. ac. uk/genetics/CGP/Census/ Cancer Gene Census.

http://www. sanger. ac. uk/genetics/CGP/cosmic Catalogue of Somatic Mutations in Cancer. COSMIC.

http://www. somaticmutations-egfr. org/EGFR Mutations Database.

http://smd. stanford. edu Marinelli et al. 2008. Stanford Microarray Database.

15 序列变异影响信使 RNA 前体剪接并导致(复杂)疾病的机制:不局限于遗传密码

Brage Storstein Andresen[1] and Adrian R. Krainer[2]

[1]*Department of Biochemistry and Molecular Biology, University of Southern Denmark, Campusvej 55, 5230 Odense M., Denmark；*[2]*Cold Spring Harbor Laboratory, Cold Spring Harbor, New York 11724*

引 言

在 90%以上真核断裂基因的表达过程中,pre-mRNA 的剪接加工是一个基本步骤,虽然 30 多年前 pre-mRNA 即已被发现,但其在产生基因表达多样性及参与几乎所有疾病过程发生的巨大潜力仅仅在最近才被人们所深刻认识到。

长期以来,人们一直认为基因组中基因数量可反映出一个物种的进化复杂程度,但最近这个简单的结论受到了挑战,从基因的数量来看,人类在基因组水平似乎并不比许多低等生物高级多少,不过幸运的是从差异剪接角度看,人类基因似乎比诸如小鼠、果蝇和拟南芥要高等一些(Kim et al. 2007)。所以除了通过基因数量优势之外,我们还能通过差异剪接产生比这些低等物种更多不同的蛋白质。在人类,每个基因通过差异剪接平均产生 2 个差异剪接体,有些基因甚至能够因此产生多达 1000 多种差异剪接体(Tabuchi et al. 2002)。因此,至少 65%～70%的人类蛋白编码基因存在差异剪接,并由此产生组织特异性的表达差异(Johnson et al. 2003;Castle et al. 2008)。此类多样性的产生需要剪接过程具有更大的灵活性,这使得组成型和差异型剪接变得更复杂,并因此更依赖于数不清的位于基因编码区和非编码区的剪接调节元件(SRE)。一些组成型剪接外显子中,所有这些 SRE 之间的平衡受到精确调节,稍有差错即可影响潜在剪接过程(Singh et al. 2004;Pagani et al. 2005;Hua et al. 2007)。因此,内含子序列可能拥有比以前估计的还要多的 SRE,据此推测几乎所有内含子的序列变异都有影响剪接的潜力(Hua et al. 2008)。

所以,我们对作为疾病发生机制之一的错误剪接的观点发生了改变:以前认为因为错误剪接而导致疾病发生是极为罕见的,并且局限于外显子-内含量子交界区域的少数几个核苷酸,现在则认为几乎一个基因中的所有序列变异均可引起错误剪接。错误剪误与复杂疾病相关,就在于剪接的内在动力学机制,许多序列变异可对候选基因的剪接模式产生部分或条件性改变。此外,这种剪接改变的后果取决于环境刺激对关键剪接调节因子活性的调节,并受到同时存在的一般或特异性剪接因子变异的影响。所以,不难想象如单核苷酸多态性(SNP)之类的遗传变异可引起条件性剪接缺陷,并与环境因子一起对复杂疾病的发生具有显著的贡献。本章中,我们将描述 pre-mRNA 剪接的机制及其调节的过程,并举一些序列变异如何影响剪接并导致疾病的典型案例来进行说明。

15.1 剪接的发生过程

pre-mRNA 剪接是一个极其复杂的过程,此过程依赖于 pre-mRNA 转录过程中的无数顺式调式元件和剪接体(图 15.1)的相互作用,其中剪接体为一个动态的多蛋白复合体,负责催化剪接反应。此外 pre-mRNA 的剪接还依赖于众多辅助性剪接调节蛋白。5 种不同的小核 RNA(snRNA)——U1、U2、U4、U5、U6 和超过 150 种不同的蛋白质(Jurica and Moore 2003)构成剪接体,并负责剪接含有 U2 型内含子的 pre-mRNA(通常以 GT 或 GC 开头,以 AG 结尾),大多数人类内含子是 U2 型的,其他型内含子(Patel and Steitz 2003)极为少见,故不在本章讨论范围之内。

pre-mRNA 剪接的基本过程如下:对正确剪接位点的识别,在内含子两端的 5′剪接位点(5′-SS)和 3′剪接位点(3′-SS)精确剪接,最后连接两段侧翼外显子,其化学反应过程为两次转酯反应,在第一次反应中,5′外显子通过来自腺苷分枝(BP)位点的 2′-OH 亲核攻击而被剪切,而内含子的 5′端通过 2′-5′磷酸二酯键被连接到 BP,从而产生一个中间型的内含子-3′外显子套索结构,上游的外显子则有一个游离的 3′端,第二次反应发生在游离 5′外显子的 3′-OH 对下游的 3′-ss 进行亲核攻击,连接两个外显子并释放内含子套索。

虽然这个过程貌似简单,但剪接体各成分的依序组装和解离却是一个非常复杂的过程。此外,这些步骤中剪接体内 RNA-RNA 及 RNA-蛋白质相互作用,以及剪接体成分和 pre-RNA 发生了广泛重塑。

在起始步骤中(复合体 E,图 15.1),5′-ss 通过与 U1 小核核糖核蛋白(snRNP)的 U1 snRNA 碱基配对而被识别。3′-ss 也被剪接的起始步骤识别。3′-ss 有 3 个不同的元件:BP 序列(BPS)通常位于内含子 3′端 AG 二核苷酸上游 20~40nt 处;位于 BP 和末端 AG 之间一个多聚嘧啶区(PPT)序列。首先,BPS 被剪接因子 1(SF1)识别。此因子随后与 U2 辅助因子(U2AF)异源二聚体的大亚基(U2AF65)发生协同相互作用,而 U2AF65 则通过其 RNA 结合结构域结合 PPT。小亚基(U2AF35)则以序列特异的方式识别 PPT 下游的第一个 AG 二核苷酸。第一步被认为是为 RNA 剪接作准备,并且是剪接体进一步组装所必需的步骤。

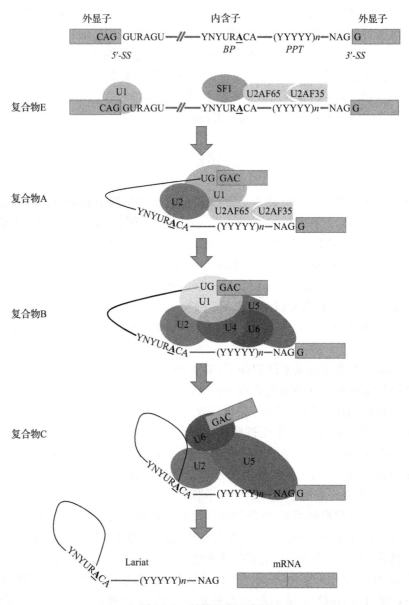

图 15.1　剪接机制示意图

显示的是 pre-mRNA 剪接过程的每一个独立步骤，包括重要元件的一致序列，如 5′-ss、分支点（BP）和 3′-ss

接下来 U2AF65 通过蛋白质-蛋白质相互作用募集 U2 snRNP，BPS 中的 SF1 被 U2 snRNP 取代，导致 U2 snRNA 与 BPS 碱基配对，进而引起 BPS 中位置几乎固定的腺苷膨出，暴露出其 2′-OH 接受催化中第一轮亲核攻击。通过这种方式导致两个剪接位点均被识别所产生的复合物被称作前剪接体复合物（复合物 A）。随

后最后三个 snRNP(U4、U5 和 U6),组装成一个三聚体复合物,并被进一步募集
(复合物 B)。U5 snRNP 与 5′、3′外显子边界均发生相互作用,使得剪接体"拴住"
第一次转酯反应中产生的游离 5′外显子,并与第二次转酯反应的 3′外显子对齐。
这个具有催化活性的剪接体复合物(复合物 C)通过 snRNP 的构象改变而产生,在
复合体中,如 U1 snRNA 和 5′-ss 的碱基配对是不稳定的,并被 U6 snRNA 取代,
随后 U6 snRNP 和 U2 snRNP 也发生新的相互作用。一旦外显子完成剪接后,
mRNA 就会从剪接体中释放。

虽然剪接位点序列是正确剪接的最主要决定因素,通过对注释基因的剪接位
点进行比较分析却发现这些一致序列显示出高度的简并性(图 15.1),许多功能剪
接位点也不是完全符合一致序列,如仅有约 2% 的人类 U2 型 5′-ss 完全符合
CAG/GTRAGT 序列(Sheth et al. 2006)。

15.1.1 为定位剪接位点,剪接增强子和沉默子是必需的

很明显,单独依靠一致基序本身并不足以定位剪接位点,还需要其他元件的辅
助。实际上,在大多数基因中与一致序列匹配的无功能性剪接位点序列(被称作假
剪接位点)比真的剪接位点更常见(Sun and Chash 2000)。所以,阴性 SRE 可能对
抑制非功能性剪接位点是必需的,反之,阳性 SRE 对辅助识别真正的剪接位点也
是必需的,特别是当这些剪接位点强度较弱并和一致基序吻合度较低时。

1987 年首次阐明了 SRE 的存在,当时有一项研究显示纤维连接蛋白一个外
显子中一段 81bp 的序列对差异剪接调控是必需的(Mardon et al. 1987)。按其功
能和在 pre-mRNA 剪接中的定位,这些 SRE 被分为外显子剪接增强子(ESE)、外
显子剪接沉默子(ESS)、内含子剪接增强子(ISE)及内含子剪接沉默子(ISS),虽然
SRE 最初被描述为差异剪接的调节因子,现在却被广泛认为是组成型剪接的基本
要素。大规模分析显示剪接增强子在剪接外显子中广泛存在,而在内含子和假基
因中则相对数量较少,与此相反,剪接沉默子则是一种相反的分布模式。

ESE 通过结合丝/精氨酸富含(SR)蛋白发挥功能。SR 蛋白因具有如下特征
而成为一个剪接因子家族:氨基末端的 RNA 结合结构域具有一两个 RNA 识别基
序(RRM)和一个羧基末端精/丝氨酸富含(RS)剪接激活结构域,其丝/精氨酸残
基交互排列(Graveley et al. 2000)。SR 蛋白对组成型和差异型剪接均是重要的
(Krainer et al. 1990)。SR 蛋白 RRM(s)识别短的简并序列基序,发挥对相应 SR
蛋白 ESE 应答的功能(Liu et al. 1998)。通过蛋白质-蛋白质相互作用,RS 结构域
与其他含 RS 结构域的蛋白质相互作用而发挥功能,如 U1snRNP 的 70kDa 亚基
和 U2AF(U2AF35)的 35kDa 亚基之间。ESS 和 ISS 元件通常通过结合核内不均
一核糖核蛋白(hnRNP)发挥功能,这些 hnRNP 一般是抑制剪接的。hnRNP 蛋白

属于一个大的蛋白质超家族(Dreyfuss et al. 2002)。许多 hnRNP 蛋白在 pre-mRNA 剪接中发挥重要的调节功能,并且调节不同的靶标(Venables et al. 2008)。hnRNP 蛋白有一个或多个氨基末端 RNA 结合结构域(通常为 RRM 或 hnRNP K 同源结构域),并且拥有羧基末端抑制性结构域(如 hnRNP Al 的富含甘氨酸结构域),这些结构域是 hnRNP 蛋白与其他 hnRNP 或其他剪接调节蛋白发挥蛋白质-蛋白质相互作用的结构基础。

有些情况下,SR 蛋白对剪接发挥负性调控因子功能,而 hnRNP 蛋白则可以发挥正性调控因子功能。此外,众多其他剪接调节蛋白也结合 SRE 并参与剪接调节,共激活因子和共抑制因子(如 SRm160/300,Raver 等)不需要与 SRE 直接接触,就可与上述因子协同发挥作用(图 15.2A)。

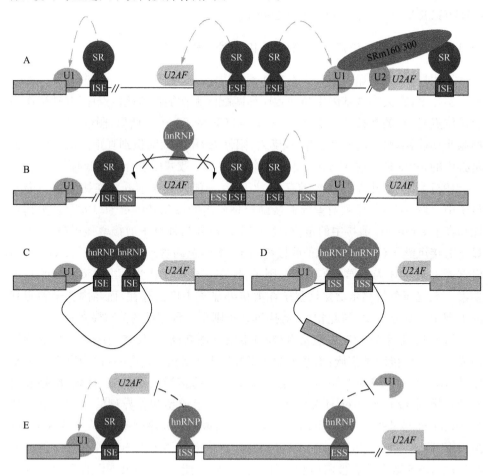

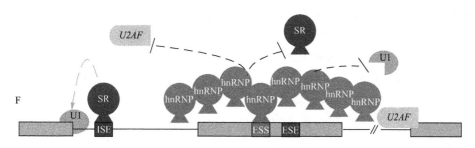

图 15.2 SRE 剪接调控的一般机制

A. 通过富含丝/精氨酸结构域直接相互作用简单募集,有无共激活因子参与均可;B. 拮抗性剪接增强子
通过空间位阻发挥功能;C 和 D. "成环"发挥作用;E. 剪接沉默子通过直接阻断发挥功能;F. 高亲和力剪
接沉默子启动剪接抑制蛋白质的多聚化

SRE 可以通过多种途径对剪接进行调节,在图 15.2 中我们展示了一些简单的常见机制,在最简单的 ESE 或 ISE 功能模型中(图 15.2A),SR 蛋白的结合有助于募集 U2AF 到 3′-ss 一个"弱"的 PPT 或募集 U1 snRNP 到一个亚最佳 5′-ss(Wu and Maniatis 1993;Zuo and Maniatis 1996)。换言之,SR 蛋白的结合能够从空间上阻碍阴性剪接调节蛋白(如 hnRNP)对侧翼 ESS 或 ISS 的结合(图 15.2B),这种机制不需要 RS 结构域的参与(Zhu et al. 2001;Shaw et al. 2007)。另一种 ISE 发挥功能的有趣机制则是通过有效减少内含子长度,通过 hnRNP 分子间形成二聚体去结合长内含子末端的 ISE 元件(图 15.2C),从而使间隔序列成环,将距离远的两个位点拉近从而刺激剪接(Martinez-Contreras et al. 2006)。

在一种相反的相关方式里,hnRNP 对 ISS 和(或)ESS 元件的结合通过使整个外显子成环从而引起外显子跳跃(图 15.2D)或将一个剪接位点拉近一个不可接近的构象中(Blanchette and Chabot 1999;Amir-Ahmady et al. 2005)。ISS 和 ESS 发挥功能的一个简单机制是直线阻断对侧翼或重叠位点的接近(图 15.2E)(Tange et al. 2001),或通过结合 hnRNP 蛋白阻断对 ESE/ISE 元件的接近。换言之,ESS 和 ISS 元件也可以通过提供对 hnRNP 蛋白的高亲和力结合位点来抑制剪接,随后发生多聚化并沿 pre-mRNA 扩散,从而遮盖其他重要 SRE 或剪接位点(图 15.2F)(Zhu et al. 2001)。

如上所述,从传统观念来看,通过增强或抑制对剪接位点的初始识别,剪接调节蛋白通常在剪接体组装的初始阶段(复合物 E)发挥功能,最近的研究提示转录调节还可以发生在后续步骤。剪接调节蛋白结合沉默子也可将剪接阻滞于步骤 A,通过剪接复合体复合物之间的蛋白质-蛋白质相互作用促进锁定的外显子桥接复合体形成,同时 U1 snRNP 和 U2 snRNP 结合在外显子的两端。此观点是在研究 CD45 4 号外显子和 Fas 受体 6 号外显子的差异剪接过程中被提出的(House and Lynch 2006;Bonnal et al. 2008;Topp et al. 2008)。最后,一份最近的研究报告提示蛋白质对剪接沉默子的结合可以抑制 5′-ss U1 snRNP 和 BPS U2 snRNP 结合的相互作用,通过改变结合 U1 snRNP 的构象或遮挡与 U2 snRNP 相互作用所需要的 U1 snRNP 表面而发挥作用。

除了 SRE,其他因素也可以调节转录。因为 RNA 剪接是边转录边剪接的,通过可用剪接位点的数量限供,影响 RNA 多聚酶 Ⅱ 的转录延伸效率,也可以调控剪接。例如,转录延伸速度快,更强的下游剪接位点就有可能提前出现在对较弱的上游剪接位点完成剪接之前,最终导致这两个剪接位点发生直接竞争(Kornblihtt et al. 2004)。所以,可以认为有些 SRE 可在 DNA 水平发挥作用,主要通过使 RNA 多聚酶 Ⅱ 暂停来调控转录延伸的机制发挥功能。越发明确的是,pre-mRNA 的分子内碱基配对能够导致二级结构形成,通过暴露或隐藏重要元件影响剪接选择,如剪接位点和剪接增强子/沉默子等重要元件(Buratti et al. 2004;Hiller et al. 2007;Shepard and Hertel 2008)。

将这些因素和机制归纳一下,基因的序列变异可通过多种方式影响剪接。更复杂的事实是,这些其他途径并不是彼此之间相互排斥的,反而是可以协同发挥作用的。

15.2　剪接失调导致疾病

通过改变转录调节蛋白的丰度或活性,或通过突变基因中转录调节元件,或这些机制联合作用,均可引起转录失调。此外,在复杂疾病中,几个基因的此类改变联合作用,或环境激发因子参与其中,均可参与疾病的发生。

直接影响剪接位点的突变,不管是新生还是废黜剪接位点,在人类基因中均很常见。根据人类基因突变数据库统计(HGMD,专业版 2008.2,Aug 2008),在人类 3 万多个不同基因中,已知的 8 万多个不同突变里有将近 10% 是这类剪接位点的直接突变。所有突变中将近 6% 的突变位于剪接位点的 GT/AG 二核苷酸区,更反映出这些位点的相对重要性。GT/AG 二核苷酸区域的突变过于集中也可能受到其他剪接位点突变少报漏报的影响,因为其他位点突变的效应更加难以预测。GT/AG 二核苷酸区突变总是导致完全错误剪接,而其他位点的突变则导致不同程度的错误剪接,部分取决于剪接位点的内在强度,这种强度又取决于其他位点核苷酸的性质(Roca et al. 2008)。

一个典型的例子就是人 SBCAD 基因 3 号外显子的 5′-ss 区+3A→G 突变所导致的疾病,可引起短/支链乙酰 CoA 脱氢酶缺陷(Madsen et al. 2006),该突变引起完全的外显子跳跃,尽管这个+3 位的 G 突变还是符合一致序列并在许多其他剪接位点不影响剪接。然而,此 5′-ss 强度弱,因为在−3,+4 和+5 位点不匹配,并在−2 位有一个更弱的摆动碱基对(G∶U),引起和 U1 snRNA 的亚最佳碱基配

对。所以，在此基础上，一个微妙的 +3A→G 改变，即可导致 U1 snRNA 稳定碱
基配对的进一步失稳定，尽管其只是通过产生一个 G:U 摆动碱基配对，使氢键轻
度失稳定，却可以对剪接产生显著的效应。其他基因 +3A→G 突变的致病性，同
样取决于 5′-ss 其他位点的错配程度（Ohno et al. 1999；Madsen et al. 2006；Roca et
al. 2008）。在这个更简单的例子里，5′-ss 和 U1 snRNA 的互补程度与错误剪接发
生的数量有着直接关联。这在图 15.3A 里得到进一步举例说明，此剪接位点在另
一个位置的突变效应通过一个小基因系统得到了显示。

有必要强调，和 U1 snRNA 的互补程度并不是决定剪接位点突变效应的唯一
要素。MAPT 基因 10 号外显子的差异剪接需要在外显子跳跃和包涵之间保持一
个非常精确的比例，因为一旦破坏 τ-3R 和 τ-4R 异构体生成之间的精确比例即可
引起疾病（参见综述，Kar et al. 2005）。MAPT 10 号外显子 5′-ss 一个致病性 +3A
→G 突变增加了和 U1 snRNA 之间的互补性，导致了预期的包涵性的增加。然
而，这种情况却是更复杂的，由于发夹环的存在，这个环通过抑制 U1 snRNA 的接
近对正确剪接调控是极为重要的（图 15.3B）。+3A→G 突变破坏了这种结构，和
一些其他致病性突变一样可以使发夹环去稳定，除了影响和 U1 snRNA 的互补性
之外，也增加了 10 号外显子的包涵性，所以，很清楚 +3A→G 突变的效应也可以
通过破坏发夹结构而引起。

剪接位点突变也可有额外的阴性效应，可通过直接产生竞争性的剪接抑制蛋
白结合位点，或者换言之，如果剪接抑制蛋白结合位点和它们的结合位点重叠，已
经降低的对 U1 snRNP 或 U2 snRNP 部分的互补性将进一步降低。神经纤维瘤
蛋白（NF1）基因 3 号外显子的 5′-ss 和促甲状腺激素 β 亚单位（TSHB）2 号外显子
5′-ss 的致病性突变均破坏了和 U1 snRNA 的互补性，但是部分阴性效应却是由于
hnRNP H 对重叠的 ISS 基序结合活性的增加（Buratti et al. 2004）。

最后，最近证实某些 5′-ss 可通过一种"迁移模式"发挥功能，即这些 5′-ss 虽然
是一种弱 5′-ss，和 U1 snRNA 匹配较差，却能有效发挥功能，因为其碱基可通过迁
移错位方式进行配对（Roca and Krainer 2009）。接着，该研究解释 RARS2 基因 2
号外显子一个 +5A→G 突变之所以与脑桥小脑发育不全相关，是因为可引起错误
剪接，尽管此位点的 G 符合一致序列（Edvarson et al. 2007）；因为这种不典型 5′-ss
能够以迁移错位方式被 U1 识别，此突变导致更弱的 U1 结合（Roca and Krainer
2009）。

这些例子说明了 5′-ss 的突变效应主要取决于突变导致的改变是如何影响 U1
snRNP 亲和力的，主要取决于和 U1 snRNA 的互补性。此外，其效应也是高度背
景特异性的，所以 5′-ss 特定位置即使相同的突变也不一定对不同内含子产生相同
的效应。在此尽管我们只描述了 5′-ss 突变效应的一些例子，类似的原则也可用于
分析 3′-ss 突变。

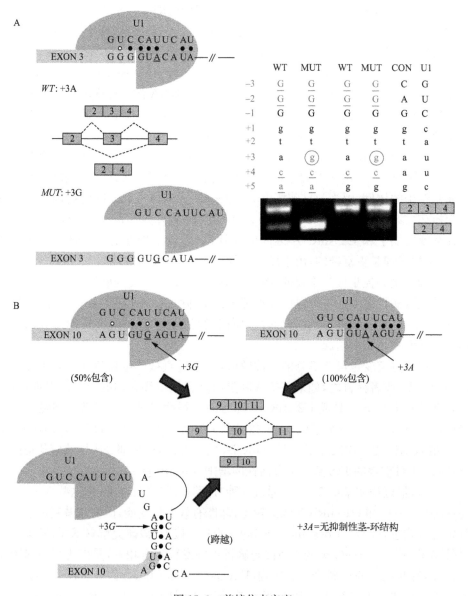

图 15.3　剪接位点突变

A. *SBCAD* 基因＋3A→G 突变通过降低和 U1 snRNA 碱基配对稳定性而导致外显子跨越(Madsen et al. 2006),图中显示的是 *SBCAD* 小基因系统＋5 位补充性突变结果;B. *MAPT* 基因一个＋3A→G 突变增强了对 U1 snRNA 的互补性,并破坏了 10 号外显子 5′剪接位点的一个抑制性茎-环结构,这使得 10 号外显子的剪接包涵性增加,从而破坏了编码对应蛋白异构体之间的正确比例(参见综述,Kar et al. 2005)。

稳定的碱基配对用实心圆圈表示,而不稳定的摇摆碱基配对则用空心圆圈表示剪接位点突变所致后果中最常见的是外显子跳跃,然而,其他后果也很常见,其根本机制在于剪接位点突变改变了一个正常(真正)的剪接位点和一个竞争性剪接位点相对强度的平衡,此竞争性结合位点可能是一个在野生型基因中隐含的剪接位点,或者突变导致的新生剪接位点,或是来源于侧翼外显子的天然剪接位点,在后一种情况下,其所致的典型后果是外显子跳跃,而使用隐含或新生剪接位点则导致包涵部分内含子或缺失部分外显子,取决于激活的剪接位点所在的位置,最罕见的情况则是内含子保留,这仅仅发生在当突变剪接位点和内含子相反末端的剪接位点根本没被识别的情况下,现在很难精确预测会发生哪一种情况,很多情况下不止一种差异剪接被同时激活,并且效率不同。一种特别有趣的结果是以假外显子的形式包涵部分内含子序列,虽然被报道的此类例子相对较少(Buratti et al. 2006)。内含子突变可激活假外显子,可产生新的剪接位点或加强预先存在的假剪接位点,随后与假外显子另一端存在的不匹配剪接位点一起发挥功能(Buratti et al. 2006)。

下面将详细讨论突变也可以影响 SRE,从而影响剪接,已经有数例研究报告显示 SRE 中的内含子突变可以增加对假剪接位点的识别,导致假外显子包涵(Paganiet al. 2002;Davis et al. 2009)。一般认为内含子占基因序列的 90% 以上,同时伴有内含子假剪接位点的高效率(Sun and Chasin 2000),意味着活化假外显子的数量可能被严重低估。此外,致病突变多位于内含子中,而常规突变检测技术常常会漏检这些突变。

15.3 剪接突变不直接参与剪接位点的构成

差异剪接的外显子通常有弱的剪接位点(Garg and Green 2007),使得其识别高度依赖于阳性和阴性 SRE 之间的平衡,所以剪接是动态的,并由特定条件下结合不同 SRE 的剪接调节蛋白的相对量/活性决定。在组成型剪接中,pre-mRNA 的剪接受到严谨调控以保证形成单一的产物,尤其是存在强的剪接位点的情况下更是如此,所以,对剪接位点的识别中依赖 SRE 的程度甚低或者不依赖。然而,有许多组成型剪接外显子只有弱的剪接位点,所以其剪接高度依赖于阳性和阴性 SRE 之间的正确平衡,似乎此类外显子更容易受到干扰,因为 SRE 之间的这种精细平衡更容易受到序列变异/突变的干扰。下面将提供 3 个已经进行了深入研究的例子(图 15.4)。

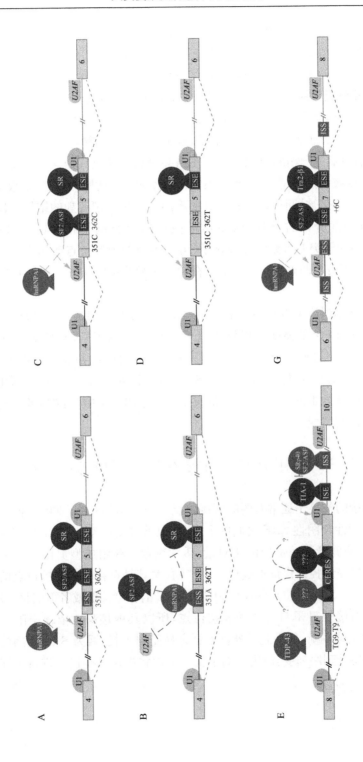

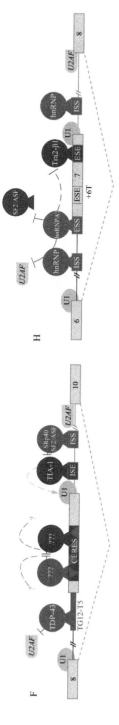

图15.4　MCAD 5 号外显子、CFTR 9 号外显子和 SMN1/2 7 号外显子的剪接调控模型

A～D. MCAD 5 号外显子 c. 351A/C 多态性和野生型 c. 362C 或突变型 c. 362T 变异的不同组合(单倍型)效应(Nielsen et al. 2007)。c. 351A 产生了一个结合 hnRNP A1 的 ESS,而这种结合可被 c. 351C 变异所破坏。c. 362C→T 突变破坏了一个 ESE,导致对 SF2/ASF 亲和力的降低,c. 362C→T 突变仅仅在 c. 351A ESS 存在的情况下引起外显子跳跃。E 和 F. CFTR 基因 8 号内含子 TG—Tn 多态性变异的不同组合(单倍型)效应(Buratti et al. 2004,2007;Pagani et al. 2003)有短 T 串联(T5)的长 TG 重复(TG12)有较性结合抑制性 TDP43 蛋白至 TG 重复区而导致 9 号外显子跳跃,正文中所描述的其他重要元件在图中也有展示。G 和 H. SMN2 +6C→T 变异异剪模型模型如图所示(Cartegni et al. 2006),与 MCAD 的 c. 362C→T 变异类似,SMN2 +6C→T 变异破环了一个 SF2/ASF 特异性 ESE。该 ESE 可能对拮抗 hnRNP A1 结合至默个 Tra2-1 特异性 ESE 一起辅助 U2AF 结合至弱 3′-ss 而发挥功能。几个其他元件也参与其中

15.3.1　*MCAD* 中 SRE 突变：单倍型的重要性

绝大多数脂肪酸氧化出生缺陷是由于中链乙酰 CoA 脱氢酶(*MCAD*)基因突变导致。部分 MCAD 缺陷患者携带一个致病突变，即 5 号外显子中间 c.362C→T，进而引起外显子跳跃(Nielsen et al. 2007)。因为 5 号外显子有一个弱 3′-ss，为了募集 U2AF，它依赖于一个 ESE，而 c.362C→T 突变降低了这个 ESE 的活性，但过表达 SF2/ASF 却可以纠正其剪接缺陷，因为该突变只是降低了对 SF2/ASF 的亲和力而没有完全废除该位点(图 15.4A、图 15.4B)。这说明一个突变可以导致条件性剪接缺陷，错误剪接的范围取决于剪接调节蛋白的活性或水平。在研究 *MCAD* 5 号外显子时有一个有趣发现，即在这个 ESE 侧面的一个同义 SNP (c.351A/C)，决定了是否需要这个 ESE 元件(图 15.4C、图 15.4D)。c.351A 变异产生一个 ESS，用来结合 hnRNP A1，而 c.351C 变异则废除 hnRNP A1 的结合能力和 ESS 功能。所以，只有在 c.351A 变异存在的情况下，c.362C→T 突变才是有害的，而 c.351C 变异等位基因则可以抗 c.362C→T 的有害效应。所以，即使是中性 SNP 在决定剪接方式方面也发挥重要作用，并且其功能只有在其他位点存在突变的情况下才显现出来。这个例子说明了脆弱外显子剪接调控的复杂性，并且需要在正确的单倍型背景中来评估序列变异，当亚最佳 3′-ss 在小基因系统中被优化后，对功能 ESE 的需要即降低了，这显示正是弱的剪接位点使得 5 号外显子变得脆弱。

15.3.2　*CFTR* 9 号外显子的 SRE 突变和错误剪接

囊性纤维化跨膜通道调节因子 *CFTR* 基因的 9 号外显子是另一个有趣的例子，其中 SRE 的突变可引起错误剪接(图 15.4E、图 15.4F)。本例中，9 号外显子的一些 SRE 被组织成一个复杂元件(称作 CERES，即剪接的组成性调节元件)，该元件含有正性和负性 SRE(Pagani et al. 2003)。*CFTR* 9 号外显子有一个弱的 5′-ss，但 9 号内含子侧翼的 ISE 可通过结合剪接调节蛋白 TIA-1 刺激其识别。该 ISE 可被侧翼 ISS 拮抗，通过 SF2/ASF 和 SRp40 结合介导其抑制可能不是太典型。这些 SR 蛋白通常有刺激效应，但在此却是抑制剪接的，可能是通过刺激对无功能诱饵剪接位点的识别实现的(Buratti et al. 2007)。*CFTR* 基因研究中的一个有趣发现即 TG 重复序列的多态性变异，与 8 号内含子多聚嘧啶区的连串 Ts 长度变异共同决定了 3′-ss 强度，并影响疾病的发生风险。在具有短多聚嘧啶区(5 个 Ts)的个体中，非典型囊性纤维变和先天性双侧输精管缺如发生的风险取决于上游 TG 二核苷酸的数目(Groman et al. 2004)。显然，短多聚嘧啶区导致 3′-ss 弱化，上游 TG 的数目增多(12 或 13)进一步抑制对 3′-ss 的识别，通过更多地结合剪接调节蛋白 TDP43，而 TDP43 则可在空间上阻碍 U2AF 结合 (Buratti et al. 2004)。

对 *CFTR* 9 号外显子的研究进一步说明即使弱的组成性外显子也依赖于诸多 SRE 之间广泛而精确平衡的相互作用。涵盖了所有这些元件之间复杂相互作用的整合模型仍然没有出现,值得一提的是,*CFTR* 9 号外显子的研究进一步强调了多态性变异在决定剪接效率方面的重要性。

15.3.3 SMN1/2,剪接和脊髓肌萎缩

脊髓肌萎缩相关基因(SMA),是外显子序列变异导致剪接失调方面研究得最广泛的一个例子。SMA 最常见的致病原因是运动神经元生存蛋白 1(*SMN1*)基因缺失,然而,一个称为 *SMN2* 的几乎相同的基因,其编码与 *SMN1* 相同的氨基酸序列,基因定位上紧邻 *SMN1*,是近期基因复制进化的结果,然而,*SMN2* 不能完全弥补 *SMN1* 缺失所带来的功能缺陷,因为 7 号外显子的一个＋6G→T 沉默替代导致了外显子跳跃(Monani et al. 1999)(图 15.4G、图 15.4H)。

最初,提出一个简单的解释来阐述这种现象,根据 *SMN2* 发生＋6G→T 突变后,一个结合 SF2/ASF 的 ESE 被破坏,并和另一个结合 hTra2β1 的 ESE 一起(Lorson and Andlopohy 2000),通过促进 U2AF 募集到 6 号内含子弱的 3′-ss 而发挥功能(Cartegni and Krainer 2002)。其他的研究提示＋6G→T 突变却可以产生一个新 ESS,其带有一个剪接抑制蛋白 hnRNP A1 的结合位点(Kashima and Manley 2003)。几个其他的 SRE 分别位于 6 号内含子、7 号外显子和 7 号内含子(Miyajima et al. 2002;Singh et al. 2004;Cartegni et al. 2006;Singh et al. 2006;Hua et al. 2007,2008;Kashima et al. 2007)。有趣的是,*SMN1/2* 基因 7 号外显子的 5′部分和 *MCAD* 5 号外显子序列中含有几乎相同的 ESE 和 ESS 各一个,并且 ESE 和 ESS 元件的定位也相似。这提示在不同的基因,一些 SRE 能被组织成相似的调节单元,和侧翼(flanking)可能重叠的阳性与阴性 SRE 排列成更常规的结构。

详细研究 *SMN1/2* 剪接调控机制不仅可促进我们对剪接调控复杂性的认识,对研发治疗 SMA 的手段也是至关重要的。基于剪接调控的治疗手段极有前景,因为所有 SMA 患者均有内源性 *SMN2* 基因可供操作,如果一种基因治疗方法可增加 *SMN2* 基因 7 号外显子的包涵性,那么这种治疗策略将可能用于几乎所有 SMA 患者。不同的研究显示,通过改变相应剪接调节蛋白水平,用核苷酸杂交来阻断抑制蛋白的接近,从而调节某些 SRE,将极大地促进 *SMN2* 基因剪接(Miyajima et al. 2002;Cartegni and Krainer 2003;Singh et al. 2006;Hua et al. 2007,2008)

15.3.4　外显子跳跃和脆弱性

从这些例子和其他例子可归纳出,受影响的外显子全部依赖于多个 SRE 并且有弱的剪接位点。所以,此类外显子可能代表了存在于绝大多数基因中的一组特别脆弱的外显子,因为其处在不能被剪接机制识别的边缘而难以剪接。与此概念相一致,从对照细胞的野生型等位基因可观察 *CFTR* 9 号外显子(Bremer et al. 1992)和 *MCAD* 5 号外显子(Gregersen et al. 1991)显著水平的跳跃。对 *MCAD* 2 号外显子也一样,此外显子有一个弱 5′-ss,研究发现一个沉默突变可灭活一个 ESE 并导致外显子跳跃,从而支持了脆弱性概念(B. S. Andresen 未出版),最后,正常等位基因中也可以检测到 *SBCAD* 基因中 3 号外显子跳跃(Madsen et al. 2006)。所以,脆弱外显子的一般特征就是低水平的外显子跳跃性。在上述所讨论的所有例子和其他例子中,通过突变加强弱的剪接位点总是可以克服 SRE 突变的效应,该研究不仅确认剪接位点强度通常是剪接的主要决定因素,还提示强剪接位点外显子是非脆弱性的并可耐受破坏 ESE 基序或产生 ESS 的突变,从而不产生可观察到的效应。当评估外显子序列变异所致的剪接缺陷可能性时,应注意这一点。

15.4　剪接调节蛋白和剪接体成分中的常见遗传变异能导致亚最佳剪接

CFTR 9 号外显子和 *MCAD* 5 号外显子的例子很好地说明了多态性变异(如 SNP)对剪接效率有重大影响,由此推论疾病基因的变异(SNP)可调和剪接调控序列的效应,导致它们或增加对剪接因子活性的依赖性或降低剪接效率。此类等位基因可视为条件性剪接等位基因,取决于通用剪接机构或某些剪接因子(如在不同细胞类型中)的效率,最终产生不同水平的正确剪接。依据实际情况,它们可以产生或高于或低于疾病发生所需阈值的一定水平正确剪接。考虑到人类基因组中存在 600 多万个 SNP (http://www.ncbi.nlm.nih.gov/SNP/snp_summary.cgi),有可能相当部分 SNP 可影响疾病基因的剪接模式和效率,最近一项研究即确认了剪接位点和潜在 SRE 中存在成千上万个 SNP(Nemgaware et al. 2008)。此外,有越来越多的已知 SNP 可直接影响剪接并决定疾病的发生风险。例如,*OAS1* 基因 7 号外显子 3′-ss 的一个 SNP 影响剪接效率进而影响抗病毒性 2′,5′寡腺嘌呤核苷酸合成酶的酶活性(Bonnevie-Nielsen et al. 2005)。另外一个例子就是引起 *CYP2B6 * 6* 基因外显子跳跃的 4 号外显子的一个 SNP。此 SNP 可以灭活一个 ESE,通过影响药物代谢的细胞色素 P450 酶,可能在使用药物治疗人类免疫缺陷病毒感染中具有临床意义(Hofmann et al. 2008)。最近,基因组范围内寻找剪接

相关 SNP 的差异提示大多数此类差异是组织特异性的(Heinzen et al. 2008),这提示了许多影响剪接的 SNP 仅仅通过一种组织特异的方式发挥致病效应。

除了这种顺式效应之外,在某些单倍型 SNP 或 SNP 联合导致一个等位基因具有(选择性)剪接缺陷,我们推测在剪接体众多成分中的一部分或调节因子中的常见普通遗传变异可导致亚最佳剪接活性。所以事实上剪接调节蛋白或剪接体成分中存在众多 SNP。dbSNP(单核苷酸多态性数据库)提示在 12 个代表性剪接因子(SF2/ASF、SC35、SRp55、SRp40、hnRNP A1、hnRNP A2/B1、hnRNP H1、hnRNP I[PTB]、U2AF35、U2AF65、U1-70K、U1C)存在 16 个错义,39 个同义,11 个框移和超过 350 个内含子 SNP。这些 SNP 中的大多数可能是中性的,除了一部分可能影响剪接效率。事实上,最近一份研究显示,本身对剪接很重要的几个蛋白质(SRp40、SRp30c、HTra2β1、U2AF35、hnRNP A0 和 hnRNPF),其转录物剪接存在个体差异(Zhang et al. 2009)。在小鼠,钠通道基因 *Scn8a* 5′-ss 的一个突变,在两个小鼠品系中导致不同的疾病严重程度。表型差异取决于钠离子通道修饰因子 1(SCNM1)突变(Buchner et al. 2003;Howell et al. 2007)。*Scnm1* 是一个辅助剪接因子,并且是 U1 snRNP 复合体的辅助成分,研究提示它可能影响多个基因非典型 5′-ss 的识别效率,尽管剪接芯片分析未能鉴定出其他靶点(Howell et al. 2008)。有趣的是,一个多态性无义突变(rs. 1115,dbSNP),在人类 *Scnm1* 同源物基因中的等位基因频率约为 1%,我们推测这可能会在人类导致更低的剪接效率。

15.5　环境影响剪接

环境可通过多种方式作用于易感等位基因影响其剪接,从而影响复杂疾病的发生和进展。细胞外刺激可影响转录调节蛋白的活性、量与定位,从而影响靶基因的剪接模式。一种常见的调节途径为磷酸化/去磷酸化循环,因为 hnRNP 和 SR 蛋白的活性均受其磷酸化状态控制,可影响其亚细胞定位,还可以参与蛋白质-蛋白质相互作用和结合 pre-mRNA(Stamm 2008)。细胞外刺激通过磷酸化/去磷酸化链式反应影响剪接,这方面的例子较多。渗透性应激能够通过改变磷酸化状态影响 hnRNP A1 的细胞定位,继而减少这个影响差异剪接的剪接抑制因子的核内水平(Allemand et al. 2005)。代谢变化所致的胰岛素水平改变也能影响剪接,因为胰岛素水平可影响诸如 SR40 和 SF2/ASF 等 SR 蛋白的磷酸化状态(Patel et al. 2005)。所以,代谢改变可调节疾病基因脆弱等位基因的剪接,通过胰岛素介导对剪接因子如 SRp40 的效应。

低密度脂蛋白胆固醇(LDL-C)变异是一个受到多个不同基因(如 *LDLr* 和 *HMGCR*)影响的复杂遗传性状,并受到环境因子的影响(Kathiresan et al. 2008)。

LDLr 基因 12 号外显子中部一个 SNP 可使外显子跳跃增加并被推测可能灭活识别亚最佳 5′-ss 所必需的一个 ESS(Zhu et al. 2007)。主要在月经前期的女性其剪接改变与 LDL-C 增加相关,所以剪接缺陷是性别特异性的,变异主要可能通过影响 SRp40 结合,这也可能是发生剪接性别特异性差异的可能原因。实际上,SRp40 的表达和活性已证实受到一种性别特异性方式的调节[如妊娠中的子宫肌层（Tyson-Capper et al. 2005）],主要对激素调节进行应答。

　　HMGCR 基因内含子中的一个 SNP,其与高 LDL-C 相关,决定了 13 号外显子的跳跃水平(Burkhardt et al. 2008;Medina et al. 2008)。最小等位基因导致更多的 13 号外显子包涵,继而增加 *HMGCR* 活性并升高 LDL-C。*HMGCR* 13 号外显子有一个亚最佳 5′-ss,SNP 位于下游 47nt 处,此处的最小等位基因产生了一个新的据信可以结合 SF2/ASF 和 SRp40 的 ISE。

　　有趣的是 *LDLr* 和 *HMGCR* 基因中的 SNP 均可影响潜在的 SRp40 结合位点,所以 SRp40 表达水平和活性的改变同时受两个易感等位基因剪接的影响,这样就会导致携带两种 SNP 的个体的 LDL-C 水平产生附加效应,这说明条件性剪接易感等位基因联合作用,并通过与环境因素的相互作用,如激素等,进而可能参与确定复杂性状。此外,*LDLr* SNP 也是阿尔茨海默病（AD）的风险因子(Zhou et al. 2008),可能与 LDLr 是脑中载脂蛋白 E（ApoE）的主要受体,并且 ApoE 本身是 AD 的风险因子有关,这说明能导致条件性剪接缺陷的 SNP 参与不止一种复杂疾病性状的决定,并且这种有害的 SNP 只在特定的组织才发挥病理效应。

　　肥胖是另一种复杂遗传性状,有多个疾病基因和环境因子参与其中。大量 SNP 与体重超重有关,其中相当一部分定位于弱剪接位点外显子上并影响可能的 SRE,功能实验确认这些 SNP 可引起剪接改变,提示这些 SNP 均对肥胖的发生风险有贡献(Goren et al. 2008)。

　　最常见的影响剪接的参数为温度。正常生理温度的改变可调节对不同人类疾病基因 5′-ss 和 3′-ss 的选择(Weil et al. 1989;Kralovicova et al. 2004;Madsen et al. 2006)。对这种调控的最简单解释是剪接体组装过程中 RNA 之间碱基配对稳定性的升高/降低所致,如 U1 snRNA 和最佳 5′-ss 碱基配对,或 U2 snRNA 和最佳 BP 之间的配对。与此想法一致,在 37℃ 培养细胞时 I 型胶原蛋白 α2 链(*COL1A2*)基因一个 +5G→A 致病突变可引起 6 号外显子部分跳跃;将培养温度降低到 31℃,可增加外显子包含;而将温度升到 39℃ 则增加外显子跳跃水平(Weill et al. 1989)。在正常 SBCAD 3 号外显子也观察到同样的模式(Madsen et al. 2006),如图 15.3A 所示。此 3 号外显子本身是一个弱外显子,并在 5′-ss 的 −2、+4 和 +5 存在错配,这说明即使是带弱剪接位点的正常等位基因,也可能对温度变化发生反应,并且由 SNP 所致的剪接位点强度即使是轻度改变也可以导致温度敏感性。

温度也可以通过其他机制影响剪接。人 *DQB1* 基因 3 号内含子 BP 序列的一个多态性变异,可降低与 U2 snRNA 的互补性,当温度降低时可使 4 号外显子跳跃水平增加。这提示本例中 U2 snRNA 和 BP 序列之间氢键的增加并没有促进 3'-ss 识别,却通过另外一种机制导致相反的效应(Kralovicova et al. 2004)。

根据这些例子,不难想象大量疾病基因中存在着温度敏感性等位基因。此类等位基因会发生变异,当一个 SNP 导致产生一个亚最佳剪接位点或弱外显子时,可继而导致剪接效率的温度依赖性改变。正常情况下,低水平的错误剪接并不足以导致疾病,但是温度改变却可以使错误剪接水平增加,从而导致疾病发生。普通感染导致的发热之所以也是一个明显的危险因子,在一些遗传性代谢性疾病,如 SBCAD 缺陷或 MCAD 缺陷,发热性疾病已被公认为常见的诱因。反之,低温暴露则参与如类风湿性关节炎等疾病的发生,低温情况下 *DQB1* 等位基因 4 号外显子跳跃水平增加与类风湿性关节炎的发生有关(Kralovicava et al. 2004)。

15.6　In Silico 评估工具用于评估剪接效应

由于一个基因的任何序列变异均有可能影响剪接,但功能实验则仍然是一个繁琐的过程,所以极有必要使用 in silico 工具评估这些变异的潜在有害效应。对所有此类方法进行全面介绍不在本书讨论范围之内;在此我们只简介了一些最常用的工具,其链接如表 15.1 所示。

表 15.1　分析剪接调近元件(SRE)的在线(in silico)工具

项目	类型	网址	参考文献
Maximum Entropy	Splice sites	http://genes. mit. edu/burgelab/maxent/Xmaxentscan_scoreseq. html	Yeo and Burge 2004
SpliceRack	Splice sites	http://katahdin. cshl. edu：9331/splice/index. cgi? database＝spliceNew	Roca et al. 2008
Neural network	Splice sites	http://www. cbs. dtu. dk/services/Net-Gene2/	Brunak et al. 1991
ESEfinder	SREs	http://rulai. cshl. edu/cgi-bin/tools/ESE3/esefinder. cgi? process＝home	Cartegni et al. 2003
RESCUE-ESE	SREs	http://genes. mit. edu/burgelab/rescue-ese/	Fairbrother et al. 2002
PESX	SREs	http://cubweb. biology. columbia. edu/pesx/	Zhang and Chasin 2004
FAS-ESS	SREs	http://genes. mit. edu/fas-ess/	Wang et al. 2004
mfold	mRNA folding	http://mfold. bioinfo. rpi. edu/cgi-bin/rna-form1. cgi	Zuker 2003

　　预测剪接位点强度的程序基于如下原理：位点赋权矩阵（Shapiro and Senapathy 1987）、神经网络（Brunak et al. 1991），或按照剪接一致序列的邻位和远位相互独立性进行计分（Yeo and Burge 2004；Roca et al. 2008），还有许多方法用于预测和评估阳性和阴性 SRE。大多数工具（RESCUE-ESE，Fairbrother et al. 2002；PESX，Zhang and Chesin 2004；FAS-ESS，Wang et al. 2004）基于对六聚物或八聚体基序的识别，在转录复合体不同类型的剪接或未剪接片段（内含子 vs. 外显子，假外显子 vs. 功能外显子等）或多或少地存在此类基序。一种名为功能性 SELEX（通过指数富集进行配体的系统进化）的实验方法，被用于鉴定 SR 蛋白 SF2/ASF、SRp40、SRp55 和 SC35 的功能性识别基序。该方法利用这些功能基序能够与单个 SR 蛋白精确匹配后驱动报告 pre-mRNA 体外剪接的功能特点，反复富集随机序列。作为功能性识别基序，被鉴定的基序被用于生成 6～7nt 长的评分矩阵，这些矩阵被用于搜寻其中存在的已知 ESE 并评估计算突变所致的计分改变（ESE-finder，Cartegni et al. 2003）。而 RNA 二级结构效应则用 mfold 程序进行评估（Zuker 2003）。

　　现在存在的主要问题是各个程序输出结果不一致，甚至得出的结论相反，现在也不可能确定哪一个程序在某种给定条件下最适用，也难以从不同类型的程序对其信息进行有效整合。当然，有许多通过这些预测方法获得正确和相当肯定预测结果的例子，但必须强调一下，许多剪接调节蛋白的结合基序有简并性，并且彼此之间有重叠。此外，剪接调节是背景序列特异的，并受到诸多不同因素的影响，每种均可对最终选择产生影响。将来的主要任务是创造出新的算法，对所有重要参数（剪接位点、SRE、内含子和外显子大小、RNA 二级结构等）的单独效应进行预测，给出正确的权重，整合得出一个结论性的可靠结果。

15.7　结　　论

　　剪接是一个高度复杂的生物过程，依赖于一个基因的众多序列元件协同相互作用，决定 pre-mRNA 的哪一部分最终被编辑进成熟 mRNA。剪接的主要决定因素是剪接位点的相对强度，主要取决于这些位点和一致序列的匹配程度，也在很大程度上取决于序列背景。阳性和阴性 SRE，定位于剪接位点的远端甚或与剪接位点重叠，可能对识别是必需的，有可能调节识别效率。此外，剪接调控因子的活性，且其结合决定 SRE 的功能，可能在不同组织之间或对细胞外刺激，如激素等的应答各有不同。此外，诸如温度，或剪接调节因子的遗传变异，或剪接体的成分改变均可影响剪接。所有这些因素的整合效应才能最终决定一个突变或多态位点能否影响剪接并导致疾病。另外也很重要的是一个特定的序列变异所致的效应必须放在其所在的单倍型背景中才能进行评估，因为其效应可能依赖于连锁的修饰性多态性。

　　现在,任何可能参与疾病发生的序列变异均应被视作可能影响剪接,不必顾及按照遗传密码所推测的预期效应。虽然计算机分析能够提供一些用来评估序列变异对剪接潜在影响的线索,但仍有必要进行功能实验来进行验证。

参 考 文 献

Allemand, E. , Guil, S. , Myers, M. , Moscat, J. , Cáceres, J. F. , and Krainer, A. R. 2005. Regulation of heterogeneous nuclear ribonucleoprotein A1 transport by phosphorylation in cells stressed by osmotic shock. *Proc. Natl. Acad. Sci.* **102**: 3605-3610.

Amir-Ahmady, B. , Boutz, P. L. , Markovtsov, V. , Phillips, M. L. , and Black, D. L. 2005. Exon repression by polypyrimidine tract binding protein. *RNA* **11**: 699-716.

Blanchette, M. and Chabot, B. 1999. Modulation of exon skipping by high-affinity hnRNPA1 binding sites and by intronic elements that repress splice site utilization. *EMBO J.* **18**: 1939-1952.

Bonnal, S. , Martínez, C. , Förch, P. , Bachi, A. , Wilm, M. , and Valcárcel, J. 2008. RBM5/Luca-15/H37 regulates Fas alternative splice site pairing after exon definition. *Mol. Cell* **32**: 81-95.

Bonnevie-Nielsen, V. , Field, L. L. , Lu, S. , Zheng, D. J. , Li, M. , Martensen, P. M. , Nielsen, T. B. , Beck-Nielsen, H. , Lau, Y. L. , and Pociot, F. 2005. Variation in antiviral $2', 5'$-oligoadenylate synthetase ($2'5'$AS) enzyme activity is controlled by a single-nucleotide polymorphism at a splice-acceptor site in the *OAS1* gene. *Am. J. Hum. Genet.* **76**: 623-633.

Bremer, S. , Hoof, T. , Wilke, M. , Busche, R. , Scholte, B. , Riordan, J. R. , Maass, G. , and Tümmler, B. 1992. Quantitative expression patterns of multidrug-resistance P-glycoprotein (MDR1) and differentially spliced cystic-fibrosis transmembrane-conductance regulatormRNA transcripts in human epithelia. *Eur. J. Biochem.* **206**: 137-149.

Brunak, S. , Engelbrecht, J. , and Knudsen, S. 1991. Prediction of human mRNA donor and acceptor sites from the DNA sequence. *J. Mol. Biol.* **220**: 49-65.

Buchner, D. A. , Trudeau, M. , and Meisler, M. H. 2003. SCNM1, a putative RNA splicing factor that modifies disease severity in mice. *Science* **301**: 967-969.

Buratti, E. , Brindisi, A. , Pagani, F. , and Baralle, F. E. 2004. Nuclear factor TDP-43 binds to the polymorphic TG repeats in CFTR intron 8 and causes skipping of exon 9: A functional link with disease penetrance. *Am. J. Hum. Genet.* **74**: 1322-1325.

Buratti, E. , Baralle, M. , and Baralle, F. E. 2006. Defective splicing, disease and therapy: Searching for master checkpoints in exon definition. *Nucleic Acids Res.* **34**: 3494-510.

Buratti, E. , Chivers, M. , Královicová, J. , Romano, M. , Baralle, M. , Krainer, A. R. , and Vorechovsky, I. 2007. Aberrant $5'$ splice sites in human disease genes: Mutation pattern, nucleotide structure and comparison of computational tools that predict their utilization. *Nucleic Acids Res.* **35**: 4250-4263.

Burkhardt, R. , Kenny, E. E. , Lowe, J. K. , Birkeland, A. , Josowitz, R. , Noel, M. , Salit, J. , Maller, J. B. , Pe'er, I. , Daly, M. J. , et al. 2008. Common SNPs in HMGCR in Micronesians and whites associated with LDL-cholesterol levels affect alternative splicing of exon13. *Arterioscler. Thromb. Vasc. Biol.* **28**: 2078-2084.

Cartegni, L. and Krainer, A. R. 2002. Disruption of an SF2/ASF-dependent exonic splicing enhancer in

SMN2 causes spinal muscular atrophy in the absence of SMN1. *Nat. Genet.* **30**: 377-384.

Cartegni, L. and Krainer, A. R. 2003. Correction of disease-associated exon skipping by synthetic exon-specific activators. *Nat. Struct. Biol.* **10**: 120-125.

Cartegni, L., Wang, J., Zhu, Z., Zhang, M. Q., and Krainer, A. R. 2003. ESEfinder: A web resource to identify exonic splicing enhancers. *Nucleic Acid Res.* **31**: 3568-3571.

Cartegni, L., Hastings, M. L., Calarco, J. A., de Stanchina, E., and Krainer, A. R. 2006. Determinants of exon 7 splicing in the spinal muscular atrophy genes, *SMN1* and *SMN2*. *Am. J. Hum. Genet.* **78**: 63-77.

Castle, J. C., Zhang, C., Shah, J. K., Kulkarni, A. V., Kalsotra, A., Cooper, T. A., and Johnson, J. M. 2008. Expression of 24,426 human alternative splicing events and predicted cis regulation in 48 tissues and cell lines. *Nat. Genet.* **40**: 1416-1425.

Davis, R. L., Homer, V. M., George, P. M., and Brennan, S. O. 2009. A deep intronic mutation in FGB creates a consensus exonic splicing enhancer motif that results in afibrinogenemia caused by aberrant mRNA splicing, which can be corrected in vitro with antisense oligonucleotide treatment. *Hum. Mutat.* **30**: 221-227.

Dreyfuss, G., Kim, V. N., and Kataoka, N. 2002. Messenger-RNAbinding proteins and the messages they carry. *Nat. Rev. Mol. Cell. Biol.* **3**: 195-205.

Edvardson, S., Shaag, A., Kolesnikova, O., Gomori, J. M., Tarassov, I., Einbinder, T., Saada, A., and Elpeleg, O. 2007. Deleterious mutation in the mitochondrial arginyl-transfer RNA synthetase gene is associated with pontocerebellar hypoplasia. *Am. J. Hum. Genet.* **81**:857-862.

Fairbrother, W. G., Yeh, R. F., Sharp, P. A., and Burge, C. B. 2002. Predictive identification of exonic splicing enhancers in human genes. *Science* **297**: 1007-1013.

Garg, K. and Green, P. 2007. Differing patterns of selection in alternative and constitutive splice sites. *Genome Res.* **17**: 1015-1022.

Goren, A., Kim, E., Amit, M., Bochner, R., Lev-Maor, G., Ahituv, N., and Ast, G. 2008. Alternative approach to a heavy weight problem. *Genome Res.* **18**: 214-220.

Graveley, B. R. 2000. Sorting out the complexity of SR protein functions. *RNA* **6**: 1197-1211.

Gregersen, N., Andresen, B. S., Bross, P., Winter, V., Rüdiger, N., Engst, S., Christensen, E., Kelly, D., Strauss, A., Kølvraa, S., et al. 1991. Molecular characterization of medium-chain acyl-CoA dehydrogenase (MCAD) deficiency: Identification of a lys329 to glu mutation in the MCAD gene, and expression of inactive mutant protein in *E. coli. Hum. Genet.* **86**: 545-551.

Groman, J. D., Hefferon, T. W., Casals, T., Bassas, L., Estivill, X., Des Georges, M., Guittard, C., Koudova, M., Fallin, M. D., Nemeth, K., et al. 2004. Variation in a repeat sequence determines whether a common variant of the cystic fibrosis transmembrane conductance regulator gene is pathogenic or benign. *Am. J. Hum. Genet.* **74**: 176-179.

Heinzen, E. L., Ge, D., Cronin, K. D., Maia, J. M., Shianna, K. V., Gabriel, W. N., Welsh-Bohmer, K. A., Hulette, C. M., Denny, T. N., and Goldstein, D. B. 2008. Tissue-specific genetic control of splicing: Implications for the study of complex traits. *Plos Biol.* **6**: e1000001.

Hiller, M., Zhang, Z., Backofen, R., and Stamm, S. 2007. Pre-mRNA secondary structures influence exon recognition. *PLoS Genet.* **3**: e204.

Hofmann, M. H., Blievernicht, J. K., Klein, K., Saussele, T., Schaeffeler, E., Schwab, M., and

Zanger, U. M. 2008. Aberrant splicing caused by single nucleotide polymorphism c. 516G>T [Q172H], a marker of CYP2B6 * 6, is responsible for decreased expression and activity of CYP2B6 in liver. *J. Pharmacol. Exp. Ther.* **325**: 284-292.

House, A. E. and Lynch, K. W. 2006. An exonic splicing silencer represses spliceosome assembly after ATP-dependent exon recognition. *Nat. Struct. Mol. Biol.* **13**: 937-944.

Howell, V. M., Jones, J. M., Bergren, S. K., Li, L., Billi, A. C., Avenarius, M. R., and Meisler, M. H. 2007. Evidence for a direct role of the disease modifier SCNM1 in splicing. *Hum. Mol. Genet.* **16**: 3506-3516.

Howell, V. M., de Haan, G., Bergren, S., Jones, J. M., Culiat, C. T., Michaud, E. J., Frankel, W. N., and Meisler, M. H. 2008. A targeted deleterious allele of the splicing factor SCNM1 in the mouse. *Genetics* **180**: 1419-1427.

Hua, Y., Vickers, T. A., Okunola, H. L., Bennett, C. F., and Krainer, A. R. 2008. Antisense masking of an hnRNP A1/A2 intronic splicing silencer corrects SMN2 splicing in transgenic mice. *Am. J. Hum. Genet.* **82**: 834-848.

Hua, Y., Vickers, T. A., Baker, B. F., Bennett, C. F., and Krainer, A. R. 2007. Enhancement of SMN2 exon 7 inclusion by antisense oligonucleotides targeting the exon. *PLoS Biol.* **5**: e73.

Johnson, J. M., Castle, J., Garrett-Engele, P., Kan, Z., Loerch, P. M., Armour, C. D., Santos, R., Schadt, E. E., Stoughton, R., and Shoemaker, D. D. 2003. Genome-wide survey of human alternative pre-mRNA splicing with exon junction microarrays. *Science* **302**: 2141-2144.

Jurica, M. S. and Moore, M. J. 2003. Pre-mRNA splicing: Awash in a sea of proteins. *Mol. Cell* **12**: 5-14.

Kar, A., Kuo, D., He, R., Zhou, J., and Wu, J. Y. 2005. Tau alternative splicing and frontotemporal dementia. *Alzheimer. Dis. Assoc. Disord.* (suppl. 1) **19**: S29-S36.

Kashima, T. and Manley, J. L. 2003. A negative element in SMN2 exon 7 inhibits splicing in spinal muscular atrophy. *Nat. Genet.* **34**: 460-463.

Kashima, T., Rao, N., and Manley, J. L. 2007. An intronic element contributes to splicing repression in spinal muscular atrophy. *Proc. Natl. Acad. Sci.* **104**: 3426-3431.

Kathiresan, S., Melander, O., Guiducci, C., Surti, A., Burtt, N. P., Rieder, M. J., Cooper, G. M., Roos, C., Voight, B. F., Havulinna, A. S., et al. 2008. Six new loci associated with blood low-density lipoprotein cholesterol, high-density lipoprotein cholesterol or triglycerides in humans. *Nat. Genet.* **40**: 189-197.

Kim, E., Magen, A., and Ast, G. 2007. Different levels of alternative splicing among eukaryotes. *Nucleic Acids Res.* **35**: 125-131.

Kornblihtt, A. R., de la Mata, M., Fededa, J. P., Munoz, M. J., and Nogues, G. 2004. Multiple links between transcription and splicing. *RNA* **10**: 1489-1498.

Krainer, A. R., Conway, G. C., and Kozak, D. 1990. Purification and characterization of pre-mRNA splicing factor SF2 from HeLa cells. *Genes. Dev.* **4**: 1158-1171.

Královicová, J., Houngninou-Molango, S., Krämer, A., and Vorechovsky, I. 2004. Branch site haplotypes that control alternative splicing. *Hum. Mol. Genet.* **13**: 3189-3202.

Liu, H. X., Zhang, M., and Krainer, A. R. 1998. Identification of functional splicing enhancer motifs recognized by individual SR proteins. *Genes Dev.* **12**: 1998-2012.

Lorson, C. L. and Androphy, E. J. 2000. An exonic enhancer is required for inclusion of an essential exon in the SMA-determining gene SMN. *Hum. Mol. Genet.* **9**: 259-265.

Madsen, P. P., Kibæk, M., Roca, X., Sachidanandam, R., Krainer, A. R., Christensen, E., Steiner, R., Gibson, K. M., Corydon, T. J., Knudsen, I., et al. 2006. Short/branched-chain acyl-CoA dehydrogenase deficiency due to an IVS3 + 3A→G mutation that causes exon skip-ping. *Hum. Genet.* **118**: 680-690.

Mardon, H. J., Sebastio, G., and Baralle, F. E. 1987. A role for exon sequences in alternative splicing of the human fibronectin gene. *Nucleic Acids Res.* **15**: 7725-7733.

Martinez-Contreras, R., Fisette, J. F., Nasim, F. H., Madden, R., Cordeau, M., and Chabot, B. 2006. Intronic binding sites for hnRNP A/B and hnRNP F/H proteins stimulate pre-mRNA splicing. *PLoS Biol.* **4**: e21.

Medina, M. W., Gao, F., Ruan, W., Rotter, J. I., and Krauss, R. M. 2008. Alternative splicing of 3-hydroxy-3-methylglutaryl coenzyme A reductase is associated with plasma low-density lipoprotein cholesterol response to simvastatin. *Circulation* **118**: 355-362.

Miyajima, H., Miyaso, H., Okumura, M., Kurisu, J., and Imaizumi, K. 2002. Identification of a *cis*-acting element for the regulation of SMN exon 7 splicing. *J. Biol. Chem.* **277**: 23271-23277.

Monani, U. R., Lorson, C. L., Parsons, D. W., Prior, T. W., Androphy, E. J., Burghes, A. H., and McPherson, J. D. 1999. A single nucleotide difference that alters splicing patterns distinguishes the SMA gene SMN1 from the copy gene *SMN2*. *Hum. Mol. Genet.* **8**: 1177-1183.

Nembaware, V., Lupindo, B., Schouest, K., Spillane, C., Scheffler, K., and Seoighe, C. 2008. Genome-wide survey of allele-specific splicing in humans. *BMC Genomics* **9**: 265.

Nielsen, K. B., S? rensen, S., Cartegni, L., Corydon, T. J., Doktor, T. K., Schroeder, L. D., Reinert, L. S., Elpeleg, O. N., Krainer, A. R., Gregersen, N., et al. 2007. Seemingly neutral polymorphic variants may confer immunity to splicing inactivating mutations. *Am. J. Hum. Genet.* **80**: 416-432.

Ohno, K., Brengman, J. M., Felice, K. J., Cornblath, D. R., and Engel, A. G. 1999. Congenital end-plate acetylcholinesterase deficiency caused by a nonsense mutation and an A→G splice-donor-site mutation at position +3 of the collagenlike-tail-subunit gene (*COLQ*): How does G at position +3 result in aberrant splicing? *Am. J. Hum. Genet.* **65**: 635-644.

Pagani, F., Buratti, E., Stuani, C., Bendix, R., Dörk, T., and Baralle, F. E. 2002. A new type of mutation causes a splicing defect in ATM. *Nat. Genet.* **30**: 426-429.

Pagani, F., Buratti, E., Stuani, C., and Baralle, F. E. 2003. Missense, nonsense, and neutral mutations define juxtaposed regulatory elements of splicing in cystic fibrosis transmembrane regulator exon 9. *J. Biol. Chem.* **278**: 26580-26588.

Pagani, F., Raponi, M., and Baralle, F. E. 2005. Synonymous mutations in CFTR exon 12 affect splicing and are not neutral in evolution. *Proc. Natl. Acad. Sci.* **102**: 6368-6372.

Patel, A. A. and Steitz, J. A. 2003. Splicing double: Insights from the second spliceosome. *Nat. Rev. Mol. Cell. Biol.* **4**: 960-970.

Patel, N. A., Kaneko, S., Apostolatos, H. S., Bae, S. S., Watson, J. E., Davidowitz, K., Chappell, D. S., Birnbaum, M. J., Cheng, J. Q., and Cooper, D. R. 2005. Molecular and genetic studies imply Akt-mediated signaling promotes protein kinase CbetaII alternative splicing via phosphorylation of serine/arginine-rich splicing factor SRp40. *J. Biol. Chem.* **280**: 14302-14309.

Roca, X. and Krainer, A. R. 2009. Recognition of atypical 5′ splice sites by shifted base-pairing to U1 snRNA. *Nat. Struct. Mol. Biol.* **16**：176-182.

Roca, X., Olson, A. J., Rao, A. R., Enerly, E., Kristensen, V. N., Borresen-Dale, A. L., Andresen, B. S., Krainer, A. R., and Sachidanandam, R. 2008. Disease-causing mutations at 5′ splice sites and comparative genomics help identify features determining splicesite efficiency. *Genome Res.* **18**：77-87.

Shapiro, M. B. and Senapathy, P. 1987. RNA splice junctions of different classes of eukaryotes: Sequence statistics and functional implications in gene expression. *Nucleic Acids Res.* **15**：7155-7174.

Shaw, S. D., Chakrabarti, S., Ghosh, G., and Krainer, A. R. 2007. Deletion of the N-terminus of SF2/ASF permits RS-domainindependent pre-mRNA splicing. *PLoS ONE* **2**：e854.

Shepard, P. J. and Hertel, K. J. 2008. Conserved RNA secondary structures promote alternative splicing. *RNA* **14**：1463-1469.

Sheth, N., Roca, X., Hastings, M. L., Roeder, T., Krainer, A. R., and Sachidanandam, R. 2006. Comprehensive splice-site analysis using comparative genomics. *Nucleic Acids Res.* **34**：3955-3967.

Singh, N. N., Androphy, E. J., and Singh, R. N. 2004. In vivo selection reveals combinatorial controls that define a critical exon in the spinal muscular atrophy genes. *RNA* **10**：1291-1305.

Singh, N. K., Singh, N. N., Androphy, E. J., and Singh, R. N. 2006. Splicing of a critical exon of human survival motor neuron is regulated by a unique silencer element located in the last intron. *Mol. Cell. Biol.* **26**：1333-1346.

Stamm, S. 2008. Regulation of alternative splicing by reversible protein phosphorylation. *J. Biol. Chem.* **283**：1223-1227.

Sun, H. and Chasin, L. A. 2000. Multiple splicing defects in an intronic false exon. *Mol. Cell. Biol.* **20**：6414-6425.

Tabuchi, K. and Südhof, T. C. 2002. Structure and evolution of neurexin genes: Insight into the mechanism of alternative splicing. *Genomics* **79**：849-859.

Tange, T. O., Damgaard, C. K., Guth, S., Valcárcel, J., and Kjems, J. 2001. The hnRNP A1 protein regulates HIV-1 tat splicing via a novel intron silencer element. *EMBO J.* **20**：5748-5458.

Topp, J. D., Jackson, J., Melton, A. A., and Lynch, K. W. 2008. A cellbased screen for splicing regulators identifies hnRNP LL as a distinct signal-induced repressor of CD45 variable exon 4. *RNA* **14**：2038-2049.

Tyson-Capper, A. J., Bailey, J., Krainer, A. R., Robson, S. C., and EuropeFinner, G. N. 2005. The switch in alternative splicing of cyclic AMP response element modulator protein CREM 2 (activator) to CREM (repressor) in human myometrial cells is mediated by srp40. *J. Biol. Chem.* **280**：34521-34529.

Venables, J. P., Koh, C. S., Froehlich, U., Lapointe, E., Couture, S., Inkel, L., Bramard, A., Paquet, E. R., Watier, V., Durand, M., et al. 2008. Multiple and specific mRNA processing targets for the major human hnRNP proteins. *Mol. Cell. Biol.* **28**：6033-6043.

Wang, Z., Rolish, M. E., Yeo, G., Tung, V., Mawson, M., and Burge, C. B. 2004. Systematic identification and analysis of exonic splicing silencers. *Cell* **119**：831-845.

Wang, J., Smith, P. J., Krainer, A. R., and Zhang, M. Q. 2005. Distribution of SR protein exonic splicing enhancer motifs in human protein-coding genes. *Nucleic Acids Res.* **33**：5053-5062.

Weil, D., D'Alessio, M., Ramirez, F., Steinmann, B., Wirtz, M. K., Glanville, R. W., and Hollister, D. W. 1989. Temperature-dependent expression of a collagen splicing defect in the fibroblasts of a patient with Ehlers-Danlos syndrome type VII. *J. Biol. Chem.* **264**：16804-16809.

Wu, J. Y. and Maniatis, T. 1993. Specific interactions between proteins implicated in splice site selection and regulated alternative splicing. *Cell* **75**: 1061-1070.

Yeo, G. and Burge, C. B. 2004. Maximum entropy modeling of short sequence motifs with applications to RNA splicing signals. *J. Comput. Biol.* **11**: 377-394.

Yu, Y., Maroney, P. A., Denker, J. A., Zhang, X. H., Dybkov, O., Lührmann, R., Jankowsky, E., Chasin, L. A., and Nilsen, T. W. 2008. Dynamic regulation of alternative splicing by silencers that modulate 5′ splice site competition. *Cell* **135**: 1224-1236.

Zhang, W., Duan, S., Bleibel, W. K., Wisel, S. A., Huang, R. S., Wu, X., He, L., Clark, T. A., Chen, T. X., Schweitzer, A. C., et al. 2009. Identification of common genetic variants that account for transcript isoform variation between human populations. *Hum. Genet.* **125**: 81-93.

Zhang, X. H. and Chasin, L. A. 2004. Computational definition of sequence motifs governing constitutive exon splicing. *Genes Dev.* **18**: 1241-1250.

Zou, F., Gopalraj, R. K., Lok, J., Zhu, H., Ling, I. F., Simpson, J. F., Tucker, H. M., Kelly, J. F., Younkin, S. G., Dickson, D. W., et al. 2008. Sex-dependent association of a common low-density lipoprotein receptor polymorphism with RNA splicing efficiency in the brain and Alzheimer's disease. *Hum. Mol. Genet.* **17**: 929-935.

Zhu, J., Mayeda, A., and Krainer, A. R. 2001. Exon identity established through differential antagonism between exonic splicing silencerbound hnRNPA1 and enhancer-bound SR proteins. *Mol. Cell.* **8**: 1351-1361.

Zhu, H., Tucker, H. M., Grear, K. E., Simpson, J. F., Manning, A. K., Cupples, L. A., and Estus, S. 2007. A common polymorphism decreases low-density lipoprotein receptor exon 12 splicing efficiency and associates with increased cholesterol. *Hum. Mol. Genet.* **16**: 1765-1772.

Zuker, M. 2003. Mfold web server for nucleic acid folding and hybridization prediction. *Nucleic Acids Res.* **31**: 3406-3415.

Zuo, P. and Maniatis, T. 1996. The splicing factor U2AF35 mediates critical protein-protein interactions in constitutive and enhancerdependent splicing. *Genes Dev.* **10**: 1356-1368.

互联网信息

http://www.hgmd.cf.ac.uk/ac/index.php Human Genome Mutation Database (HGMD).
http://www.ncbi.nlm.nih.gov/SNP/snp_summary.cgi dbSNP.

16　高通量基因分型的实验室研究方法

Howard J. Edenberg[1] and Yunlong Liu[2]

[1]*Department of Biochemistry and Molecular Biology and Medical and Molecular Genetics, and Center for Medical Genomics, Indiana University School of Medicine, Indianapolis, Indiana 46202;*
[2]*Division of Biostatistics, Department of Medicine and Center for Computational Biology and Bioinformatics, Indiana University School of Medicine, Indianapolis, Indiana 46202*

引　　言

　　因为用高通量基因分型的实验室研究方法,能够在更大规模的人群中研究更加重大的问题,并且能够更加广泛地覆盖基因组,所以,近年来,随着高通量基因分型方法的引入,复杂疾病的遗传学研究得到了极大地推进。在具有合理效力的研究样本中,采用高通量基因分型的方法,能准确高效地鉴定多个个体的基因型,这使得遗传研究能够覆盖个体各个基因中的更多变异,而不是仅仅局限于一个或者少数几个编码区的变异。基于芯片的基因分型分析,结合 HapMap 计划 (http://www.hapmap.org)发现的遗传标记的共同遗传模式(主要是指连锁不平衡)的知识,促进了复杂疾病的全基因组关联研究(GWAS)。这些研究正在得到国家健康研究所(NIH)以及像 Wellcome Trust 等这样的其他组织的大力推进和支持。近来,GWAS 在鉴定影响常见病发病风险的特异基因研究中的成果,充分说明了先进技术能够引发科学上的重大突破。高通量测序技术的快速发展可能使一些新型研究成为现实。

　　高通量基因分型中的关键问题就是要根据你的研究目标、实验阶段、已知的样本数量和来源选择合适的方法。本章将要介绍一些适用于不同阶段遗传研究的常用高通量 SNP 分型方法,并简要综述一些刚刚兴起的高通量测序技术方法。此外,还将提到下一代测序技术的发展可能使一些其他研究成为现实。由于这个领域的技术发展非常快,因此本章并不能涵盖全部内容,而只能作为进一步学习和研究的一个起点。

　　简而言之,本章主要讨论三个方面的研究:候选基因、关联分析和 GWAS 研究,及其相关内容。图 16.1 简要概括了如何选择适合于各种研究类型的基因分型技术。对于不同技术而言,检测样本的数量、单个 SNP 分型的成本,以及单个样本的检测成本都会极大地不同。其中一些被称为"串行"的研究技术,适用于在一个反应中,对多个样本进行少量到中等数量 SNP 的检测,并且易于根据客户要求进行定制。而另一些被称为"并行"的研究技术,则在固定模块中,一次对一个样本,同时进行百万个 SNP 的检测。用"串行"的方法检测单个 SNP 的成本要比用"并行"的方法贵很多,但是如果计算单个样本的检测成本则反而更便宜。

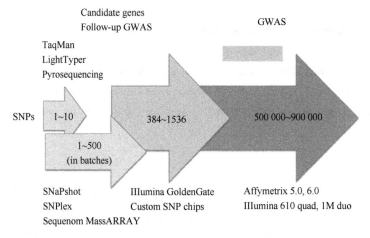

图 16.1　适合于不同项目和不同规模 SNP 分型的各种技术

16.1　为什么要选用 SNP?

目前大多数 SNP 在基因表达或者基因功能方面的作用都还不清楚,但是 SNP 却可被用作遗传标记,指示与之连锁的基因在遗传方面的差异。已知一些 SNP 能够引起基因表达或者基因功能上的差异,其中大多数具有明显功能的 SNP 都是在蛋白质特定位点改变氨基酸类型或者导致翻译提前终止形成被快速降解的短肽。过去对于功能 SNP 的关注大都局限于无义性编码 SNP,而最近那些能够改变 mRNA 剪切、转录或者稳定性的 SNP 越来越引起人们的注意。这些 SNP 一般位于基因内或者基因附近,还包括那些剪切机制中能够改变结合位点的同义性编码 SNP。虽说一个变异如果位于高度保守且与距离相关的一些特定元件区域,它具有功能的可能性更大,但是这些 SNP 更难于与那些不影响基因表达的 SNP 相区别,甚至都不知道一个距离已知基因一定距离的变异是否具有功能。

SNP 的双重特征使得它们在多数现阶段工作中成为了候选标记,特别是在高通量研究中更是如此。dbSNP 数据库(http://www.ncbi.nlm.nih.gov/SNP/)包含大约 700 万个人类的 SNP,其中绝大多数都已经罗列出来。HapMap 计划已经获得了生活在三个主要大陆板块上的不同族群中大约 400 万个 SNP 的基因型数据,而且更多的数据正在不断地被添加进来。模式生物也可选用 SNP 作为标记。

许多新方法也都是在多重反应中进行高通量 SNP 分型。人们逐渐注意到拷贝数变异(CNV,见第 13 章)的重要性,而许多 SNP 的基因分型平台都可以兼容 CNV 的研究和分析(虽然 CNV 的标准和解释比 SNP 更难)。

很显然,通过高精度直接测序的方法可以检测 SNP,而且这也是发现 SNP 的最基本的一种方法。这种方法要求在同一个精度和覆盖度的前提下测定足够数量个体的序列,而这样的精度和覆盖度足以将 SNP 和测序误差相区别。事实上,由于误差的存在,数据库中还有很多 SNP 都可能不是真实的。然而 HapMap 计划(International HapMap Consortium 2005;Frazer et al. 2007)最大的贡献是它对于鉴定那些次等位基因型频率(MAF)大于 5% 的常见 SNP 特别有价值。目前 Hap-Map 计划正在努力检测人群中更多的变异,以发现更多其他的 SNP,并进一步拓展我们对遗传变异的理解(如千人基因组计划,http://www. 1000genomes. org)。虽然,在所研究的某个人群中非常常见的 SNP 类型,可能并不存在于更大的人群中。但是,当研究特定疾病并且发现 SNP 与该病相关联时,对患有该病的特定人群测序就会在其基因中发现更多的 SNP。例如,对 16 个人(包括 8 个酒精成瘾高风险的单倍型个体和 8 个酒精成瘾低风险的单倍型个体)的 *OPRK1* 基因的外显子以及 5′ 端和 3′ 端测序就发现了 7 个新 SNP 以及 1 个 830bp 的插入/缺失(Xuei et al. 2006;Edenberg et al. 2008)。

虽然由于测序技术可能发展到仅需 1000 美元就能测通一个人的全基因组的程度,这也会使得测序成为 SNP 基因分型的一种备选方法,但是测序并不是现在 SNP 基因分型的高效方法。现阶段最有效的 SNP 基因分型方法包括通过质量差异判读(如 Sequenom MassARRAY)的单碱基延伸(事实上也称为微测序)、光点测序(焦磷酸测序)、杂交方法(包括检测杂交的寡核苷酸数量,如 microarrays,以及检测剪切杂交的寡核苷酸,如 Applied Biosystemsgoing 公司的 Taq-Man)和熔解曲线分析(如 Roche Applied Science 公司的 LightTyper)。这些平台中有些主要是针对标签 SNP 进行基因分型,而有些则针对全基因组。在特定的研究中,这些方法各有利弊。

16.2　候选基因有用吗?

许多研究都会关注那些有生理学基础或者有其他研究结果提示的候选基因。这样带来的一个问题就是许多候选基因都是前概率很低的较差候选对象。再加上一些趋向阳性结果的发表偏倚,这就是为什么大量的候选基因关联研究不能被重复的原因。随着关联结果的报道,许多研究小组都会去验证那些从他们自己的研究样本中发现的重要基因。对于验证研究结果和对于采用较小易患性群体去抵消 GWAS 研究需要多重检验校正来说,这不失为一种很好的策略。在小样本中进行

GWAS 研究,需要高水平的多重检验,这使得在基因组范围检测到中等大小的效力非常困难(见第 6 章)。在研究那些任何一个遗传变异都仅有很小贡献的复杂性状时,即使样本量大到理论上说我们能做到精确和可重复的表型(1000～2000 例病例和对照),这些样本仍然被证明效力不足。但是小样本在重复研究结果方面非常有用。在这种情况下,前概率非常高而且证实一个所发现结果的可能性也会增加。

许多早期的候选基因研究仅仅检测了单个 SNP,这样就只能提示该基因全部变异中非常有限的信息。这种方法对于研究那些具有已知非常强大功能的 SNP 会非常有效(如 Thomasson et al. 1991),但也常常会导致一些假阴性结果。即使是在像孟德尔遗传病那样的一个基因中单一变异就会导致疾病的简单情况下,由于常常存在等位基因异质性,如果只检测单一 SNP 也可能漏掉那些在家系或者人群中有功能的 SNP。虽然说成本和时间(以及选择多重检测方法)不允许全面研究所有的 SNP,但是除了假设的功能 SNP 以外,基于连锁不平衡(LD)选择基因分型的多个 SNP,一般都能覆盖更大片段区域之内的变异。

HapMap 数据(International HapMap Consortium 2005;Frazer et al. 2007)可以用来筛选 SNP,这些 SNP 往往是可靠报道中发现的一个基因或者一个区域中的常见变异。HapMap 网站提供的 Haploview 软件(Barrett et al. 2005)对于直观地发现感兴趣区域中的连锁不平衡结构非常有用。从 HapMap 网站下载或者在线(http://www. broad. mit. edu/mpg/tagger)运行 Tagger 这样的软件程序就可以选择 SNP。根据样本量大小、技术方法和预算,通过调整罗列出的如最小 MAF 等 SNP 参数,以及能够接受的合适的关联度(r^2),再来选择一系列的 SNP。

候选基因研究最合适的基因分型技术是被称为"串行"的研究方法,这类方法在对一个样本的一次反应中能够检测 1～48 个 SNP。现在已经有一整套的检测方法可以用来设计、运行和分析,如果必要的话,一系列衍生检测方法也可以拿来应用。这些方法通常能够只花中等成本就能检测大量样本的中等数量的标签 SNP(Tag SNP)。其实,现在许多方法技术都是候选基因研究不错的选择(Tsuchihashi and Dracopoli 2002)。

Applied Biosystems 公司的 TaqMan SNP 基因分型检测试剂盒方法是用 5′ 端核酸酶检测各个 SNP(De la Vega et al. 2005)。这种方法已经预设了 450 万以上的检测反应,而且相对而言,这种方法能更加直接地设计新的检测。用这种方法,在一次反应中,一般可以检测 96 个或者 384 个样本的单一 SNP。为了满足低水平多重检测反应的需要,Applied Biosystems 公司开发了 SNaPshot 多重反应检测系统,这种方法的原理是通过毛细管电泳检测基于引物的单碱基延伸反应产物,用这种方法仅需 3ng DNA 样本就可以通过多重反应达到同时检测 10 个 SNP 的目的。Applied Biosystems 公司的 SNPlex 基因分型系统(De la Vega et al. 2005)则是根据寡核苷酸连接反应检测(Nickerson et al. 1990)开发设计而成,这种方法也是需要通过 PCR 和毛细管电泳来实现 SNP 的鉴定,用这种方法可以在一次反应中同时对 48 重的 SNP 进行基因分型。无论 SNaPshot 还是 SNPlex,这两种方法都需要依靠毛细管测序仪,而在许多实验室可能都已经拥有这类毛细管测序仪。Roche Applied Science 公司的 LightTyper 检测系统则是采用熔解曲线分析方法来鉴定单个 SNP。上述这些方法都需要先用荧光标记寡核苷酸才能区别各个 SNP (Bennett et al. 2003)。

焦磷酸测序法检测 SNP 是通过合成反应中检测每掺入一个核苷酸发出一个光点信号的方法来检测 SNP(Ahmadian et al. 2000；Pourmand et al. 2002)。以前的 Third Wave 技术公司也就是现在的 Hololgic 公司是通过两个寡核苷酸序列与靶标序列杂交先形成然后再剪切掉未杂交的突出部分,通过第二荧光能量共振转移反应放大开始被剪切掉的未杂交突出部分释放的信号,来进行所谓的侵入分析(Lyamichev et al. 1999)。

Sequenom MassARRAY 检测系统(Jurinke et al. 2001；Jurinke et al. 2002)可以在每个反应中同时对 384 个样本分别检测 36 个 SNP。这种方法是先通过 PCR 扩增一段待检测区域 ,然后用修饰的脱氧核糖核苷三磷酸进行引物的单碱基延伸反应,由于修饰的脱氧核糖核苷三磷酸能够增加质谱分析的分辨率,这样就可以鉴定出到底是 4 种核苷酸中的哪一种被掺入到了反应当中。这种方法的优点是不需要对寡核苷酸预先进行修饰,从而降低了一开始的成本。

上述这些基因分型的技术方法对于分析候选基因和一些小片段区域是很好的方法。研究者可以先检测并分析中等数量的 SNP,然后再对余下的感兴趣的区域或者基因增加设计任何覆盖深度的 SNP 基因分型分析,这样研究者几乎可以在特定的研究计划中完全自由地设计针对任何 SNP 的检测。

16.3　连锁区域可以通过高通量 SNP 基因分型进行精确定位

虽然新商业化技术平台的应用引起了大家对 GWAS 研究的兴趣,但是仍然有许多项目在做关联研究,并从中找到了许多有意义的区域,在这些区域中的基因所包含的变异能够影响发病或者相关表型的风险。关联研究的分辨率相对较低,因此研究者需要一种精确定位的方法满足这类研究的要求,而高通量 SNP 基因分型正好是满足这一要求的好方法。研究者要么可以采用并行方法,如采用客户定制包含成千上万个 SNP 的芯片或者采用 Illumina 公司能够检测 384～1536 个 SNP 的 GoldenGate 检测(Fan et al. 2006)试剂盒,要么可以采用串行方法一次检测数量少一点的 SNP。

如果在连锁区域有特别好的候选基因,采用串行方法检测那些有限数量的候选基因可能是一种不错的选择,因为这类方法能够在控制成本的同时控制检测次数。举例来说,在第 4 号染色体的一个区域中包含 4 个基因,它们编码 γ-氨基丁酸 A 受体的亚基,又与酒精成瘾和某种电生理表型相联系(Edenberg et al. 2004),那么这些基因就是构成具有生理学知识和连锁峰中心位置共同基础的最理想候选基因,如果采用串行方法,首先在每个基因中检测 5~6 个 SNP,然后对基因中更多的 SNP 进行酒精成瘾的关联分析,以进一步定位关键的 SNP。研究者采用了 Sequenom MassARRAY 分析系统,发现 *GABRA2* 基因与酗酒有关,从该基因 3 号内含子到基因 3′ 端整个形成了一个很大的连锁不平衡区域(Edenberg et al. 2004)。之后,这一研究结果又被很多研究小组所证实。

如果一种疾病没有发现存在非常重要的候选基因或者经过候选基因检测没有发现有候选基因与该病相关联,这时就可以考虑采用并行研究策略。Illumina 公司的 GoldenGate Custom Panels 可以在每个反应中进行 384~1536 个检测。这种方法对于检测一段连锁区域中的多个位点非常有价值,对于根据前期的 GWAS 或者候选基因编译研究设计一系列最佳组合同样也非常有价值。Johns Hopkins 大学的遗传病研究中心是获取基因分型数据的重要来源,如果由他们提供组合将是不错的选择。

研究者也可以根据自己的需要设计基因分型芯片。其中一个例子就是,用 Illumina 公司的 GoldenGate Custom Panels 设计一种 1536 个 SNP 的组合,这些 SNP 组合根据连锁不平衡信息在 $r^2 > 0.8$ 条件下捕捉到位于染色体 7q22 中 18Mb 的连锁区域超过 4000 个 SNP(MAF > 0.10),其中包含少量无义编码 SNP (Dick et al. 2007)。这些 SNP 中,有 8 个与酒精成瘾相关($p < 0.01$),而且有 4 个位于同一个基因内。之后,又用 Sequenom MassARRAY 方法进一步对 16 个 SNP 进行基因分型,发现该基因中的 12 个 SNP 与酒精成瘾显著相关,进行多重检测校正后仍有 8 个有显著意义(Dick et al. 2007)。

16.4 GWAS 及其相关基因分型

并行基因分型方法是用芯片的形式在一次反应中对一个样本的多个 SNP 进行检测。每张芯片包含的 SNP 数量增长的非常迅速,在短短几年中就由 1 万个增加到 10 万个、30 万个、60 万个,现在已经达到 100 万个。目前,Affymetrix Genome Wide Human SNP Array 6.0 芯片已经包含能检测超过 906 600 个 SNP 和 946 000 个重复数量变异的探针,而 Illumina Human1M-Duo Bead-Chip 则可以检测一个样本中 110 万个以上的位点。

　　在基于芯片的基因分型方法中，上述两种正在被广泛使用。虽然这两种平台在设计、SNP 筛选和生化方面有所不同，但是总体的数据质量和覆盖程度却比较相似。Affymetrix Genome Wide Human SNP Array 6.0 芯片中有 480 000 个SNP 是通过对筛选长度为 200～1100bp 限制性片段起作用的减除复杂性步骤获得的。除此之外，又补充了 424 000 个标签 SNP，外加 946 000 个单倍型位点，这些单倍型位点中有大约 202 000 个位于已知的 CNV 区域，其余的则隔一段距离选一个能检测 CNV 的 SNP 位点。这种方法是通过设计与每个位点上两个等位基因同时匹配的 25 个核苷酸探针进行差异杂交来检测 SNP。Illumina 公司的探针则更长，达到 50 个核苷酸，根据 HapMap 的连锁不平衡数据和无义编码 SNP，设计的覆盖全基因组的探针。两个平台均完美地覆盖了欧洲人基因组，同时也非常好地覆盖了非洲人基因组。但同时也要注意，两个平台都存在明显的间断区域。例如，在 900 个与成瘾相关的基因且 MAF≥5% 的 SNP 研究中，两种平台在 $r^2 \leqslant$ 0.8 条件下均有许多 SNP 不能被标记（Saccone et al. 2009）。因此，在原始结果的基础上，进一步进行基因分型就显得非常有价值。

　　一开始，高额的成本迫使许多研究小组放弃了用全基因组芯片对大量样本进行少数基因分型的研究。将样本混合后再进行检测，则能够降低成本（Bansal et al. 2002；Sham et al. 2002）。虽然混合样本要求非常仔细地测定 DNA 浓度，以使得每个样本的作用相等，但是如果按这种方法仔细操作，就能在很小的百分数范围内检测相关的等位基因频率。混合样本的方法可以提供有意思的线索，接下来还需要对最显著的结果进行逐一样本的基因分型验证。但是混合样本的方法提供的信息不如逐一样本基因分型多。混合样本的方法还需要通过诸如比较数据在两端的分布等的办法区别是两种表型还是伪二表型。虽然从理论上说研究者可以对超过一种表型的研究也设计与之匹配的较少数量的混合样本，根据表型设计的混合样本也可以用于表型分析，但是内在表型或者相关表型的信息会丢失。混合样本的方法在研究酒精成瘾性和双相性精神障碍遗传中被证明比较有效（如 Johnson et al. 2006；Baum et al. 2008）。

　　随着芯片上的 SNP 密度增加和研究成本的降低，针对单个样本的 GWAS 研究也越来越多地采用了芯片的方法。这种方法能够同时分析多个基因型和内在表型以及数量性状，因而研究效力更强。黄斑变性、身高和 2 型糖尿病的研究采用这种方法都取得了成功（例如，Klein et al. 2005；Weedon et al. 2007；Zeggini et al. 2008；见第 18 章）。

　　在 GWAS 研究基础上，还必须开展进一步工作。研究者可以采用前面提到的串行基因分型方法（参见"候选基因能有用吗？"一节），在另一个人群中去重复那些最显著的 SNP，或者在另一个人群中继续开展 GWAS 的相关研究。在一些情况下,分析或者 Meta 分析中获得的最强信号可能只是参照 SNP(如一个 SNP 并不是真正的基因分型检测而是基于基因型和已知区域中的连锁不平衡预测获得的,参见第 10 章)(如 Ferreira et al. 2008)。由于参照并不准确,所以那些参照 SNP 应该采用一种串行方法在最初的人群中直接进行基因分型检测。最后,如果对 GWAS 研究中那些显著相关基因进行高密度基因分型和重测序,常常能够发现一些潜在的功能性多态性位点。

16.5　SNP 数据需要做好质量控制

在数据分析前就需要对 SNP 数据做好质量控制。SNP 数据的质量控制并不是一项简单的工作。虽然质量控制的详细内容足以自成一章,但是也有一些相对标准和统一的基本方法。质量控制一般需要做两轮:第一轮,根据样本质量控制标准剔除有问题的样本;第二轮,在设定 SNP 质量控制标准之前对剩余的样本重新计算 SNP 标准。

在做全基因组芯片实验之前,测定 DNA 质量是非常有用的质量控制步骤。首先,测定 220~350nm 光谱范围的吸光值比单纯检测 A_{260}/A_{280} 更好,这是因为有时一些 DNA 中的污染物的吸光值也为 230~270nm,而这些污染物可能导致所测定的 DNA 浓度大于实际的真实值,同时还可能抑制基因分型或者测序反应。选用双链 DNA 选择性染料(如 PicoGreen、Molecular Probes、Invitrogen)可以避免 RNA 或者自由核苷酸对 DNA 浓度测定的影响,但是这并不能反映污染物存在的情况。因此,最好能够结合上述两种方法同时进行 DNA 质量检测。其次,应该通过琼脂糖凝胶电泳检测评价 DNA 的片段大小。被污染了的或者包含太多 DNA 碎片的低质量样本,其电泳结果通常也较差。应该根据所采用的技术平台确定所需片段的平均大小。Affymetrix Genome Wide Human SNP Array 6.0 方法要求片段大小为 200~1100bp,而若用过度片段化的 DNA 样本就不能获得很好的结果。Sequenom MassARRAY 方法一般是扩增大约 100bp 的区域,因此小片段对这种方法的影响并不大。

对于任何一种基因分型方法来说,有过多退出或者不能调用的样本是值得怀疑的,如果能确定基因型的 SNP 不足 97%~98%时,那么一般在分析中需要去除这些可疑样品。相对于人群中其他样本而言,如果有过高或者过低的遗传异质性的样本也同样值得怀疑,这说明样本中可能混合有多于一个标本的其他样本污染。针对 X 染色体和 Y 染色体设计的探针可用以鉴定性别。在一些永生化的细胞系中,经常发现染色体丢失和加倍的现象,特别是 X 染色体这个现象更加明显。如果其他数据都没有问题,研究者可以选择性地去除 X 染色体上的数据,再用剩余的数据分析。对于全基因组数据,研究者可以根据等位基因相同的情况鉴定出隐藏的亲缘关系。当用于多重研究的样本进行联合分析时,就可能会出现有亲缘关系的样本,甚至同一个样本参与了多项研究的情况。

在样本质量控制之后,还需要进行 SNP 的质量控制。重复的样本应该采用同样的要求。把一个或者多个 HapMap 样本与数据库中调用的基因型作比较是一种不错的思路。由于调入稀有基因型更容易导致更多错误,因此在许多研究中 MAF<0.01 的 SNP 不能用于分析。虽然许多 SNP 可能被这个标准滤除掉,但是这些 SNP 对于项目研究效力的整体价值并不大,因为即使在 1000 例病例和 1000 例对照的研究中,对于稀有基因型的检测效力也是非常有限的。如果许多样本都不能给出基因型(来源于退出或不能调用的样本),这样的 SNP 就值得怀疑并且通常应该从分析中去掉。根据研究的性质决定能够接受的调入率,但一般也应该在 95% 或者更高的水平。虽然哈-温格平衡(HWE)检测也适用于以随机去掉一种基因型的方法对标记的 SNP 进行检验,但是无论多重检测限制条件如何严格,总有一些带有偏倚的 SNP 仍然有可能通过这些筛选条件的限制。在检测 100 万个 SNP 的 GWAS 研究中,根据 HWE 的偏差,显著性水平必须超过 $p<0.000\ 001$ 才能去除一个 SNP。有差异地去除一个纯合子,或者杂合子的代表性过高或过低,都应该增加一个标记提示需要特别注意,并且仔细检查这个 SNP 的原始数据。

采用反映等位基因强度的笛卡尔直角坐标图或者两极图,检查三种基因型的分簇分布情况是一种可行的方法(图 16.2 虽然表示的是 Sequenom 数据的样本,但是基本思想和方式还是相通的)。高质量的 SNP 将显示 3 个清晰、准确、紧密的样本簇,其中,纯合子沿纵轴或者横轴分布,而杂合子落在 45°角位置(图 16.2A)。研究者常常发现一种等位基因的样本簇与杂合子的样本簇重叠的问题(图 16.2B)。研究者也可能检测到 3 种以上的样本簇或者分裂开的样本簇,这说明可能存在一种相对常见的 CNV。检测中最大的错误就是选择性地遗漏了低频等位基因(图 16.2D)。很明显上述这些 SNP 都提供了不正确的结果。虽然 GWAS 研究中 SNP 数量巨大,这妨碍了对于全部 SNP 强度图的检查,但是研究者至少应该检查那些被认为是显著的 SNP 的强度图。用不同技术方法,重新对显著的 SNP 进行基因分型,有利于保证结果反映的是真实的遗传而非技术方法带来的错误。

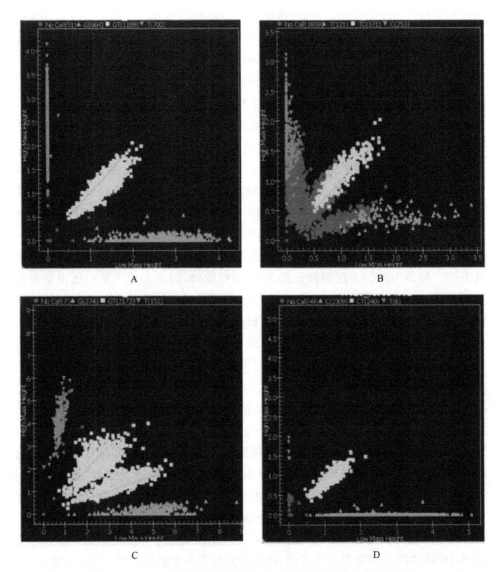

图 16.2　SNP 基因分型的质量控制(彩图可扫封底二维码获取)

检查所调入的基因分型数据质量的一种方法是作图法,这种方法是用一种等位基因(绿色)的信号强度重合上另一种等位基因(蓝色),得到杂合子的黄色,与尚未调入的等位基因数据的红色相比较。图中的数据虽然是通过 Sequenom MassARRAY 反应获得的,但是其比较原理同样适用于包括全基因组芯片等在内的许多分型方法获得数据的质量控制。A. 高质量的分析结果具有良好的等位基因聚类和分布;B. 不好的分析结果表现为纯合子与杂合子重叠,就像很多数据没有调入分析一样;C. 可疑的分析结果呈现杂合子聚为两簇的现象,提示存在拷贝数变异的问题;D. 另一类可疑结果还表现为虽然聚类点看似紧密分布并且杂合子分布也很平衡,但是仔细检查发现许多未知点可能代表纯合子是低频等位基因。一种纯合子基因型的差异化丢失可能给分析带来偏差虽然GWAS研究中大部分质量控制的问题和其他有目标假设的研究一样,但是海量数据使得一些额外的检验变得不仅可行而且必需。在GWAS研究中,生化实验是以每48个或者96个样本为单位进行自动或者半自动的专门操作,因此,额外的分析也就是比较一块板子与另一块板子之间的差异,这样可能发现操作过程中的一些问题。通过卡方检验,分析一块板子上SNP的等位基因频率与其他板子上等位基因频率总和,就能够发现是否存在"板间效应"。如果一块板子的板间效应在10^{-8}水平或者多块板子显示了10^{-4}甚至更糟的板间效应,就应该去掉这些数据。为了获得最好的结果,病例和对照应该平均分布在每一块板子上,否则生化实验上的细微差异可能导致等位基因调用上的偏倚。在某项研究中,如果一次对照基因分型的数据与不同批次的样本所获得的基因分型数据联合使用,甚至是为了提高研究效力,与其他研究中不同实验室获得的数据联合使用,随着这种数据联合使用次数的不断增加,这些细微的偏倚将会成为一个大问题。

16.6　下一代测序技术将带来基因分型的革命性变化

下一代高通量测序技术(我们认为是大规模并行测序技术)的飞速发展是基因分型发生革命性变化的巨大潜在动力(Mardis 2008)。它已经在鉴定新SNP(Hodges et al. 2007;Van Tassell et al. 2008;Wheeler et al. 2008)以及诸如插入/缺失和CNV(Campbell et al. 2008)等其他结构变异方面发挥作用。一项早期研究报道,要鉴定出99%的杂合子SNP,用高通量测序技术的方法至少需要13重的覆盖度(Wheeler et al. 2008)。

下一代测序技术能够在同一台仪器中,通过运行大规模的并行反应,完成几十万至数亿段DNA片段的测序。这种高通量测序技术已经被应用于新型测序,检测SNP和其他变异的重测序、转录组测序、基于免疫沉淀的蛋白质-DNA或者蛋白质-RNA相互定位,以及重亚硫酸盐介导胞嘧啶转换后的DNA甲基化检测等。按现在的目标,当测通一个人的基因组仅需要1000美元时,测序将很可能替代GWAS而用于基因分型。

到目前为止,有3种最主要的商业化平台:Roche公司的GS FLX Sequencer(454 technology,454 Life Sciences,Roche)、Illumina公司的Genome Analyzer(Solexa),以及ABI公司的SOLiD sequencer(SOLiD 3 System)。相对于另外两个平台(Solexa和SOLiD)中35～50bp的读长,454测序仪每个片段的读长更长,超过了250bp。短读长的测序仪在每个反应中产生更多数据。随着化学和物理技术的进步,这些仪器的测序能力还在不断提高,因此在本章出版之前,有些详细数据可能都已经过时了,甚至有些公司已经声称在一个反应中能够获得大于20Gb的测序数据。所以,在这里本章只探讨一些一般性的问题。

　　高通量测序不仅可以检测已经报道的 SNP,而且还能够鉴定新的 SNP。用新测序技术对 James D. Watson (Wheeler et al. 2008) 和 Craig Venter (Levy et al. 2007) 两个人的全基因组测序结果已经公布。这些数据显示出很多新变异,特别是在插入、缺失和转座方面。如果按照现在的成本花费,新测序技术目前主要的应用是检测一个感兴趣基因组区域的变异,在此基础上通过鉴定潜在的功能性变异进一步开展显著性关联研究。

　　从单个样本中挑选感兴趣的基因组区域有几种方法。一种方法就是通过多重PCR(Porreca et al. 2007)扩增该区域,但是这种方法可能花费较多的成本和时间,并有可能引入 PCR 的错误结果。研究者也可以通过构建具有时空特异性的转录组 cDNA 文库以减少文库的代表性(Bainbridge et al. 2006;Barbazuk et al. 2007),这种方法主要关注转录中的变异。也可以先通过完全的限制性核酸内切酶消化,再筛选特定长度的 DNA 片段,用以构建 cDNA 文库(Barbazuk et al. 2007;Van Tassell et al. 2008)。

　　近来基因芯片被用来捕获感兴趣的基因组区域(Albert et al. 2007;Hodges et al. 2007)。Roche 公司的 NimbleGen Sequence Capture Array 芯片就能依靠覆盖感兴趣区域的 50~80nt 长度核苷酸探针分离多达 5Mb 的 DNA。在另一项研究中也采用了类似的技术,在一张客户定制的芯片中就设计了 55 000 个 100nt 的寡聚核苷酸(Porreca et al. 2007)。所筛选到的该区域的 DNA,可以被洗脱和测序。这种方法也带来一个问题,因为采用更长探针的平台其分离灵敏度也更低,如果存在 SNP 和其他变异,那么不同样本中的捕获效率是否具有可比性呢。

　　下一代高通量测序技术非常有利于鉴定诸如缺失、插入、重复和倒位等结构变异。从几百万个已知几百至几千碱基对长度的 DNA 片段两端读取较短测序信息,可以让研究者知道间断区域和配对序列的方向是否在基因组中与之匹配(Campbell et al. 2008),从而检测出多数插入和缺失。

16.7　小结和结论

　　高通量基因分型技术使 GWAS 很有希望能够鉴定出复杂疾病和表型相关的基因,也能大规模追踪那些研究中最显著的候选基因。本章涉及了从全基因组范围到单个 SNP 的一系列技术。对于所有技术而言,根据不同项目或者研究阶段,正确选择合适的方法非常重要。仔细做好质量控制也是最基本的要求。在不久的未来,全基因组测序可能会取代现有的大规模检测技术。

致谢

　　我们感谢 Xuei Xiaoling 博士对图片选择的帮助和对原稿的建议。Jeanette

McClintick 博士对原稿也提供了有益的帮助。相关的工作获得 NIAAA 项目 AA008401、AA006460、AA07611 以及美国国家心理健康和印第安纳基因组研究 所(公司,由礼来公司捐助,部分资助)支持。

参 考 文 献

Ahmadian, A., Gharizadeh, B., Gustafsson, A. C., Sterky, F., Nyren, P., Uhlen, M., and Lundeberg, J. 2000. Single-nucleotide polymorphism analysis by pyrosequencing. *Anal. Biochem.* **280**: 103-110.

Albert, T. J., Molla, M. N., Muzny, D. M., Nazareth, L., Wheeler, D., Song, X., Richmond, T. A., Middle, C. M., Rodesch, M. J., Packard, C. J., et al. 2007. Direct selection of human genomic loci by microarray hybridization. *Nat. Methods* **4**: 903-905.

Bainbridge, M. N., Warren, R. L., Hirst, M., Romanuik, T., Zeng, T., Go, A., Delaney, A., Griffith, M., Hickenbotham, M., Magrini, V., et al. 2006. Analysis of the prostate cancer cell line LNCaP transcriptome using a sequencing-by-synthesis approach. *BMC Genomics* **7**: 246.

Bansal, A., van den Boom, D., Kammerer, S., Honisch, C., Adam, G., Cantor, C. R., Kleyn, P., and Braun, A. 2002. Association testing by DNA pooling: An effective initial screen. *Proc. Natl. Acad. Sci.* **99**: 16871-16874.

Barbazuk, W. B., Emrich, S. J., Chen, H. D., Li, L., and Schnable, P. S. 2007. SNP discovery via 454 transcriptome sequencing. *Plant J.* **51**: 910-918.

Barrett, J. C., Fry, B., Maller, J., and Daly, M. J. 2005. Haploview: Analysis and visualization of LD and haplotype maps. *Bioinformatics* **21**: 263-265.

Baum, A. E., Akula, N., Cabanero, M., Cardona, I., Corona, W., Klemens, B., Schulze, T. G., Cichon, S., Rietschel, M., Nothen, M. M., et al. 2008. A genome-wide association study implicates diacylglycerol kinase eta (DGKH) and several other genes in the etiology of bipolar disorder. *Mol. Psychiatry* **13**: 197-207.

Bennett, C. D., Campbell, M. N., Book, C. J., Eyre, D. J., Nay, L. M., Nielsen, D. R., Rasmussen, R. P., and Bernard, P. S. 2003. The Light-Typer: High-throughput genotyping using fluorescent melting curve analysis. *Biotechniques* **34**: 1288-1292, 1294-1295.

Campbell, P. J., Stephens, P. J., Pleasance, E. D., O'Meara, S., Li, H., Santarius, T., Stebbings, L. A., Leroy, C., Edkins, S., Hardy, C., et al. 2008. Identification of somatically acquired rearrangements in cancer using genome-wide massively parallel paired-end sequencing. *Nat. Genet.* **40**: 722-729.

de Bakker, P. I., Yelensky, R., Pe'er, I., Gabriel, S. B., Daly, M. J., and Altshuler, D. 2005. Efficiency and power in genetic association studies. *Nat. Genet.* **37**: 1217-1223.

De la Vega, F. M., Lazaruk, K. D., Rhodes, M. D., and Wenz, M. H. 2005. Assessment of two flexible and compatible SNP genotyping platforms: TaqMan SNP Genotyping Assays and the SNPlex Genotyping System. *Mutat. Res.* **573**: 111-135.

Dick, D. M., Aliev, F., Wang, J. C., Saccone, S., Hinrichs, A., Bertelsen, S., Budde, J., Saccone, N., Foroud, T., Nurnberger Jr., J., et al. 2007. A systematic single nucleotide polymorphism screen to finemap alcohol dependence genes on chromosome 7 identifies association with a novel susceptibility gene *ACN9. Biol. Psychiatry* **63**: 1047-1053.

Edenberg, H. J., Dick, D. M., Xuei, X., Tian, H., Almasy, L., Bauer, L. O., Crowe, R. R., Goate, A., Hesselbrock, V., Jones, K., et al. 2004. Variations in *GABRA2*, encoding the α2 subunit of the GABAA receptor, are associated with alcohol dependence and with brain oscillations. *Am. J. Hum. Gen.*

74: 705-714.

Edenberg, H. J. , Wang, J. , Tian, H. , Pochareddy, S. , Xuei, X. , Wetherill, L. , Goate, A. , Hinrichs, T. , Kuperman, S. , Nurnberger Jr. , J. I. , et al. 2008. A regulatory variation in *OPRK1* , the gene encoding the κ-opioid receptor, is associated with alcohol dependence. *Hum. Mol. Genet.* **17**: 1783-1789.

Fan, J. B. , Chee, M. S. , and Gunderson, K. L. 2006. Highly parallel genomic assays. *Nat. Rev. Genet.* **7**: 632-644.

Ferreira, M. A. , O'Donovan, M. C. , Meng, Y. A. , Jones, I. R. , Ruderfer, D. M. , Jones, L. , Fan, J. , Kirov, G. , Perlis, R. H. , Green, E. K. , et al. 2008. Collaborative genome-wide association analysis supports a role for *ANK3* and *CACNA1C* in bipolar disorder. *Nat. Genet.* **40**:1056-1058.

Frazer, K. A. , Ballinger, D. G. , Cox, D. R. , Hinds, D. A. , Stuve, L. L. , Gibbs, R. A. , Belmont, J. W. , Boudreau, A. , Hardenbol, P. , Leal, S. M. , et al. 2007. A second generation human haplotype map of over 3. 1 million SNPs. *Nature* **449**: 851-861.

Hodges, E. , Xuan, Z. , Balija, V. , Kramer, M. , Molla, M. N. , Smith, S. W. , Middle, C. M. , Rodesch, M. J. , Albert, T. J. , Hannon, G. J. , and McCombie, W. R. 2007. Genome-wide in situ exon capture for selective resequencing. *Nat. Genet.* **39**: 1522-1527.

The International HapMap Consortium. 2005. A haplotype map of the human genome. *Nature* **437**: 1299-1320.

Johnson, C. , Drgon, T. , Liu, Q. R. , Walther, D. , Edenberg, H. , Rice, J. , Foroud, T. , and Uhl, G. R. 2006. Pooled association genome scanning for alcohol dependence using 104,268 SNPs: Validation and use to identify alcoholism vulnerability loci in unrelated individuals from the collaborative study on the genetics of alcoholism. *Am. J. Med. Genet. B Neuropsychiatr. Genet.* **141B**: 844-853.

Jurinke, C. , van den Boom, D. , Cantor, C. R. , and Koster, H. 2001. Automated genotyping using the DNA MassARRAY technology. *Methods Mol. Biol.* **170**: 103-116.

Jurinke, C. , van den Boom, D. , Cantor, C. R. , and Koster, H. 2002. Automated genotyping using the DNA MassARRAY technology. *Methods Mol. Biol.* **187**: 179-192.

Klein, R. J. , Zeiss, C. , Chew, E. Y. , Tsai, J. Y. , Sackler, R. S. , Haynes, C. , Henning, A. K. , SanGiovanni, J. P. , Mane, S. M. , Mayne, S. T. , et al. 2005. Complement factor H polymorphism in age-related macular degeneration. *Science* **308**: 385-389.

Levy, S. , Sutton, G. , Ng, P. C. , Feuk, L. , Halpern, A. L. , Walenz, B. P. , Axelrod, N. , Huang, J. , Kirkness, E. F. , Denisov, G. , et al. 2007. The diploid genome sequence of an individual human. *PLoS Biol.* **5**: e254.

Lyamichev, V. , Mast, A. L. , Hall, J. G. , Prudent, J. R. , Kaiser, M. W. , Takova, T. , Kwiatkowski, R. W. , Sander, T. J. , de Arruda, M. , Arco, D. A. , et al. 1999. Polymorphism identification and quantitative detection of genomic DNA by invasive cleavage of oligonucleotide probes. *Nat. Biotechnol.* **17**: 292-296.

Mardis, E. R. 2008. The impact of next-generation sequencing technology on genetics. *Trends Genet.* **24**: 133-141.

Nickerson, D. A. , Kaiser, R. , Lappin, S. , Stewart, J. , Hood, L. , and Landegren, U. 1990. Automated DNA diagnostics using an ELISA based oligonucleotide ligation assay. *Proc. Natl. Acad. Sci.* **87**: 8923-8927.

Porreca, G. J. , Zhang, K. , Li, J. B. , Xie, B. , Austin, D. , Vassallo, S. L. , LeProust, E. M. , Peck, B. J. , Emig, C. J. , Dahl, F. , et al. 2007. Multiplex amplification of large sets of human exons. *Nat. Methods* **4**: 931-936.

Pourmand, N., Elahi, E., Davis, R. W., and Ronaghi, M. 2002. Multiplex pyrosequencing. *Nucleic Acids Res.* **30**: e31.

Saccone, S. F., Bierut, L. B., Chesler, E. J., Kalivas, P. W., Lerman, C., Saccone, N. L., Uhl, G. R., Li, C.-Y., Philip, V. M., Edenberg, H. J., et al. 2009. Supplementing high-density SNP microarrays for additional coverage of disease-related genes: Addiction as a paradigm. *PLoS ONE* **4**: e5225.

Sham, P., Bader, J. S., Craig, I., O'Donovan, M., and Owen, M. 2002. DNA Pooling: A tool for large-scale association studies. *Nat. Rev. Genet.* **3**: 862-871.

Thomasson, H. R., Edenberg, H. J., Crabb, D. W., Mai, X. L., Jerome, R. E., Li, T. K., Wang, S. P., Lin, Y. T., Lu, R. B., and Yin, S. J. 1991. Alcohol and aldehyde dehydrogenase genotypes and alcoholism in Chinese men. *Am. J. Hum. Genet.* **48**: 677-681.

Tsuchihashi, Z. and Dracopoli, N. C. 2002. Progress in high throughput SNP genotyping methods. *Pharmacogenomics J.* **2**: 103-110.

Van Tassell, C. P., Smith, T. P., Matukumalli, L. K., Taylor, J. F., Schnabel, R. D., Lawley, C. T., Haudenschild, C. D., Moore, S. S., Warren, W. C., and Sonstegard, T. S. 2008. SNP discovery and allele frequency estimation by deep sequencing of reduced representation libraries. *Nat. Methods* **5**: 247-252.

Weedon, M. N., Lettre, G., Freathy, R. M., Lindgren, C. M., Voight, B. F., Perry, J. R., Elliott, K. S., Hackett, R., Guiducci, C., Shields, B., et al. 2007. A common variant of *HMGA2* is associated with adult and childhood height in the general population. *Nat. Genet.* **39**: 1245-1250.

Wheeler, D. A., Srinivasan, M., Egholm, M., Shen, Y., Chen, L., McGuire, A., He, W., Chen, Y. J., Makhijani, V., Roth, G. T., et al. 2008. The complete genome of an individual by massively parallel DNA sequencing. *Nature* **452**: 872-876.

Xuei, X., Dick, D., Flury-Wetherill, L., Tian, H. J., Agrawal, A., Bierut, L., Goate, A., Bucholz, K., Schuckit, M., Nurnberger Jr., J., et al. 2006. Association of the k-opioid system with alcohol dependence. *Mol. Psychiatry* **11**: 1016-1024.

Zeggini, E., Scott, L. J., Saxena, R., Voight, B. F., Marchini, J. L., Hu, T., de Bakker, P. I., Abecasis, G. R., Almgren, P., Andersen, G., et al. 2008. Meta-analysis of genome-wide association data and largescale replication identifies additional susceptibility loci for type 2 diabetes. *Nat. Genet.* **40**: 638-645.

互联网信息

http://www.1000genomes.org 1000 genomes, a deep catalog of human genetic variation.

http://www.broad.mit.edu/mpg/tagger de Bakker et al. 2005. Tagger.

http://www.broad.mit.edu/mpg/haploview Barrett et al. 2005. Haploview.

http://www.cidr.jhmi.edu Center for Inherited Disease Research, Johns Hopkins University.

http://www.hapmap.org International HapMap Project.

http://www.ncbi.nlm.nih.gov/SNP dbSNP, Single Nucleotide Polymorphism Database.

17 全基因组关联研究的基因集分析和网络分析

Inti Pedroso and Gerome Breen

Medical Research Council Social, Genetic, and Developmental Psychiatry Centre, Institute of Psychiatry, King's College London, De Crespigny Park, London, SE5 8AF, United Kingdom and National Institute for Health Research Biomedical Research Centre for Mental Health, South London, and Maudsley National Health Services Foundation Trust and Institute of Psychiatry, King's College London, De Crespigny Park, London, SE5 8AF, United Kingdom

引　言

　　高通量基因分型的应用为研究人类表型的遗传基础提供了许多视角和大量的遗传数据。截至 2009 年 4 月 23 日,美国国家健康研究院下属的国家人类基因组研究所网站(http://www.genome.gov/gwastudies)上已经录入了 304 篇关于基因组关联研究(GWAS)的文章,涉及的 323 个单核苷酸位点多态性(SNP)达到了全基因组范围内 p 为 7.2×10^{-8} 的显著水平(Dudbridge and Gusnanto 2008)。然而,每一个 SNP 变异对于表型变异的遗传贡献微乎其微,提示目前使用的分析方法不能有效检测大量的危险变异(McCarthy and Hirschhorn 2008)。这除了缺乏有效的统计方法外,还有以下原因:①相关遗传变异的覆盖面仍然很窄,尤其是罕见遗传变异;②表型的异质性表型遗传比以往认为的更普遍;③GWAS 之间的环境异质性可能会掩盖真正的信号。尤其在精神病遗传学方面影响很大,表现在不能通过生理指标检测来定义变异或很难定义,反而环境被认为是一个关键因素(Caspi et al. 2002)。目前 GWAS 的研究方法通常基于常见疾病/常见变异(CDCV)假说,因此对于具有不同遗传结构的表型的分析就大打折扣了(如精神分裂症,一些确定的变异虽然优势比为 3~10,但是在病例组的发生频率不到 0.1%,在对照组的发生频率不到 0.01%;Stefansson et al. 2008)。

　　还有一个典型的例外是阿尔茨海默病(AD)相关基因——APOE4 等位基因的发现(Pericak-Vance et al. 1991),该基因被认为是阿尔茨海默病的主要危险遗传变异,是在 GWAS 方法未出现之前应用连锁分析发现的,也是迄今为止关于 AD 的 GWAS 研究中发现的唯一的可重复的位点。虽然 APOE4 等位基因的发现有可能影响到了临床实践上对早发型和迟发型 AD 的治疗方法,但是它的发现并没有导致全新的 AD 治疗方法的出现(Roses et al. 2007)。正是由于 APOE 和其他已发现的可重复位点没有在疾病诊断时提供有力的帮助,这使得 GWAS 策略面临严重的挑战。

尽管如此,GWAS 分析技术正在以惊人的速度发展,新技术的出现将会克服现有的部分甚至全部局限。例如,一个密集的全基因组阵列(具有大于 100 万个变异位点)加上外显子测序可以鉴定重要的罕见变异。最终,全基因组测序可以更深入地研究遗传变异。然而,新的局限性又要求新的方法来解释和检验基因型和表型的关系。这些方法的产生可能会依赖于各种数据统计和数据挖掘的技术。新的局限性包括:①多次检测设定统计阈值后,数据通过阈值筛选发现只有非常少的变异点符合要求(很多时候甚至没有),这样的分析结果只能为表型变异提供一个模糊的生物学解释;②缺乏统一方法解释遗传关联(如确定哪一个变异引起了某个特定关联);③基因型表型关联的统计分析可能抓不住潜藏的真正的遗传变异的影响因素,如上位效应;④现在我们意识到,在个别研究中,一些可重复位点达不到全基因组显著性(如 2 型糖尿病中,过氧化物酶体增殖激活受体 γ 基因 PPARG;Altshuler et al. 2000);⑤迄今,还缺乏系统的统计方法可以把大量淹没在多重检验噪声中的真正信息提炼出来,尽管联合数据分析策略(如 Meta 分析)是一个有效的方法,但仍面临类似遗传异质性和表型异质性的问题。

和其他组学的技术一样,GWAS 的主要贡献可能是提供一个数据驱动的方法为研究特征变异的生物学基础开辟新的(令人信服的)道路(如克罗恩病和自噬的关系;Zhang 2008),并且其中有些对于临床实践和疾病治疗能提供帮助(Roses et al. 2007)。虽然那些数以千计的只有微弱显著差异的结果也许可以触及真相,但是却不具有全基因组范围的关联显著性。这可能是由于较低的效应力和等位基因频率,以及用于 GWAS 的小样本量导致的。为揭示这些关联,我们需要一些工具能在基因和它们所影响的生物学进程层面上阐释这些遗传关联。这种方法可以解决:①确定生物学进程或基因网络是否能导致表型或者是导致表型易感性的因素;②能更好地解释结果;③提高检测常见生物学进程中只具有较小效应的基因的能力,这些基因很可能是有效的治疗靶点。

GWAS 被认为是一种能确定人类表型潜在的分子机制的方法,本章总结了 GWAS 中的基因集分析(gene set analysis,GSA)和基因网络分析的发展过程,提出了一些有希望的发现,为将来提高 GWAS 分析和解释的能力指出了方向(图 17.1)。

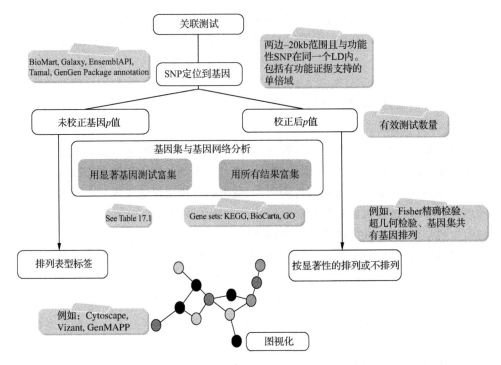

图 17.1　基因集与基因网络分析。流程图提出了对 GWAS 数据进行 GSA 的关键步骤

17.1　基因集分析和基因网络分析

　　与那种评估独立个体基因和其产物表达差异的以基因为中心的方法相比，GSA 和基因网络研究则是通过检测一个群体的某组分子(如基因产物)来分析这组分子共有的特征(注:GSA 原本是分析基因表达数据，我们使用其术语和例子。除了一些小差别，总体思路可以理解成 GWAS)。尽管某个分子的表达差异很大，这可以提示其处于被影响的状态，但这些差异对于回答以下问题不能提供丝毫信息，如:①是什么生物进程来解释这些差异性表达? ②这些分子之间是怎样表现出差异的? ③是否任何低程度的表达改变都能导致生物学差异? GSA 的提出即旨在部分阐明这些问题。

　　GSA 有几个版本，但总体上都是检测所研究基因群或基因组群中有意义结果的丰度。基因集指的是根据生物学标准聚集在一起的多个基因，如共表达的多个基因或涉及同一代谢途径的一组基因(Nam and Kim 2008)。构建一个基因集(表 17.1，一些常见使用的资源)可以通过查阅文献综述完成，也可以通过编译高通量实验的结果数据和分析以往对于某一特定生物进程的认知来进行(如组织特

异性表达谱或手工认定的基因之间相互作用的信息)(Leher and Lee 2008)。GSA
的缺陷之一在于其对基因集的有效性和数量具有很强的依赖性。相对注释那些很
难研究(如神经传递)或只局限于某些方面的生物学进程而言,我们期望 GSA 能对
那些已研究得比较透彻的通路(如癌相关通路)有更好的注释。

表 17.1　用基因集分析法分析 GWAS 的工具

定位遗传变异(SNP)到基因上的工具	
Biomart	http://www. ensembl. org/biomart/martview/
BrainArray	http://brainarray. mbni. med. umich. edu/Brainarray/
Ensembl Perl API	http://www. ensembl. org/info/docs/api/index. html
Galaxy	http://main. g2. bx. psu. edu/
PLINK	http://pngu. mgh. harvard. edu/~purcell/plink/(access Tamal database)
SNAP	http://www. broad. mit. edu/mpg/snap/
Tamal	http://neoref. ils. unc. edu/tamal/
表达数量性状位点资源	
GENEVAR	http://www. sanger. ac. uk/humgen/genevar/
eQTL web browser	http://eqtl. uchicago. edu
Lab functional neurogenomics	http://labs. med. miami. edu/myers/LFuN/LFuN. html
通路定义与分类资源	
BioCarta	http://www. biocarta. com
Gene Ontology	http://www. geneontology. org
KEGG	http://www. genome. jp/kegg
MSigDB	http://www. broad. mit. edu/gsea/msigdb
基因集分析工具	
FatiGO	http://fatigo. bioinfo. cnio. es
GenGen Package	http://www. openbioinformatics. org/gengen
GSEA	http://www. broad. mit. edu/gsea
GSEA−SNP	http://www. nr. no/pages/samba/area_emr_smbi_gseasnp
Set of tools for gene ontology	http://www. geneontology. org/GO. tools. shtml

　　基因网络研究方法可以直接应用生物分子间相互作用的信息进行分析,可以
用于研究表型相关基因的网络特性(Goh et al. 2007;Ideker and Sharan 2008)。也
可以用于确定含有更多联系的子网(Chuang et al. 2007;Dittrich et al. 2008)。相
对于 GSA,网络分析也有自身的局限性,包括:①要找到重要的子网非常困难,如
果说有可能找到,也是使用如计算机辅助的密集随机算法;②交互信息量庞大,具
有指数特性使其获得很慢,并且有偏倚。使其研究分子间相互作用更加困难,如跨

膜蛋白之间的相互作用,及糖分子和 RNA 分子之间的反应(糖分子和 RNA 分子之间的反应研究最近才使用高通量检测方法来进行研究)(Venkatesan et al. 2009)。这个问题可以通过建立功能数据库得以解决,并且能提高覆盖面,也能抓住相互作用中一些组织或细胞的特性(Webster et al. 2009)。尽管存在很多不足,GSA 和网络分析方法已成功应用于鉴定潜藏在人类和模式生物表型下的分子进程方面(Fuller et al. 2007;Chen et al. 2008;Ideker and Sharan 2008;Presson et al. 2008;Zhu et al. 2008),这些成就都极大地支持了它们在 GWAS 中的发展和应用。

在评价目前 GWAS 研究中 GSA 和网络分析的成就之前,必须指出几点需要注意的地方。GSA 的提出最初是为了研究基因表达数据库并且已得到了广泛应用。基因集表达变化的协同性使得基因表达数据具有高度自相关联的特征,这使得重要基因集的确定变得较容易一些。此外,基因表达分析抓住了引起表型变化的因和果的基因。而且,基因表达的变化程度非常大,可以跨越几个数量级。另外,常见变异的基因型-表型关系具有复杂的特征(目前 GWAS 的研究重点),其效应范围不明显,彼此间无关联(虽然异位显性被认为可能起到一定作用,但是要在 GWAS 中找到还面临挑战),并且变化幅度远小于基因表达。

这些需要注意的地方具有重要的实际意义。因为与某一特定生物进程相关的同一组基因在基因表达分析研究中,可能支持一个重要的 GSA 研究发现,却可能被证实不能调控该生物过程。然而,在 GWAS 中,该基因组的一个显著关联虽然在 GSA 中可能并不具有统计显著性,但是它的功能性结果可能会真正扰乱整个生物过程。虽然这些差异并没阻止这些方法的应用,但是在解释结果的时候我们必须将其纳入考虑范围。GSA 或网络分析的统计学结果为某个生物学进程导致表型差异提供了强有力的证据;由于每个信号都是相互独立的(类似于遗传变异处于非连锁不平衡区域),每个信号都代表着(导致表型差异)的额外证据,并不是表型出现后的结果。

17.1.1　将遗传关联定位到基因

GWAS 中进行 GSA 必要的第一步是将遗传变异定位到基因组中的某个基因。此时还没有一个金标准,主要取决于实验者的主观标准。第一个问题就是确定需要定位的功能关系种类,如我们想定位一个影响蛋白质功能的遗传变异(如错义变异)或者一个影响基因转录表达的变异。两者都不能相互排除,但结果可能会大相径庭。对于前者,直接将相关变异定位到一个基因足够了,但更敏感的做法还应将变异所处 LD 域内的其他变异也定位到各自基因上。

"定位到一个基因"应该包括编码区、内含子区(剪切同样可以影响蛋白质功能)和非翻译区(可能影响 microRNA 的调节)。如果变异影响转录表达,有必要定义一个距离限制,因为涉及可能影响增强子(可以远至数百个 kb)的遗传变异在下游分析时会引入过量的噪声。明智的办法是根据所研究的表达数量性状位点(expression quantitative trait locus,eQTL)进行限制(表 17.1 eQTL 资源库)。可以看出,影响转录水平的常见遗传变异中有 95% 是在距离转录起始位点和终止点 20kb 的范围内(Veyrieras et al. 2008)。这两种方法的例子都可以在文献中查到(Wang et al. 2008;Moskvina et al. 2009),但是还没有这两种方法对下游分析影响的系统比较。

17.1.2　GWAS 的 GSA 和网络分析:到更深处捕捞更小的鱼

GWAS 中基因组的研究方法都具有理论背景和经验证据支持(如 Gibson 2009;Wang et al. 2009)。本章的主要观点是引起表型变异的原因是在细胞和生物水平生物进程的改变,这意味着,其中的任何一个元件都可能影响该过程。

Wang 等(2007)通过发明基因集丰度分析(gene set enrichment analysis,GSEA)算法将 GSA 引入到 GWAS 中(Subramanian et al. 2005)。此后,GWAS 的 GSA 和网络方法逐渐展开了一系列的研究,具有深远的发展前景。出版物的内容涉及:基因表达分析技术的应用以及开发遗传图谱新信息的方法,如基因间的相互作用和基因表达等功能性数据的整合。表 17.2 列出了使用 GSA 的文章,表 17.3 汇总了 GWAS 中使用网络和上位分析的文章。

表 17.2　将 GSA 用于 GWAS 的文章

参考文献	表型	方法	软件
Askland et al. (2009)	BD	Exploratory visual analysis	Exploratory Visual Analysis(EVA)
Chen et al. (2009)	BD, CD, CAD, T2D, HT	Prioritizing risk pathway fusing SNPs and pathways	
Craddock et al. (2008)	BD	Logistics regression	
Elbers et al. (2009)	T2D	Mixed	Webgestalt, GATHER, DAVID, PANTHER, BioCarta
Holden et al. (2008)		GSEA-SNP	GSEA-SNP
Inada et al. (2008)	TD	Fisher exact test	Ingenuity Pathway Analysis
Iossifov et al. (2008)	BD, SZC, AU	Gene mixture generative model	
Lesnick et al. (2007)	PD	Regression methods	

续表

参考文献	表型	方法	软件
Perry et al. (2009)	T2D	GSEA	GenGen Package
Srinivasan et al. (2009)	PD	Boosted decision trees	
Torkamani et al. (2008)	BD, CD, CAD, T2D, T1D, RA, HT	Hypergeometric test	MetaCore
Walsh et al. (2008)	SZC	Fisher exact test	Ingenuity Pathway Analysis
Wang et al. (2007)	PD, AMD	GSEA	GenGen Package
Wang et al. (2009)	CD	GSEA	GenGen Package
Yu et al. (2009)	CSB	Adaptive combination of p values	

AMD. 老年性黄斑变性；AU. 自闭症；BD. 忧郁症；CAD. 冠状动脉疾病；CD. Crohn's 病；CSB. 吸烟行为；HT. 高血压；PD. 帕金森氏症；RA. 类风湿关节炎；SZC. 精神分裂症；T1D. 1 型糖尿病；T2D. 2 型糖尿病；TD. 抗治疗迟发性运动障碍

表 17.3　对 GWAS 进行网络分析和上位效应分析的方法与应用

参考文献	表型	方法	软件
Baranzini et al. (2009)	MS	Network analysis	jActive Modules
Emily et al. (2009)	BD, CD, CAD, T2D, T1D, RA, HT	Logistic regression model	BiRC
Gayán et al. (2008)	PD	Mixed	HFCC
Jiang et al. (2009)	AMD	Random forest	
Li et al. (2008)	RA	Decision trees	
Ma et al. (2008)		Linear models and extended Kempthorne model	EPISNP and EPISNPmpi
Macgregor et al. (2006)	Logistic regression model	GAIA	
Marchini et al. (2005)	Contingency table		
Mechanic et al. (2008)		Mixed	PIA
Nunkesser et al. (2007)	BC	Genetic algorithm	GPAS
Tang et al. (2009)	AMD, PD	Bayesian marker partition model and Gibbs sampling	epiMODE
Wan et al. (2009)	PD, RA	Gradient boosting of regression tree	MegaSNPHunter

续表

参考文献	表型	方法	软件
Yang et al. (2009)	RA	L_2 penalized logistic regression models	SNPHarvester
Zhang and Liu (2007)	AMD	Bayesian epistasis association mapping	BEAM

AMD. 老年性黄斑变性；BC. 乳腺癌；BD. 忧郁症；CAD. 冠状动脉疾病；CD. Crohn's 病；HT. 高血压；MS. 多发性硬化症；PD. 帕金森氏症；RA. 类风湿关节炎；T1D. 1 型糖尿病；T2D. 2 型糖尿病

17.1.3　GSA 的应用

或许 GSA 在方法学上最大的发现在于其在遗传异质性存在情况下可以在通路层面有很好的重复性（Baranzini et al. 2009；Wang et al. 2009）。这些例子为大规模研究中应用 GSA 开启了先河，从长远来说，这些研究将为评判 GSA 对基因定位的相对贡献提供依据。

药理遗传学方面，GSA 可以鉴定引起药物反应差异的分子系统，有助于提高药物的临床干预。迟发型运动障碍（tardive dyskinesia，TD）是一种不自主运动障碍，对患者长期使用抗精神病药物而产生治疗抵抗，Inada 等（2008）将 GSA 应用到 TD 的治疗中，作者发现 γ-氨基丁酸受体（GABRA）信号通路的显著富集，以前认为 GABA 能量系统的功能障碍和 TD 有关，研究显示该系统发生遗传变异会增加 TD 的易感性。评估某个通路对发病风险的贡献可以作为药理学方法的补充（Liu et al. 2008；Chen et al. 2009；Srinivasan et al. 2009）。这些方法的进一步发展对预测药物反应和对携带易感通路中危险基因的患者进行亚群分类具有指导意义。

以基因型对患者进行亚群的分类，对于完善诊断类别和提高治疗水平是很重要的。Craddck 等（2008）已经进行过尝试，在整个样本群中寻找与某疫病亚型相关的信号。在 Wellcome 病例对照研究会支持下，他们发现 GABRB1 基因一个 SNP 位点与双向情感障碍（BD）关联的现象在精神分裂症亚型中得到富集。有趣的是，还发现与编码 GABRA A（GABRA4、GABRA3、GABRA5 和 GABRA1）其他亚基因 SNP 的关联在 SABP 疾病中得到富集，系统关联 p 值为 6.6×10^{-5}。

Elbes 等（2009）评价了通路大小的效应，并比较了几种通路研究的工具。他们指出，如果不控制变异数量，GSA 会出现大量的假阳性。此外，他们还发现，对于同一组数据来说，不同的通路分析工具会给出不同的结果，且偏向于研究较透彻的基因集。我们也发现，一些作者并未纠正基因或通路中的变异数量（Torkamani et al. 2008；Walse et al. 2008；Askland et al. 2009），提示部分可能是通路大小偏倚的结果。

三个 GWAS 研究发现轴突导向通路与帕金森病相关。最近 Srinivasan 等 (2009)发表了他们的结果,并重新分析了 Fung 等(2006)的数据(基因型未知; Lesnick et al. 2007)。他们发现了一个与轴突导向通路的显著关联,但是对 Fung 等的 GWAS(2006)进行再分析时没有得到这个结果。作者解释说这个差异是由于采用不同的方法所引起,他们纠正了通路大小,而 Fung 等没有。

17.1.4　网络和上位分析的应用

Baranzini 等(2009)将 9 种疫病的 GWAS 结果用于蛋白质相互作用网络分析以发现与一种或几种疾病相关的网络模块,结果发现总体上每一种疾病都有一群独特的模块,但是有些模块是一些疾病共有的,如人类白细胞抗原(HLA)基因是自身免疫性疾病中共有的,以及中枢神经系统疾病(如 BD、AD 和多发性硬化症也有一些共同模块),提示常见遗传变异不仅可用于揭示网络模块的关联,也可以用来研究相似或混杂疾病的分子机制。

针对各种表型的众多 GWAS 的出现使数据挖掘成为可能,这些数据挖掘可以用于:发现生物过程中与各种诊断类型相关的风险遗传变异位点,结合环境暴露信息一起解释基因多效性、外显性、表现度以及基因(或通路)与环境的相互作用。

定量遗传研究显示非加性上位效应对人类性状变异有很大影响(Sing and Davignon 1985;Zerba et al. 2000)。已有几种方法被开发出来用在基因组水平上寻找上位相互作用(表 17.3)。一些采用暴力策略,通过穷尽法来测试;另外一些利用机器学习技术来提取一部分变异,然后对其进行附加分析(包括上述暴力分析)。

一些方法有一些有趣的特色功能,如可以一次分析多个样本,或者对相互作用的可重复性进行检测(Gayan et al. 2008),不依赖于预定义的相互作用模型(Li et al. 2008;Jiang et al. 2009;Tang et al. 2009;Wan et al. 2009;C. Yang et al. 2009),可鉴定交互作用模块(模块是在生物过程的关联研究中很有吸引力的一个概念)(Tang et al. 2009),可很方便地利用台式计算机运行(Emily et al. 2009),或可以并行化用在高性能计算系统上(Ma et al. 2008)。

与主效变异位点相比,目前上位效应分析的结果并不能解释更多的表型变异,并且有上述的诸多局限。然而,上位效应作图将被证明是构建遗传相互作用网络的有用工具,可望抓住所研究组织中与表型相关的信息。上位效应的可重复性是一项具有挑战性的工作,其中了解相互作用的功能性效应是至关重要的。

17.1.5　GWAS 联合和网络与 eQTL 分析

遗传变异和 mRNA 水平之间的关联(eQTL)可以提示与遗传表型的功能效应(或部分功能效应)表达相关的基因(参见综述,Dermitzakis 2008;Coolson et al. 2009)。可以预期,大量疾病易感位点都是 eQTL 位点,仔细检查 GWAS 发现的显著性位点,其中 10%～15% 可与某个 eQTL 关联起来(Cookson et al. 2009)。但应该指出,和大部分 GWAS 一样,eQTL 研究对于检测微小效应变异和罕见变异都会大打折扣,并且有些关联的功能效应可能不能用 mRNA 水平的改变来解释。

Webster 等(2009)用大脑的 mRNA 水平来鉴定与 AD 关联的 eQTL。他们利用 mRNA 水平之间的关联构建了一个共表达网络系统,利用该系统他们可以鉴定富集疾病易感性 eQTL 的网络模块,并且在细胞组织这一较高层次来探讨这些遗传变异的后果。

Presson 等(2008)采用相似的方法将 eQTL 定位到一个与慢性疲劳综合征相关的共表达网络。这两个研究都采用了网络边缘定位(network edge orienting,NEO)软件来建立遗传变异和 mRNA 水平变化的因果关系(http://www.genetics.ucla.edu/labs/Horvath/NEO; Aten 等,2008)。

17.2 挑战与前景

GSA 和网络分析用于 GWAS 的分析,是对传统方法的极大补充。我们注意到在某些方面这些方法技术还可以进一步改善,从而最大限度地获得结果。大部分研究在基因中使用最小 p 值代表关联。然而近来研究显示等位基因异质性比想象中的更普遍(Schulze et al. 2009)。因此,将基因和通路水平的多个变异效应进行合并或许是一个明智的策略,这样可以合并通常不适用于关联检验的常见变异和罕见变异的信息,得到代表一个特定变异更为全面的生物学统计效应。因此,为了找到生物学相关信号,关键在于整合遗传变异的预测功能信息。越来越多的人类基因组功能信息的积累,将有助于修正(prioritize)和理解确定变异的效应(Curtis et al. 2007; Eskin 2008)

比较基因组学让我们对基因组功能元件的进化、定位和相对重要性有了更加清楚的认识。这也有助于理解人群和物种水平的基因型和表型变异。每一个基因型变异可能会导致不同优势比(odds ratios)和人群频率(population frequency)的表型变异,综合分析罕见变异和常见变异能更加深入地理解影响表型的生物学基础。

用系统导向的方法来挖掘基因组信息可能会揭示一些对我们理解表型变异和进化具有深远影响的发现。整合功能基因组数据对于鉴定关键的生物分子,从而监测和操纵生物过程具有重要意义,可以提高药物效率和疾病的诊断和治疗。

尽管这方面已取得重要进展(Schadt et al. 2009；C. Yang et al. 2009)，但随着 GWAS 和系统功能基因组数据挖掘方法和统计方法的不断改进，这仍然是一个开放的领域。

参 考 文 献

Altshuler, D. , Hirschhorn, J. N. , Klannemark, M. , Lindgren, C. M. , Vohl, M. C. , Nemesh J. , Lane, C. R. , Schaffner, S. F. , Bolk, S. , Brewer, C. , et al. 2000. The common PPARγ Pro12Ala polymorphism is associated with decreased risk of type 2 diabetes. *Nat. Genet.* **26**：76-80.

Askland, K. , Read, C. , and Moore J. 2009. Pathways-based analyses of whole-genome association study data in bipolar disorder reveal genes mediating ion channel activity and synaptic neurotransmission. *Hum. Genet.* **125**：63-79.

Aten, J. E. , Fuller, T. F. , Lusis, A. J. , and Horvath, S. 2008. Using genetic markers to orient the edges in quantitative trait networks：The NEO software. *BMC Syst. Biol.* **2**：34.

Baranzini, S. E. , Galwey, N. W. , Wang, J. , Khankhanian, P. , Lindberg, R. , Pelletier, D. , Wu, W. , Uitdehaag, B. M. , Kappos, L. , Polman, C. H. , et al. 2009. Pathway and network-based analysis of genome-wide association studies in multiple sclerosis. *Hum. Mol. Genet.* **18**：2078-2090.

Caspi, A. , Sugden, K. , Moffitt, T. E. , Taylor A. , Craig, I. W. , Harrington, H. , McClay, J. , Mill, J. , Martin, J. , Braithwaite, A. , et al. 2003. Influence of life stress on depression：Moderation by a polymorphism in the *5-HTT* gene. *Science* **301**：386-389.

Chen, L. , Zhang, L. , Zhao, Y. , Xu, L. , Shang, Y. , Wang, Q. , Li, W. , Wang, H. , and Li, X. 2009. Prioritizing risk pathways：A novel association approach to searching for disease pathways fusing SNPs and pathways. *Bioinformatics* **25**：237-242.

Chen, Y. , Zhu, J. , Lum, P. Y. , Yang, X. , Pinto, S. , MacNeil, D. J. , Zhang, C. , Lamb, J. , Edwards, S. , Sieberts, S. K. , et al. 2008. Variations in DNA elucidate molecular networks that cause disease. *Nature* **452**：429-435.

Chuang, H. Y. , Lee, E. , Liu, Y. T. , Lee, D. , and Ideker, T. 2007. Networkbased classification of breast cancer metastasis. *Mol. Syst. Biol.* **3**；140.

Cookson, W. , Liang, L. , Abecasis, G. , Moffatt, M. , and Lathrop, M. 2009. Mapping complex disease traits with global gene expression. *Nat. Rev. Genet.* **10**：184-194.

Craddock, N. , Jones, L. , Jones, I. R. , Kirov, G. , Green, E. K. , Grozeva, D. , Moskvina, V. , Nikolov, I. , Hamshere, M. L. , Vukcevic, D. , et al. 2008. Strong genetic evidence for a selective influence of GABA_A receptors on a component of the bipolar disorder phenotype. *Mol. Psychiatry* (in press).

Curtis, D. , Vine, A. E. , and Knight, J. 2007. A pragmatic suggestion for dealing with results for candidate genes obtained from genome wide association studies. *BMC Genet.* **8**：20.

Dermitzakis, E. T. 2008. From gene expression to disease risk. *Nat. Genet.* **40**：492-493.

Dittrich, M. T. , Klau, G. W. , Rosenwald, A. , Dandekar, T. , and Muller, T. 2008. Identifying functional modules in protein-protein interaction networks：An integrated exact approach. *Bioinformatics* **24**：i223-i231.

Dudbridge, F. and Gusnanto, A. 2008. Estimation of significance thresholds for genomewide association scans. *Genet. Epidemiol.* **32**：227-234.

Elbers, C. C. , van Eijk, K. R. , Franke, L. , Mulder, F. , van der Schouw, Y. T. , Wijmenga, C. , and Onland-Moret, N. C. 2009. Using genomewide pathway analysis to unravel the etiology of complex diseases. *Genet. Epidemiol.* **33**: 419-431.

Emilsson, V. , Thorleifsson, G. , Zhang, B. , Leonardson, A. S. , Zink, F. , Zhu, J. , Carlson, S. , Helgason, A. , Walters, G. B. , Gunnarsdottir, S. , et al. 2008. Genetics of gene expression and its effect on disease. *Nature* **452**: 423-428.

Emily, M. , Mailund, T. , Hein, J. , Schauser, L. , and Schierup, M. H. 2009. Using biological networks to search for interacting loci in genomewide association studies. *Eur. J. Hum. Genet.* (in press).

Eskin, E. 2008. Increasing power in association studies by using linkage disequilibrium structure and molecular function as prior information. *Genome Res.* **18**: 653-660.

Fuller, T. F. , Ghazalpour, A. , Aten, J. E. , Drake, T. A. , Lusis, A. J. , and Horvath, S. 2007. Weighted gene coexpression network analysis strategies applied to mouse weight. *Mamm. Genome* **18**: 463-472.

Fung, H. C. , Scholz, S. , Matarin, M. , Simon-Sanchez, J. , Hernandez, D. , Britton, A. , Gibbs, J. R. , Langefeld, C. , Stiegert, M. L. , Schymick, J. , et al. 2006. Genome-wide genotyping in Parkinson's disease and neurologically normal controls: First stage analysis and public release of data. *Lancet Neurol.* **5**: 911-916.

Gayán, J. , González-Pérez, A. , Bermudo, F. , Sáez, M. E. , Royo, J. L. , Quintas, A. , Galan, J. J. , Morón, F. J. , Ramirez-Lorca, R. , Real, L. M. , et al. 2008. A method for detecting epistasis in genomewide studies using case-control multi-locus association analysis. *BMC Genomics* **9**: 360.

Gibson, G. 2009. Decanalization and the origin of complex disease. *Nat. Rev. Genet.* **10**: 134-140.

Goh, K. I. , Cusick, M. E. , Valle, D. , Childs, B. , Vidal, M. , and Barabasi, A. L. 2007. The human disease network. *Proc. Natl. Acad. Sci.* **104**: 8685-8690.

Goldstein, D. B. 2009. Common genetic variation and human traits. *N. Engl. J. Med.* **360**: 1696-1698.

Holden, M. , Deng, S. , Wojnowski, L. , and Kulle, B. 2008. GSEA-SNP: Applying gene set enrichment analysis to SNP data from genomewide association studies. *Bioinformatics* **24**: 2784-2785.

Ideker, T. and Sharan, R. 2008. Protein networks in disease. *Genome Res.* **18**: 644-652.

Inada, T. , Koga, M. , Ishiguro, H. , Horiuchi, Y. , Syu, A. , Yoshio, T. , Takahashi, N. , Ozaki, N. , and Arinami, T. 2008. Pathway-based association analysis of genome-wide screening data suggests that genes associated with the γ-aminobutyric acid receptor signaling pathway are involved in neuroleptic-induced, treatment-resistant tardive dyskinesia. *Pharmacogenet. Genomics* **18**: 317-323.

Iossifov, I. , Zheng, T. , Baron, M. , Gilliam, T. C. , and Rzhetsky, A. 2008. Genetic-linkage mapping of complex hereditary disorders to a wholegenome molecular-interaction network. *Genome Res.* **18**: 1150-1162.

Jiang, R. , Tang, W. , Wu, X. , and Fu, W. 2009. A random forest approach to the detection of epistatic interactions in case-control studies. *BMC Bioinformatics* (suppl. 1) **10**: S65.

Lehner, B. and Lee, I. 2008. Network-guided genetic screening: Building, testing and using gene networks to predict gene function. *Brief Funct. Genomics Proteomics* **7**: 217-227.

Lesnick, T. G. , Papapetropoulos, S. , Mash, D. C. , Ffrench-Mullen, J. , Shehadeh, L. , de Andrade, M. , Henley, J. R. , Rocca, W. A. , Ahlskog, J. E. , and Maraganore, D. M. 2007. A genomic pathway approach to a complex disease: Axon guidance and Parkinson disease. *PLoS Genet.* **3**: e98.

Li, C. , Zhang, G. , Li, X. , Rao, S. , Gong, B. , Jiang W. , Hao, D. , Wu, P. , Wu, C. , Du, L. , et al.

2008. A systematic method for mapping multiple loci: An application to construct a genetic network for rheumatoid arthritis. *Gene* **408**: 104-111.

Liu, D., Ghosh, D., and Lin, X. 2008. Estimation and testing for the effect of a genetic pathway on a disease outcome using logistic kernel machine regression via logistic mixed models. *BMC Bioinformatics* **9**:292.

Ma, L., Runesha, H. B., Dvorkin, D., Garbe, J. R., and Da, Y. 2008. Parallel and serial computing tools for testing single-locus and epistatic SNP effects of quantitative traits in genome-wide association studies. *BMC Bioinformatics* **9**: 315.

Macgregor, S. and Khan, I. A. 2006. GAIA: An easy-to-use web-based application for interaction analysis of case-control data. *BMC Med. Genet.* **7**: 34.

Marchini, J., Donnelly, P., and Cardon, L. R. 2005. Genome-wide strategies for detecting multiple loci that influence complex diseases. *Nat. Genet.* **37**: 413-417.

McCarthy, M. I. and Hirschhorn, J. N. 2008. Genome-wide association studies: Potential next steps on a genetic journey. *Hum. Mol. Genet.* **17**: R156-R165.

Mechanic, L. E., Luke, B. T., Goodman, J. E., Chanock, S. J., and Harris, C. C. 2008. Polymorphism interaction analysis (PIA): A method for investigating complex gene-gene interactions. *BMC Bioinform.* **9**:146.

Moskvina, V., Craddock, N., Holmans, P., Nikolov, I., Pahwa, J. S., Green, E., Owen, M. J., and O'Donovan, M. C. 2009. Gene-wide analyses of genome-wide association data sets: Evidence for multiple common risk alleles for schizophrenia and bipolar disorder and for overlap in genetic risk. *Mol. Psychiatry* **14**: 252-260.

Nam, D. and Kim, S. Y. 2008. Gene-set approach for expression pattern analysis. *Brief Bioinform.* **9**: 189-197.

Nunkesser, R., Bernholt, T., Schwender, H., Ickstadt, K., and Wegener, I. 2007. Detecting high-order interactions of single nucleotide polymorphisms using genetic programming. *Bioinformatics* **23**: 3280-3288.

Pericak-Vance, M. A., Bebout, J. L., Gaskell, P. C. J., Yamaoka, L. H., Hung, W. Y., Alberts, M. J., Walker, A. P., Bartlett, R. J., Haynes, C. A., Welsh, K. A., et al. 1991. Linkage studies in familial Alzheimer disease: Evidence for chromosome 19 linkage. *Am. J. Hum. Genet.* **48**: 1034-1050.

Perry, J. R., McCarthy, M. I., Hattersley, A. T., Zeggini, E., Weedon, M. N., and Frayling, T. M. 2009. Interrogating type 2 diabetes genome-wide association data using a biological pathway-based approach. *Diabetes* **58**: 1463-1467.

Presson, A. P., Sobel, E. M., Papp, J. C., Suarez, C. J., Whistler, T., Rajeevan, M. S., Vernon, S. D., and Horvath, S. 2008. Integrated weighted gene co-expression network analysis with an application to chronic fatigue syndrome. *BMC Syst. Biol.* **2**: 95.

Roses, A. D., Saunders, A. M., Huang, Y., Strum, J., Weisgraber, K. H., and Mahley R. W. 2007. Complex disease-associated pharmacogenetics: Drug efficacy, drug safety, and confirmation of a pathogenetic hypothesis (Alzheimer's disease). *Pharmacogenomics J.* **7**: 10-28.

Schadt, E. E., Zhang, B., and Zhu, J. 2009. Advances in systems biology are enhancing our understanding of disease and moving us closer to novel disease treatments. *Genetica* **136**: 259-269.

Schulze, T. G., Detera-Wadleigh, S. D., Akula, N., Gupta, A., Kassem, L., Steele, J., Pearl, J., Strohmaier, J. , Breuer, R. , Schwarz, M. , et al. 2009. Two variants in Ankyrin 3 (ANK3) are independent genetic risk factors for bipolar disorder. *Mol. Psychiatry.* **14**: 487-491.

Sing, C. F. and Davignon, J. 1985. Role of the apolipoprotein E polymorphism in determining normal plasma lipid and lipoprotein variation. *Am. J. Hum. Genet.* **37**: 268-285.

Srinivasan, B. S. , Doostzadeh, J. , Absalan, F. , Mohandessi, S. , Jalili, R. , Bigdeli, S. , Wang, J. , Mahadevan, J. , Lee, C. L. , Davis, R. W. , et al. 2009. Whole genome survey of coding SNPs reveals a reproducible pathway determinant of Parkinson disease. *Hum. Mutat.* **30**: 228-238.

Stefansson, H. , Rujescu, D. , Cichon, S. , Pietilainen, O. P. , Ingason, A. ,Steinberg, S. , Fossdal, R. , Sigurdsson, E. , Sigmundsson, T. , Buizer-Voskamp, J. E. , et al. 2008. Large recurrent microdeletions associated with schizophrenia. *Nature* **455**: 232-236.

Subramanian, A. , Tamayo, P. , Mootha, V. K. , Mukherjee, S. , Ebert, B. L. ,Gillette, M. A. , Paulovich, A. , Pomeroy, S. L. , Golub, T. R. , Lander,E. S. , et al. 2005. Gene set enrichment analysis: A knowledge-based approach for interpreting genome-wide expression profiles. *Proc. Natl. Acad. Sci.* **102**: 15545-15550.

Tang, W. , Wu X. , Jiang, R. , and Li, Y. 2009. Epistatic module detection for case-control studies: A Bayesian model with a Gibbs sampling strategy. *PLoS Genet.* **5**: e1000464.

Torkamani, A. , Topol, E. J. , and Schork, N. J. 2008. Pathway analysis of seven common diseases assessed by genome-wide association. *Genomics* **92**: 265-272.

Venkatesan, K. , Rual, J. F. , Vazquez, A. , Stelzl, U. , Lemmens, I. , Hirozane-Kishikawa, T. , Hao, T. , Zenkner, M. , Xin, X. , Goh, K. I. , et al. 2009. An empirical framework for binary interactome mapping. *Nat. Methods* **6**: 83-90.

Veyrieras, J. B. , Kudaravalli, S. , Kim, S. Y. , Dermitzakis, E. T. , Gilad, Y. , Stephens, M. , and Pritchard, J. K. 2008. High-resolution mapping of expression-QTLs yields insight into human gene regulation. *PLoS Genet.* **4**: e1000214.

Walsh, T. , McClellan, J. M. , McCarthy, S. E. , Addington, A. M. , Pierce,S. B. , Cooper, G. M. , Nord, A. S. , Kusenda, M. , Malhotra, D. , Bhandari, A. , et al. 2008. Rare structural variants disrupt multiple genes in neurodevelopmental pathways in schizophrenia. *Science* **320**:539-543.

Wan, X. , Yang, C. , Yang, Q. , Xue, H. , Tang, N. L. , and Yu, W. 2009. MegaSNPHunter: A learning approach to detect disease predisposition SNPs and high level interactions in genome wide association study. *BMC Bioinformatics* **10**: 13.

Wang, K. , Li, M. , and Bucan, M. 2007. Pathway-based approaches for analysis of genomewide association studies. *Am. J. Hum. Genet.* **81**:1278-1283.

Wang, K. , Zhang, H. , Kugathasan, S. , Annese, V. , Bradfield, J. P. , Russell,R. K. , Sleiman, P. M. , Imielinski, M. , Glessner, J. , Hou, C. , et al. 2009. Diverse genome-wide association studies associate the IL12/IL23 pathway with Crohn disease. *Am. J. Hum. Genet.* **84**:399-405.

Webster, J. A. , Gibbs, J. R. , Clarke, J. , Ray, M. , Zhang, W. , Holmans, P. ,Rohrer, K. , Zhao A. , Marlowe, L. , Kaleem, M. , et al. 2009. Genetic control of human brain transcript expression in Alzheimer disease. *Am. J. Hum. Genet.* **84**: 445-458.

Yang, C. , He, Z. , Wan, X. , Yang, Q. , Xue, H. , and Yu, W. 2009. SNP-Harvester: A filtering-based approach for detecting epistatic interactions in genome-wide association studies. *Bioinformatics* **25**: 504-511.

Yang, X., Deignan, J. L., Qi, H., Zhu, J., Qian, S., Zhong, J., Torosyan, G., Majid, S., Falkard, B., Kleinhanz, R. R., et al. 2009. Validation of candidate causal genes for obesity that affect shared metabolic pathways and networks. *Nat. Genet.* **41**: 415-423.

Yu, K., Li, Q., Bergen, A. W., Pfeiffer, R. M., Rosenberg, P. S., Caporaso, N., Kraft, P., and Chatterjee, N. 2009. Pathway analysis by adaptive combination of P-values. *Genet. Epidemiol.* (in press).

Zerba, K. E., Ferrell, R. E., and Sing, C. F. 2000. Complex adaptive systems and human health: The influence of common genotypes of the apolipoprotein E(ApoE) gene polymorphism and age on the relational order within a field of lipid metabolism traits. *Hum. Genet.* **107**: 466-475.

Zhang, H., Massey, D., Tremelling, M., and Parkes, M. 2008. Genetics of inflammatory bowel disease: Clues to pathogenesis. *Br. Med. Bull.* **87**: 17-30.

Zhu, J., Zhang, B., Smith, E. N., Drees, B., Brem, R. B., Kruglyak, L., Bumgarner, R. E., and Schadt, E. E. 2008. Integrating large-scale functional genomic data to dissect the complexity of yeast regulatory networks. *Nat. Genet.* **40**: 854-861.

互联网信息

http://www. genetics. ucla. edu/labs/horvath/aten/NEO/ Network Edge Orienting software.

http://www. genome. gov/gwastudies Catalog of Published Genome-Wide Association Studies.